TERRI CHENEY *Tanz in der Brandung*

Terri Cheney

TANZ IN DER BRANDUNG

Mein Leben als Manisch-Depressive

Aus dem Amerikanischen übersetzt

von Thomas Bertram

PATMOS

Bibliografische Information der Deutschen Nationalbibliothek: Die Deutsche Nationalbibliothek verzeichnet diese Publikation in der Deutschen Nationalbibliografie; detaillierte bibliografische Daten sind im Internet über http://dnb.d-nb.de abrufbar. Umschlaggestaltung: Hauptmann und Kompanie Werbeagentur, Zürich. Printed in Germany. ISBN 978-3-491-42142-4. www.patmos.de

Vorwort

Wenn Sie mich auf dieser Reise begleiten, dann ist, glaube ich, eine Warnung angebracht: Eine manische Depression ist kein friedlicher Sonntagsspaziergang. Sie verläuft nicht nach einem bekannten, vertrauten Muster von A nach B. Sie ist chaotisch und unvorhersehbar. Man weiß nie, wohin sie einen als Nächstes führt. Ich möchte, dass dieses Buch die Krankheit widerspiegelt, dass es den Leserinnen und Lesern eine innere Erfahrung vermittelt. Und deshalb habe ich mich entschieden, meine Lebensgeschichte in Episoden zu erzählen, unter Verzicht auf jegliche chronologische Ordnung. Es entspricht eher meiner Denkweise. Wenn ich zurückblicke, erinnere ich mich selten an die Daten von Ereignissen oder an ihre Abfolge. Eher erinnere ich mich an den Gemütszustand, in dem ich mich befand. Manisch? Depressiv? Selbstmordgefährdet? Euphorisch? Für mich wird das Leben nicht durch Zeit definiert, sondern durch Stimmungen.

Ich habe versucht, mich so ehrlich wie möglich zu erinnern. Aber eine psychische Krankheit erzeugt ihre eigene lebhafte Realität, und die ist derart überzeugend, dass es manchmal schwer ist herauszufinden, was real ist und was nicht. Und es wird immer schwieriger im Laufe der Zeit, weil das erste Opfer einer bipolaren Störung die Erinnerung ist. Wenn ich manisch bin, erinnere ich mich nur an den Augenblick. Wenn ich depressiv bin, erinnere ich mich nur an den Schmerz. Für die umgebenden Einzelheiten habe ich keinen Sinn.

Aber ironischerweise hat mir die Krankheit weit weniger geschadet als die Behandlung. Ich habe längst den Überblick verloren über all die Psychopharmaka, die ich im Laufe der Jahre nehmen musste, oder die Art und Anzahl ihrer Nebenwirkungen. Verheerender war indes der Verlauf der Elektroschock- bzw. -krampftherapie (EKT), die ich 1994 durchmachte. EKT kann als letzte Behandlungsmöglichkeit eine große Hilfe sein, aber sie ist berüchtigt dafür, dass sie das Erinnerungsvermögen auslöscht. Eine Zeit lang vergaß ich selbst die einfachsten Dinge: in welchem Stadtteil ich wohnte, den Mädchennamen meiner Mutter, wofür eine Schere gut ist. Einiges davon kehrte irgendwann zurück, aber ich habe nach wie vor Schwierigkeiten, mich an vergangene Ereignisse zu erinnern und neue im Gedächtnis zu behalten. Die Welt ist mir nie wieder so klar und deutlich konturiert erschienen, wie es vor der EKT der Fall war.

In einigen Fällen lassen sich die Ereignisse, die ich schildere, durch Polizei- oder Krankenhausunterlagen dokumentieren (obwohl es einige der Krankenhäuser nicht mehr gibt). Ich habe mich entschieden, die Namen der meisten beschriebenen Menschen und Institutionen zu ändern, um ihre Identität zu schützen. Die Erfahrungen, über die ich geschrieben habe, sind oft schwierig und privater Natur, und ich erzähle lieber einfach meine eigene Geschichte.

Meine Geschichte zu erzählen hat mich am Leben erhalten, auch als der Tod am verlockendsten war. Und genau deshalb beschloss ich, andere an meiner persönlichen Entwicklung teilhaben zu lassen, obwohl die Erinnerung an einiges davon immer noch schmerzhaft ist, selbst durch einen Schleier aus Medikamenten, psychischer Krankheit und Elektroschocktherapie hindurch. Aber Scham bringt die Krankheit erst zur vollen Entfaltung, und Schweigen begünstigt die Scham, und ich habe lange genug geschwiegen. Dieses Buch steht für das, woran ich mich erinnere. Dieses Buch ist meine Wahrheit.

Terri Cheney
Los Angeles, Kalifornien

1.

Ich erzählte niemandem, dass ich nach Santa Fe fuhr, um mich umzubringen. Ich fand, so viel mussten die Leute gar nicht wissen, außerdem könnte es meine Reisepläne stören, wenn die Wahrheit herauskommt. Die Leute meinen es immer gut, aber sie verstehen nicht, dass Selbstmordgedanken das Einzige sein können, was einen am Leben hält, wenn man ernsthaft depressiv ist. Einfach zu wissen, es gibt einen Ausweg – auch wenn er blutig ist, auch wenn er dauerhaft ist –, macht den Schmerz für einen weiteren Tag beinahe erträglich.

Fünf Monate waren vergangen, seit mein Vater an Lungenkrebs gestorben war, und die Welt war kein passender Ort mehr zum Leben. Solange Daddy noch gelebt hatte, war es vernünftig gewesen, jeden Morgen aufzustehen, depressiv oder nicht. Ein Krieg war im Gange gewesen. Aber an dem Tag, als ich die Anweisung gab, sein Morphium auf eine tödliche Dosis zu erhöhen, verlor der Kampf für mich jeden Sinn.

Also wollte ich sterben. Ich fand nichts Seltsames an diesem Wunsch, obwohl ich erst achtunddreißig Jahre alt war. Unter den gegebenen Umständen schien es eine vollkommen natürliche Reaktion zu sein. Ich war total fertig, hundemüde, und Tod klang für mich wie Erholung, wie Urlaub. Ein Anderswo war alles, was ich wirklich wollte.

Als sich mir die Chance bot, L.A. zu verlassen, um allein eine längere Reise nach Santa Fe zu unternehmen, war ich begeistert. Ich mietete eine reizende kleine Hazienda gleich bei der Canyon Road, dem künstlerisch-alternativsten Stadtteil, wo es von Galerien, Jazzclubs und exzentrischen Buchläden/Cafés voller Katzen wimmelte. Es war ein guter Platz zum Leben, vor allem im Dezember, wenn der in dichten Flocken fallende Schnee das Kopfsteinpflaster bedeckt und den Straßenlärm so stark dämpft, dass die Stadt ihren eigenen Pantoffel-Stepptanz zu vollführen scheint.

In jenem besagten Dezember fiel außergewöhnlich viel Schnee. Alles wirkte wie eine Studie von Kontrasten: die glühende runde Wüstensonne, die brannte, während ich zitterte; blauweiße Schneeschatten vor dicken roten Adobemauern; und wo ich auch hinschaute, das durchhängende Rückgrat der Altstadt, das sich emporstemmte gegen die eleganten Kurven der neuen Viertel. Aber der bei Weitem auffälligste Kontrast war ich selbst: Während ich Freudentränen über die schlichte Tatsache vergoss, in einer solchen Umgebung am Leben zu sein, war ich nach wie vor entschlossen zu sterben.

In meinem ganzen Leben hatte ich mich nicht so bipolar gefühlt.

Die Manie überfiel mich in Vier-Tages-Schüben. Vier Tage nicht essen, nicht schlafen, selten länger als ein paar Minuten am Stück auf einem Fleck sitzen. Vier Tage Dauer-Shopping – und in der Canyon Road geht es, wie alternativ ihre Fassade auch sein mag, ausschließlich um Kommerz. Und vier Tage wahlloses, pausenloses Reden: erst mit jedem, den ich an der Westküste kannte, dann mit allen, die noch wach waren an der Westküste, dann mit Santa Fe selbst, wer auch immer gewillt war zuzuhören. Die Wahrheit war, ich musste nicht einfach nur reden. Ich hatte Angst, allein zu sein. Um mich herum waberten Dinge, an die ich mich nicht erinnern wollte: der Ausdruck auf dem Gesicht meines Vaters, als ich ihm sagte, es sei Krebs im vierten Stadium, der schon Metastasen gebildet habe; der bestürzte Ausdruck in seinen Augen, als ich den Schmerz nicht wegnehmen konnte; und die Art, wie diese Augen mich am Ende unentwegt ansahen, starr auf mich gerichtet jeder meiner Bewegungen folgten und um den Trost flehten, den ich nicht geben konnte. Ich hätte nie gedacht, dass ich von etwas so Vertrautem, so Geliebtem wie den Augen meines Vaters verfolgt werden könnte.

Meist jedoch redete ich mit Männern. In der Canyon Road gibt es eine Reihe extrem netter Bars und Clubs, in denen immer etwas los ist und die von meiner Hazienda aus alle zu Fuß erreichbar waren. Einer Rothaarigen mit fiebrig-glänzenden Augen, die schnell mit einem Lächeln bei der Hand ist, fällt es nicht schwer, eine Unterhaltung anzufangen und diese Unterhaltung dann bis weit in die frühen Morgenstunden fortzusetzen, bei ihm zu Hause oder bei mir. Das einzige Wort, das ich anscheinend nicht sagen konnte, war »Nein«. Ich beruhige mein Gewissen, indem ich mir in Erinnerung rufe, dass manischer Sex eigentlich kein Geschlechtsverkehr ist. Es ist Gesprächsverkehr, nur eine weitere Möglichkeit, das unstillbare Bedürfnis nach Kontakt und Kommunikation zu befriedigen. Statt mit Wörtern sprach ich einfach mit meiner Haut.

Ich hatte längst beschlossen, dass Heiligabend mein letzter Tag auf dieser Erde wäre. Ich wählte Heiligabend gerade deshalb, weil er Bedeutung und Schönheit hatte – nirgendwo mehr als in Santa Fe mit seinem bezaubernden Fest der *farolitos*. Aus der ganzen Welt kommen jeden Heiligabend Sternsinger, um bis zum Morgengrauen durch die von Laternen erleuchteten Straßen zu schlendern. Alle Türen stehen ihnen offen, und die Luft ist erfüllt vom durchdringenden Duft nach warmem Apfelwein und Piñon.

In solch einem Moment wollte ich sterben, wo die Welt am besten war, wo ich Gott mein Herz darbringen und sagen konnte: »Ich danke Dir aufrichtig für das alles. Nicht dass ich undankbar wäre. Es ist nur so, dass ich nicht mehr fähig bin zu der Fröhlichkeit, die eine solche Nacht verdient. Fröhlichkeit ist Blasphemie, jetzt, wo Daddy tot ist; Deine Welt ist einfach verschwendet an mich. Und das ist, wie ich finde, Grund genug zu sterben.« Dieses ungeschriebene Gebet war die einzige Selbstmord-Nachricht, die ich hinterlassen wollte.

Der Heiligabend brach heiter und klar an, und für den frühen Nachmittag hatte der Wetterbericht Schnee vorhergesagt. Es war der vierte Tag meiner jüngsten manischen Orgie, was bedeutete, dass meine Gedanken so schnell jagten, dass ich Steno-Listen führen musste, um mitzukommen. Ich hatte mir bereits sorgfältig zurechtgelegt, was ich zum Abschied tragen würde: ein langes schwarzes Kaschmirkleid – nicht um makaber zu sein, sondern weil Kaschmir niemals knittern und Schwarz alles unerwartete Blut oder Erbrochene verbergen würde. Und ich hatte mir alle Pillen zurechtgelegt, die ich im Laufe des letzten Jahres aufgehoben hatte, darunter sämtliche starken Krebsmedikamente, die zu nehmen mein Vater durch seinen Tod keine Gelegenheit mehr gehabt hatte. Sie waren fein säuberlich nach wahrscheinlicher Tödlichkeit geordnet und in mundgerechte Portionen aufgeteilt, ungefähr zehn Pillen pro Schluck. Als ich sie ein letztes Mal zählte, wurde mir bewusst, dass ich weit über dreihundert verschiedene Tabletten und Kapseln hatte, was schrecklich viele Schlucke bedeutete. Was ich nicht hatte, war genug Tequila, um sie alle runterzuspülen. Wasser war keine Alternative. Ich brauchte die Wechselwirkung von Alkohol und Tabletten.

Also war es nicht zu ändern. Ich zog mir Handschuhe und Mantel über, setzte eine Mütze auf und schnappte mir die Autoschlüssel von der Arbeitsplatte. Dann brauste ich los zum nächsten Schnapsladen und betete, dass er offen war. Der Schnee fiel gerade dicht genug, um mein Vorwärtskommen zu verlangsamen, aber ich hatte Glück. Der Laden hatte nicht nur noch geöffnet, sondern auch Lapiz, meinen Lieblings-Tequila in der kobaltblauen Flasche, im Angebot. Ich kaufte eine Dreiviertelliterflasche, machte dann kehrt und kaufte noch zwei. Zu sparen schien schließlich wenig Sinn zu haben. Der alte Verkäufer, der in jenem Dezember viele Male auf mich gewartet hatte, streckte eine Hand aus und wünschte mir fröhliche Weihnachten. Ich schüttelte ihm kurz die Hand, ging dann noch einmal zurück, umarmte ihn fest und küsste ihn auf beide Wangen. »Fröhliche Weihnachten«, sagte ich, während etwas Kaltes und Scharfes in mir einen sirrenden Ton von sich gab. Keine Abschiede, hatte ich mir geschworen.

Als ich zur Hazienda zurückkam, herrschte dichtes Schneetreiben. Die Autoheizung funktionierte nicht sehr gut, und ich zitterte so heftig, dass ich kaum meine Handtasche öffnen konnte, um den Hausschlüssel herauszuholen. Ich hasse es zu frieren. Während ich mit halb tauben Fingern die Tasche durchstöberte, fragte ich mich, ob der Körper das Grab spürte und ob dieses letzte Frösteln jemals wirklich die Knochen verlassen würde. Fünf frustrierende Minuten später wurde mir klar, dass der Schlüssel nirgendwo in meiner Handtasche war und auch nicht im Wagen oder draußen im Schnee lag. Er war ganz einfach irgendwo anders; und ich war aus meinem verzweifeltsten Traum ausgesperrt.

Zum Glück lag mein Handy im Handschuhfach, aufgeladen und empfangsbereit. Eine hilfsbereite Dame bei der Vermittlung hatte Mitleid mit mir und trieb für mich den einzigen Schlüsseldienst in der Stadt auf, der an Heiligabend verfügbar war. Aber der Mann meinte, es würde mindestens eine Stunde dauern, bis er es rüber zur Canyon Road schaffen würde. »Mummeln Sie sich lieber ein und sehen Sie zu, dass Sie warm bleiben«, sagte er. »Ich weiß noch was Besseres«, dachte ich. Ich entkorkte die Flasche Lapiz, nahm einen langen, tiefen Schluck und fing an, nach dem Alphabet Weihnachtslieder vor mich hin zu singen.

Ich hatte das Alphabet dreimal vor und zurück durch, als der Typ vom Schlüsseldienst gut anderthalb Stunden später endlich auftauchte. Ich sang inzwischen aus voller Kehle und hörte nicht, wie sein Schlüssel gegen die vereiste Autoscheibe klopfte. Alles, was ich durch die Windschutzscheibe sah, war ein rotgerändertes Augenpaar unter großen, weißen buschigen Brauen, und ich war betrunken genug, dass ich an den Weihnachtsmann dachte. »Tür«, sagte ich, mit dem Finger zeigend, »'s zu.«

Während er mit einem Schlüssel nach dem anderen herumhantierte, löcherte ich ihn nach seiner Arbeit, nach dem Leben in Santa Fe und nach dem Leben im Allgemeinen. Mich hatte heftig das alte manische Verlangen überkommen, alles in Erfahrung zu bringen; aber glücklicherweise hatte ich ein williges Opfer gefunden. Tatsächlich konnte ich meine Fragen kaum stellen, bevor er sie auch schon beantwortete, und zwar in aller Ausführlichkeit. Mir fiel auf, dass er noch schneller redete als ich und dass seine Antworten ein bisschen daneben klangen. Irgendetwas stimmte nicht mit ihm, etwas klappte nicht so richtig, eine Kleinigkeit, aber von Bedeutung. Ich musterte ihn, während er sprach, und merkte, dass er jünger war, als ich gedacht hatte. Und praktisch zahnlos. Ein einzelner Vorderzahn wurde unten von zwei Nachzüglern eingerahmt. Das übrige Zahnfleisch war wund und schwarz, wie eine dicke Scheibe Kalbsleber. Und seine Augen waren nicht einfach rot gerändert, sie waren blutunterlaufen, und das Weiße war durchsetzt mit starken Schlieren.

Obwohl ich stark benebelt war von dem Tequila, hörte ich eine Alarmglocke schrillen. Halt dich zurück, sagte ich mir. Nicht so vertraulich. Lass es langsamer angehen. Aber wir waren schon mitten drin in diesem merkwürdigen Rhythmus: ich fragend, er antwortend, ich angestrengt mit dem ganzen Körper lauschend. Ich wusste nicht, wie ich es stoppen sollte, und fürchtete, ihn zu beleidigen. Noch bevor ich rauskriegen konnte, was zu tun sei, ging ihm sein Schlüsselvorrat aus, und er war mit seinem Latein am Ende. Jetzt blieb nichts anderes mehr übrig, als das Fenster einzuschlagen.

Der Gedanke, Glas zu zerdeppern, gefiel mir in diesem Moment außerordentlich. Ich wollte es selber tun, was er mir aber abschlug. Während er seine Hand mit einem schmierigen alten Lappen umwickelte, befahl er mir, zurückzutreten und die Augen zu schließen. Dann schlug er einmal, zweimal vor die Scheibe, und beim dritten Schlag klirrte das Glas auf den Fliesenboden. Nichts ist der Verstärkung einer manischen Stimmung förderlicher als irgendein Regelverstoß – eine Gesetzesübertretung, das Zertrümmern einer Glasscheibe, ganz egal was. »Das verdient einen Drink«, sagte ich, als er aufschloss und die Tür öffnete.

Ich stellte alles bereit: Schnapsgläser, Limettenstücke, einen Shaker mit Salz und eine frisch geöffnete Dreiviertelliterflasche Tequila. Da dies wahrscheinlich der letzte Toast wäre, den ich jemals ausbringen würde, wollte ich etwas Tiefschürfendes sagen, aber noch mehr wollte ich den Drink. »Auf den Einbruch«, sagte ich. Als wir anstießen, sah ich einen Blutfleck auf seinem Hemdsärmel. »Sie müssen sich an dem Fenster geschnitten haben«, sagte ich ihm. »Setzen Sie sich, ich werd mich drum kümmern.«

»Es ist nichts«, sagte er und zog den Arm weg.

»Setzen Sie sich«, wiederholte ich. Seit ich mich zwei Jahre lang um einen zunehmend infantilen Vater gekümmert hatte, trat ich, wenn es um Krankenpflege ging, mit kompetenter, nüchterner Autorität auf. Er setzte sich, fing an, seine Manschette aufzuknöpfen und hielt dann inne.

»Ich kann nicht«, sagte er. »Eine Lady wie Sie sollte das nicht sehen.«

»Ich habe schon öfters Blut gesehen«, sagte ich lachend.

»Das ist es nicht.«

»Tut mir leid«, sagte ich. »Haben Sie Brandwunden?«

»Nein«, sagte er sich windend.

»Narben?«

»Eigentlich nicht.«

Ich streckte die Hand aus und legte sie auf seinen Ärmel. »Dann seien Sie nicht albern. Sie bluten mir den ganzen Tisch voll.«

Ohne mich anzusehen, knöpfte er seine Manschette ganz auf und rollte den Ärmel hoch, woraufhin vom Handgelenk bis zum Bizeps die absolut größte Zurschaustellung pornografischer Tätowierkunst zum Vorschein kam, die ich je auf dem Körper eines Mannes gesehen hatte.

»So sehe ich überall aus«, sagte er. »Ich hab früher Drogen genommen. Mein Verstand war nicht ganz so toll damals.«

Versehentlich spannte sich sein Bizeps, woraufhin das quer darüber eingestochene fette Paar heftig zu kopulieren begann. Ich spürte, wie ich rot im Gesicht wurde, konnte den Blick aber nicht abwenden. Es war verrückt und grotesk, aber faszinierend, auf eine ausgelassene, karnevaleske Art. Und seltsam unschuldig: ohne Sexappeal, wie die Sonntags-Cartoons.

Ich konnte nichts dafür. Ich lachte los und sagte ihm, dass ich auf meinen Reisen weit Schlimmeres gesehen hätte. Er erwiderte nichts und wich meinem Blick aus. Ich fing an, die kleine Schnittwunde oben an seinem Unterarm zu säubern, und hoffte, dass er sich dabei entspannte, aber wenn überhaupt machte ihn der Körperkontakt nur noch nervöser. »Tut mir leid«, wiederholte er in einer Tour. »Wenn ich könnte, würde ich sie alle ausbrennen.«

»Schon gut, wirklich. Halten Sie still.«

»Nein, ich bin grauenhaft«, beharrte er. »Manchmal möchte ich einfach sterben.«

Es gibt viele bequeme Möglichkeiten, auf eine solche Aussage zu antworten – oberflächliche, lustige kleine Weisheiten –, aber die Ironie der Situation bremste mich. Hier war ich und wartete darauf, dass dieser arme Kerl endlich ging, damit ich es bis Mitternacht hinter mich bringen konnte, mich umzubringen, und nun sollte ausgerechnet ich ihn der Unantastbarkeit des menschlichen Lebens versichern? Ich goss uns beiden noch einen Tequila ein.

Er schob sein Glas weg und schüttelte den Kopf. Ich sah, wie sich eine Träne in seinem Augenwinkel bildete. Zahnloser, tätowierter Freak oder nicht, er litt, und ich wusste nur zu gut, was das für ein Gefühl war. Ich drehte seinen Arm herum, sodass sich der tanzende, voll erigierte gehörnte Teufel auf seinem Handgelenk zeigte. Ich befeuchtete die Stelle mit Tequila, bestreute sie mit etwas Salz, beugte mich dann vor und leckte zwischen den Sehnen. Dann kippte ich den Tequila runter, knallte das Glas auf den Tisch und lutschte an meinem Limettenstück.

»Genau das halte ich von Ihren albernen Tattoos«, sagte ich. »Und jetzt trinken Sie. Es ist Heiligabend.«

Manische Absichten sind immer gut; manische Folgen fast nie. Ich hatte mit meiner Geste eigentlich nichts Sexuelles im Sinn gehabt. Ich meinte es bloß freundlich, ein verletztes Tier leckt die Wunden eines anderen. Aber dann stand er plötzlich auf und packte mich am Arm, zog mich zu sich heran und küsste mich voll auf den Mund. Ich versuchte mich loszureißen, aber sein Griff war zu kräftig, sein Mund zu aufdringlich. Ich wollte keinen Sex. Ich wollte bloß ein oder zwei Minuten reden, dann wollte ich sterben. Außerdem schmeckte sein Mund faulig – trübe und säuerlich –, und ich konnte das Bild dieses leberartigen Zahnfleischs nicht loswerden. Eine starke Welle des Ekels durchströmte mich, teils Tequila, teils Galle. Erneut bemühte ich mich freizukommen. Ich spürte, wie sein Griff sich lockerte, machte einen schwindeligen Schritt rückwärts und hörte »Nein!« – das einzelne Wort »Nein!« –, und ich weiß nicht, wer von uns es sagte, bevor die Welt schwarz wurde.

Mehrere Stunden später wachte ich auf, ausgestreckt auf meinem Bett, seltsam steif, feucht und wund am ganzen Körper. Ich war allein. Als ich nach unten langte, um das Oberbett hochzuziehen, streiften meine Finger meine Oberschenkel, und ich fühlte eine vertraute kalte, nasse Klebrigkeit. Ich musste meine Tage bekommen haben, dachte ich, aber dann roch ich Schweiß – nicht einen Schweiß, den ich kannte, sondern den Schweiß eines Mannes. Meine Oberschenkel pochten an den Innenseiten, waren fast zu wund, um sie zu bewegen, aber ich sah zu ihnen hinunter. Sie waren blutverschmiert, und gerade zeigten sich die ersten Spuren frischer, roter Blutergüsse.

Eigentlich hätte das Ganze nicht weiter schlimm sein sollen. Sobald ich aufstehen und die wartenden Pillen schlucken könnte, sagte ich mir immer wieder, würde ich diesen Körper ohnehin endgültig verlassen. Aber es war doch schlimm. Es war sogar sehr schlimm. So wie ich ein aufgeräumtes, tadelloses Haus verlassen wollte, wollte ich auch einen sauberen Tod. Wollte nichts Unerledigtes, Unordentliches zurücklassen, und vor allem wollte ich keine Abschiede, nicht einmal von meiner Unschuld. Abschied genommen hatte ich bereits mehr als reichlich.

Ich wollte mich nicht erinnern, und ich wollte ganz gewiss nichts empfinden, doch ungebeten, ungewollt begannen die Tränen zu fließen. Und mit ihnen kehrte ein Schwall von Erinnerungen zurück: der gezackte Rand einer zerbrochenen blauen Flasche, der sich vor meinen Augen hin und her bewegte, bevor er zwischen meinen Beinen verschwand; ein schwerer Arm, der sich mir auf die Luftröhre legte; ein schneller, flacher Atemzug in meinem Ohr. Und überall die kleinen Teufel, die sich tanzend auf der Oberfläche seiner und meiner Haut, unserer Haut breitmachten.

Ich sah wieder hinunter auf das Mosaik aus Blut auf den

Bettlaken. So viel Blut, es konnte nicht alles von den Fleischwunden an meinen Oberschenkeln herrühren, die ziemlich oberflächlich aussahen. Nein, es muss eine tiefere Verletzung gegeben haben. Ich langte nach unten und tastete behutsam zwischen meinen Beinen herum. Meine Finger kamen glitschig von frischem Blut wieder hoch. Irgendwo gibt es immer eine tiefere Wunde, wenn man danach sucht.

Erschöpft ließ ich mich zurück auf das Kissen sinken. Aber der körperliche Schmerz machte mir nichts mehr aus. Er wurde in den Schatten gestellt von einer ungeheuren Woge, die sich näherte, von dem Tsunami, dem ich seit meiner Ankunft in Santa Fe auszuweichen versucht hatte. Ich schloss die Augen ganz fest; ich biss mir auf die Lippe; aber ich wurde überwältigt von der Erkenntnis, dass ich zum ersten Mal im Leben vollkommen allein war.

»Wenn doch Daddy noch lebte«, bat eine Stimme in meinem Innern. Er hätte mich vor all dem bewahrt: nicht nur vor dem bösen Mann mit seiner gezackten blauen Flasche, sondern auch vor den gefährlichen Manien, die mich zu all diesen Männern führten, und vor den selbstmörderischen Depressionen, die folgten. Wenn doch Daddy noch lebte, nichts von dem hier wäre passiert. Es gäbe kein Santa Fe.

Wenn doch Daddy noch lebte ... Die Wahrheit ist, er hätte mich vor nichts von alledem bewahrt. Nicht vor den Manien, nicht vor den Depressionen und vor keiner der Folgen, weil er einfach nicht glauben wollte, dass es diese Krankheit überhaupt gab. »Es ist alles in deinem Kopf«, sagte er immer zu mir, ohne den leisesten Anflug von Ironie. Er glaubte nicht an die Psychiatrie. Er hielt es mehr mit Münchhausen, der sich am eigenen Schopf aus dem Sumpf zieht – sollte heißen, rapple dich aus eigener Kraft hoch und sieh zu, dass du mit deinem Leben zurechtkommst. Und am Ende glaubte er nicht mal mehr daran. Er glaubte nicht mal mehr an mich.

Plötzlich stand mir der Moment, den zu vergessen ich mich nach Kräften bemüht hatte, wieder in all seinen sinnlichen Einzelheiten lebendig vor Augen, bis hin zu dem scharfen, beißenden Geruch des Krankenhauszimmers. Es war für uns beide eine lange Nacht gewesen. Der Krebs hatte inzwischen auf die Knochen übergegriffen, und selbst der Morphiumtropf konnte den Schmerz nicht sehr lange eindämmen. Ich hatte während der vergangenen zehn Tage neben dem Bett meines Vaters auf einem Klappbett geschlafen und aus einem Koffer gelebt, hastig gepackt, während ich auf das Eintreffen der Sanitäter gewartet hatte. Ich erkannte kaum noch, ob es Tag oder Nacht war, außer an der Anzahl der Pillen, die ich nahm.

Ich zählte gerade treu und brav den Vorrat jenes Vormittags ab, eine gute doppelte Handvoll, als ich aufsah und bemerkte, dass der Blick meines Vaters auf mir ruhte. Ich beugte mich über das Bett, um ihm einen Guten-Morgen-Kuss zu geben, aber er drehte abrupt den Kopf weg. »Was ist los, Daddy?«, fragte ich. »Möchtest du die Schwester?«

Er nickte, und ich drückte den Rufknopf. Seine Augen huschten hin und her und schlossen sich, aber sein Atem klang regelmäßig, also setzte ich mich wieder hin und fuhr mit dem Abzählen meiner Pillen fort. Als ein paar Minuten später die Stationsschwester kam, rüttelte ich meinen Vater sanft wach. »Sie ist hier, Daddy. Die Schwester. Was wolltest du?« Seine Augen waren trüb, und sein Gesicht sah seltsam aus, die Haut blutleer und grau, aber als er sich aufrichtete und zu der Schwester sprach, war seine Stimme erstaunlich kräftig. Er deutete auf den Nachttisch. »In der obersten Schublade dort liegt ein Dokument«, sagte er. »Und ich brauche einen Stift.«

Die Schwester öffnete die Schublade und holte das Schriftstück heraus. Ich wusste, was es war, weil ich dem Anwalt meines Vaters geholfen hatte, es notariell beglaubigen zu lassen. Die Schwester zog einen Füllfederhalter aus ihrer Tasche und reichte ihn meinem Vater, zusammen mit dem Testament. Dann wandte sie sich zum Gehen.

»Nein, Sie bleiben«, sagte er. »Jemand soll das hier sehen.« Mit zittrigen, tauben Fingern schraubte er den Füller auf und fing an, meinen Namen von jeder Seite, auf der er auftauchte, zu streichen.

»Sie ist drogensüchtig«, sagte er zu der Schwester. »Sehen Sie sich bloß diese ganzen Pillen an.« Die Schwester blickte mich an. Ich hatte meinen morgendlichen Vorrat noch in der Hand und versuchte instinktiv, meine Finger darum zu schließen. Aber es waren viel zu viele, und sie kullerten alle heraus auf den Boden. »Die sind gegen manische Depression«, setzte ich zu einer Erklärung an, aber mein Vater unterbrach mich.

»Ich hab sie aufs Vassar College geschickt, ich hab sie Jura studieren lassen, und was ist sie heute? Nur eine verdammte Drogensüchtige. Wer hätte das gedacht – mein kleines Mädchen.« Dann ließ er den Kopf wieder auf das Kissen sinken und fing leise an zu stöhnen.

Die Schwester, die Gute, beschäftigte sich mit dem Tablett am Nachttisch. »Es ist jetzt Zeit für Ihre Medikamente«, sagte sie zu meinem Vater, während sie ihm eine Dosis knallbunter Pillen nach der anderen verabreichte, ein pharmakologischer Regenbogen, hübsch, aber nicht mehr groß von Nutzen. Erschöpft vom Schlucken, schloss er die Augen und schlief ein.

Als er ein paar Stunden später wach wurde, war ich da; und ich war da, als er in der darauffolgenden Woche starb. Bei seiner Beerdigung betete ich um die Kraft, ihm seine Fehler zu verzeihen, und ich dachte, dass es mir gelungen sei. Aber als ich jetzt in Santa Fe flach hingestreckt auf dem Rücken lag, zu zerschlagen und zu mitgenommen, um gegen meine eigenen Gefühle anzukämpfen, wusste ich es besser. Ich konnte meinem Vater verzeihen, dass er mich enterbt hatte. Ich konnte ihm verzeihen, dass er nicht hatte glauben wollen, dass ich krank war. Ich konnte ihm sogar verzeihen, dass er mich nicht vor der Welt geschützt hatte – wie hätte er, wo er mich nicht mal vor mir selbst hatte schützen können? Aber nicht verzeihen konnte ich ihm, so sehr ich es auch versuchte, dass er mich allein gelassen hatte.

Ein tiefes, volles »Bong« ertönte mitten in meinen Gedanken, als die Uhr im Nachbarzimmer zur halben Stunde schlug. Nur noch eine halbe Stunde bis Mitternacht; nur noch eine halbe Stunde bis zum Sterben. Das Erinnern hatte mich ungeduldiger gemacht denn je. Der Tod war nicht der bequeme Weg – er war der einzige Ausweg, wie mir schien, andernfalls würde ich mich bis in alle Ewigkeit erinnern. Getragen von einer plötzlichen Woge der Energie, sprang ich aus dem Bett und stolperte, als der Schmerz meine Sinne einholte. Auf dem Weg ins Bad schlug ich einmal hart hin und wäre um ein Haar dort auf dem dicken Berberteppich liegen geblieben. Aber dann zwang ich mich, aufzustehen und mich gerade hinzustellen und mit dem Schlucken anzufangen: eine Handvoll Pillen nach der anderen, die ich mit immer schlabberigen Schlucken Tequila hinunterspülte.

Fünfundzwanzig Minuten später und nachdem ich drei Viertel meines Vorrats geschluckt hatte, spürte ich den inneren oder äußeren Schmerz nicht mehr. Mein Kopf fing an, in stillschweigender Unterwerfung zu nicken, aber ich schlug mir auf die Wangen, kaute an meiner Zunge herum und grub mir die Nägel in die Handflächen, bis ich durch den Schmerz wieder hochschreckte. Dann befahl ich meinem Arm, weiter zuzugreifen, und meiner Kehle, weiter zu schlucken ... bis ich endlich, endlich die allerletzte rosagrüne Kapsel zwischen den Fingern hielt und sie mit dem allerletzten Tropfen Tequila, den ich jemals zu schmecken hoffte, hinunterspülte.

Meine Beine sackten unter mir weg, und dankbar drückte ich mich mit dem Gesicht an den kalten Fliesenboden, während ich nach oben durch das Lichtgadenfenster auf Weihnachten starrte. Das Letzte, woran ich mich erinnerte, waren die zwölf Schläge der Uhr, und eine einzelne hartnäckige Schneeflocke, die sich an die Fensterscheibe klammerte und nicht loslassen wollte.

Ich wusste nicht, ob ich im Himmel, in der Hölle oder wenigstens im Fegefeuer landen würde. Stattdessen erwachte ich im Kreiskrankenhaus, festgeschnallt auf einer Tragbahre, besudelt von einer übel riechenden Mischung aus Holzkohle und Erbrochenem und haltlos würgend. Ich wusste, der Himmel war es nicht, denn man fragte mich andauernd nach meiner Versicherung. Und ich vermutete, die Hölle war es auch nicht, denn der behandelnde Arzt hatte freundliche blaue Augen und tätschelte mir in einer Tour die Hand. »Sie sind am Leben«, sagte er. »Wir fanden Sie gerade noch rechtzeitig. Sie haben wirklich Glück gehabt.« Und so wusste ich, dass es letztlich doch die Hölle war. Ich hatte es nicht geschafft. Es würde Jahre dauern, bevor ich je wieder die Pillen, die Gelegenheit und das Geld aufbringen könnte, um einen weiteren so großartig angelegten Versuch zu unternehmen. Das hier war keine hohle Geste gewesen, sondern echte Verzweiflung, und sie hatte mich im Stich gelassen.

Als ich endlich zwei Tage später die Schläuche aus dem Hals bekam, gab die Schwester mir einen kleinen Block zum Schreiben. »Warum?«, war alles, was zu sagen mir einfiel. »Warum, warum, warum?« Der nette behandelnde Arzt kapierte schließlich. »Warum Sie noch am Leben sind?«, fragte er mich. Ich nickte energisch.

Er durchblätterte meine Krankenakte. »Ich weiß nur, dass am Weihnachtsmorgen die Sanitäter gerufen wurden. Wie's aussieht, kam ein junger Mann vorbei, vom Schlüsseldienst glaube ich, um bei Ihnen zu Hause eine kaputte Fensterscheibe zu ersetzen, und er fand sie bewusstlos vor. Er hat Ihnen das Leben gerettet.

Also, wegen dieser anderen Verletzungen. Die Polizisten haben gewartet, um mit Ihnen darüber zu sprechen. Sie haben ein paar ziemlich böse Schnitte und Blutergüsse da unten. Wissen Sie, wovon ich spreche?«

Ich nickte.

»Möchten Sie darüber reden?«

Ich blickte wieder nach oben in diese sympathischen himmelblauen Augen und schüttelte langsam, traurig und mit absoluter Bestimmtheit den Kopf. Falls mein Angreifer auch mein Retter war, nun gut. Vielleicht könnte mein zweifelnder Vater auch meine größte Liebe sein. Ich fragte mich, warum ausgerechnet ich das noch nie erkannt hatte. Die Welt ist im Grunde bipolar: zu Extremen neigend, aber definiert durch ständige Veränderung. Heilige sind stets nur ein Stolpern von den Sündern entfernt. Nichts ist absolut, nicht einmal der Tod.

Trotz der rosaroten Xanax-Wolke, die meinen Verstand benebelte, wusste ich, dass ich auf etwas Wichtiges gestoßen war.

Mein ganzes Leben lang hatte ich meinen eigenen privaten Kampf der Extreme ausgefochten, mit wenig Erfolg – so wenig, dass ich demnächst von einem Krankenhausbett aus das Neue Jahr einleiten würde, in dicken Ledergurten. Manische Depression war mehr als eine psychische Krankheit: Sie war eine Denkweise, sie beeinflusste alles. Die Welt sollte so sein oder so, dachte ich. Männer gaben einem entweder Sicherheit, oder sie ließen einen bluten. Wenn sie keine Götter waren, dann waren sie Schurken, und es spielte keine Rolle, ob sie mit Flaschen auf einen losgingen, oder ob sie ungläubig auf einen losgingen: In beiden Fällen blutete man.

Es war eine starre, unnatürliche Denkweise. Das Leben war viel weniger klar konturiert. Ich dachte an meinen Vater und die perfekten Rauchringe, die er früher auf mein Kommando blies, an die endlosen Stunden, die er damit zubrachte, mir den Rücken zu massieren, wenn ich mitten in der Nacht Asthma hatte, und an die tausendundeine Geschichten, die er mir in seinem braunen Sessel sitzend erzählte – eine Zigarette in der einen Hand, einen Whiskey in der anderen und ich auf seinem Schoß, in meinem Himmel. Es war unmöglich nicht zu erkennen, dass er mich liebte; und dass seine Liebe an Bedingungen geknüpft war; und dass es trotzdem Liebe war. Der Trick war, sich an dieses gewaltige Wörtchen *und* zu erinnern.

Die Schwester kam herein, um den Tropf einzustellen, und reichte mir beim Hinausgehen ein Päckchen Papiertaschentücher. Ich weinte, Gesicht und Brust waren nass von Tränen: Tränen der Resignation, des widerwilligen Kompromisses. Nichts war absolut, nicht einmal die Verzweiflung. Ich wollte dieses Leben nicht, das mir zurückgegeben worden war, aber es war nichtsdestotrotz ein Geschenk, und Weihnachtsgeschenke sollte man immer aufmachen und in Ehren halten. Ich würde den Tod noch ein Weilchen aufschieben, vorläufig oder zumindest, bis ich verstand, warum ich noch am Leben war.

2.

Ich war ein aufgehender Stern – kühl und unnahbar, mit einem gezielten Funkeln. Eine Lieblingsmarotte von mir war, immer frische Blumen in meinem Büro zu haben, einen Hauch von Weiblichkeit, als Ausgleich für mein nüchternes Nadelstreifenkostüm und mein geschäftsmäßiges Lächeln. Und zwar nicht nur eine einzelne symbolische Rose, sondern Arme voll der seltensten, wohlriechendsten oder farbenprächtigsten Blüten, die ich auftreiben konnte: rote Papageientulpen mit leicht nach außen gewölbten Rändern; oder Orchideen, so fleischig, dass es fast schon obszön war.

Die Kosten rechtfertigte ich, indem ich mir sagte, dass es der Beziehung zu den Mandanten nützte. Jede Anwältin, die sich im Dezember Treibhaustulpen leisten konnte, musste wirken, als mache sie etwas richtig. In Wahrheit war es einfach Tarnung, etwas, um mich dahinter zu verstecken, um die Aufmerksamkeit von mir abzulenken. Zu diesem Zeitpunkt meines Berufslebens konnte ich es mir locker leisten, ein paar hundert Dollar im Monat für Blumen zu verpulvern. Was ich mir nicht leisten konnte, war ein prüfender Blick.

Im Büro machte das Gerücht die Runde (das ich nicht unterband), ich hätte einen reichen Freund. Mein Büro hatte keine Ahnung, dass mein heimlicher Verehrer Depression hieß, und das schon seit Jahren, lange bevor ich angefangen hatte, als Anwältin zu praktizieren. Ich wusste nie, wann die Depression kommen oder wie lange sie bleiben oder wie gefährlich sie würde. Ich wusste nur, dass ich sie geheim halten musste, sonst ... Sonst was? Da war ich mir nicht ganz sicher, und ich wollte es auch gar nicht herausfinden. Also mussten die Blumen immer frisch und makellos sein. Ich konnte nicht die leiseste Spur von Finsternis oder Verfall um mich herum dulden, zumindest nichts, was nicht durch eine Casablanca-Lilie verdeckt werden konnte. Meiner Sekretärin erteilte ich den Dauerauftrag, das Wasser in allen Vasen täglich zu wechseln und alles wegzuwerfen, was tot oder sterbend aussah.

Ich schätzte, es würden immer mehr sein. Solange keiner der Partner jemals dahinterkam, dass ich die meiste Zeit über keinen blassen Schimmer hatte, was ich als Anwältin tat; dass ich jeden Augenblick dieser Existenz und jede einzelne ihrer Facetten hasste; und dass das Zerbrechlichste in diesem Büro bei Weitem nicht die Tulpen waren ... solange sie einfach nur hereinkamen, einen Aktenordner ablegten, »schöne Blumen« sagten und wieder gingen, ohne die tiefen dunklen Ringe unter meinen Augen oder den Berg nasser, zusammengeknüllter Taschentücher unter meinem Schreibtisch zu bemerken, solange wir uns alle einig waren, nicht zu genau hinzusehen oder zu viele Fragen zu stellen, würden es immer mehr Blumen sein.

Nennen Sie es Aberglauben. Nennen Sie es Strategie. Was auch immer ich tat, anscheinend funktionierte es, denn ein paar Jahre bevor mein Vater starb, forderte man mich eines Nachmittags im April auf, zu dem Team von Anwälten zu stoßen, das an dem großen Michael-Jackson-Fall der Kanzlei arbeitete. Unser erster Arbeitsauftrag lautete, einen Sachverständigen zu finden, der bezeugte, dass Michaels Songs keine »erhebliche Ähnlichkeit« mit irgendeinem der Songs des Klägers aufwiesen. Wir brauchten einen Musikwissenschaftler ersten Ranges, jemanden, der die Geschworenen nicht nur mit seinem Expertenruf, sondern auch mit seinem Auftreten, seiner Aufrichtigkeit und seiner natürlichen Liebenswürdigkeit beeindrucken würde.

Zwanzig Mittagessen später hatten wir das Feld auf zwei brillante Kandidaten eingeengt. Der eine war ein berühmter Universitätsprofessor und in der abgeschotteten Welt der Gutachter für die Unterhaltungsindustrie allseits bekannt und respektiert. Der andere Kandidat (nennen wir ihn Joe) hatte ebenfalls eindrucksvolle Abschlüsse, war aber zwanzig Jahre jünger und hatte noch Haare auf dem Kopf – und zwar jede Menge, die er zu einem langen, gepflegten Pferdeschwanz zurückgebunden hatte. Außerdem war er aktiver Musiker und

zehn Monate im Jahr auf Tour mit einer Band, die zwar schon bessere Tage gesehen hatte, aber immer noch zugkräftig genug war, um ihren Roadies Respekt einzuflößen. Als die Nachwuchsanwältin in dem Prozessteam fand ich, dass es meine Aufgabe wäre, etwas jugendliche Frische in den Rechtsstreit zu bringen. Immerhin verteidigten wir hier den Rock'n'Roll.
Also neigte ich natürlich stark zu Joe. Es schadete nicht, dass der größte Single-Erfolg seiner Band gleichzeitig das musikalische Motiv meines Highschool-Balls gewesen war. So sehr sein Ruf mich auch beeindruckte, war ich trotzdem schon ein paar Jahre darüber hinaus, mich zu verknallen.

Der Tag, an dem Joe dem Rest des Teams vorgestellt werden sollte, brach strahlend, heiß und sonnig an, sodass die Auswahl eines Restaurants für das große Treffen ein Kinderspiel war. Wo sonst als im *Ivy*, diesem heimeligen kleinen falschen Cottage am North Robertson Boulevard, diesem von Weinranken überwachsenen Natternnest, wo die Elite der Branche sich bei blutigen Steaks und Krabbenpuffern trifft und Kontakte knüpft. Dem Team hatte ich in einem vorbereitenden Memo mitgeteilt, dass Joe mit seiner einzigartigen Mischung aus musikalischem Sachverstand und publikumswirksamem Auftreten meiner Ansicht nach genau den richtigen Ton treffe. Und als er in einem tadellosen schwarzen Armani-Sakko und abgetragenen Jeans erschien, sah er dann auch tatsächlich professorenhaft, aber cool aus. Ich hätte ihn küssen können. Ich hätte jeden küssen können, alles lief so gut. Als die Hauptgerichte, die Krabbenpuffer, kamen, bog sich unser Tisch vor Lachen, und die Kunst, den anderen immer um eine Nasenlänge voraus zu sein, erzeugte einen nicht abreißenden Strom von Anekdoten. Ich konnte flüchtige Blicke auf die Leute an den anderen Tischen werfen, die uns beobachteten und sich fragten, wer wir seien.

Wir hielten uns so lange bei Crème brûlée und Cappuccino auf, dass die Sonne sich im Westen allmählich neigte, und es langsam kühl wurde auf der Terrasse. Während er seine Anzugjacke überzog, erkundigte einer der Seniorpartner sich nach der Zeit. »Gleich vier«, sagte ich. »Ist das Ihr Ernst«, fragte

Joe überrascht. Ich bejahte. »Mist«, sagte er. »Ich hab vergessen, mein Lithium zu nehmen.«

Die nächsten paar Minuten haben sich in Zeitlupe in meine Synapsen eingeprägt. Joe entschuldigte sich, um sein Medikament aus dem Auto zu holen. Niemand sagte ein Wort, bis er die andere Seite des Terrassentors erreicht hatte. Und dann brach der Tisch in Gelächter aus. Seniorpartner lachen nicht so ohne Weiteres, und Plattenbosse sind noch schwerer zu unterhalten. Aber während der nächsten paar Minuten, bis sie Joe durch das Tor zurückkommen sahen, hätte man meinen können, *Lithium* sei das komischste Wort auf der Welt.

Mir selber entging der Witz vollkommen. Als wäre ich ein Hund, hörte ich lediglich den Tonfall: Verachtung. Und ich hatte nur einen Gedanken: Was würden sie sagen, wenn sie das pharmazeutische Füllhorn sähen, das ich in diesem Augenblick in meiner Handtasche mit mir herumtrug? Wenn schon schlichtes altes Lithium für ein derart dröhnendes Gelächter gut war, würden sie sich schier totlachen über mein Dutzend verschiedener Stimmungsstabilisatoren, Antidepressiva, Antiangstmittel und atypischer Antipsychotika.

Ich hatte mich oft gefragt, was passieren würde, wenn die Kanzlei jemals hinter meine psychische Krankheit käme. Jetzt wusste ich es. Ich wusste es, ohne dass man mir sagen musste, dass Joe von diesem Moment an nur noch Geschichte war, dass er nicht die geringste Chance hatte, als Michael Jacksons Gutachter zu fungieren oder zukünftig in eine wie auch immer geartete Verbindung zu unserer Kanzlei zu treten. Und ich wusste hundertprozentig, dass ich es ihm würde sagen müssen.

Während alle anderen lachten, ging ich blitzschnell meine Möglichkeiten durch: (1) Ich konnte den armen Joe verteidigen und meine Kollegen an seine Qualifikation, seinen Ruf und den guten Eindruck, den er vor dem Lithium gemacht hatte, erinnern; (2) ich könnte manische Depression verteidigen und diese einflussreichen Männer darüber informieren, wie wichtig es sei, wann immer möglich gegen das Stigma anzukämpfen; oder (3) ich könnte einfach gar nichts sagen und morgen früh in der Gewissheit aufwachen, dass ich dem Ziel der Teilhaberschaft einen Schritt nähergekommen war und mich von mir selbst einen Schritt weiter entfernt hatte.

Ich sah meiner Zukunft ungeschminkt ins Auge und erkannte, dass ich nicht bereit war, das Märchen schon aufzugeben. Nicht das vom Aufstieg zur Partnerin – als ich mir diese Männer, die neben mir saßen, ansah, wusste ich, dass ich nie zu ihnen gehören würde. Ob Sie es glauben oder nicht, auch ich wollte gefühllos sein, hart genug, um mir niemals Gedanken zu machen, aber ich war es nicht. Die Wahrheit war, dass ich tief im Innern, dort, wo die wirklich harten Entscheidungen getroffen wurden, weich war. Ich wusste, dass ich weinen würde wegen dem, was mit Joe passierte.

Nein, das einzige echte Märchen, das ich nicht aufgeben konnte, war, dass ich eines schönen sonnigen Morgens beim Aufwachen feststelle, dass der Bann gebrochen, der Fluch aufgehoben ist und ich nicht mehr bipolar bin. Manische Depression war damals nicht meine Identität. Sie war einfach etwas, das ich hatte, wie eine fiese Grippe oder mangelnde Kreditwürdigkeit. Die meiste Zeit war ich nicht einmal überzeugt davon, dass sie real war. Ich wusste bloß, dass alles meine Schuld war, egal worum es sich handelte, und ich wollte es mir nicht zu genau ansehen.

Ich traf meine Wahl. Joe zu verteidigen wäre ein Akt der Solidarität mit der Krankheit – symbolisch, dezent, aber intern unmissverständlich. Und ich hatte nicht vor, meine Zukunft für etwas zu opfern, woran ich eigentlich nicht glaubte, etwas, das jetzt jeden Morgen auf wunderbare Weise verschwinden könnte. Also warf ich, als die anderen lachten, den Kopf zurück und gluckste los. Während der nächsten paar Minuten hörte ich ihren Witzen mit scheinbarer Begeisterung zu. Und als Joe an den Tisch zurückkehrte, wich ich, wie alle anderen, seinem Blick aus.

Ich brauchte eine ganze Woche, um den Mut aufzubringen, mich mit Joe in meinem Büro zu treffen und ihm die schlechte Nachricht zu eröffnen. Das Lithium erwähnte ich nicht. Ich erfand eine Geschichte über altmodische Bosse, die altmodische Experten wollten. Obgleich ich die ganze Zeit log, wollte ich Joe warnen, vorsichtiger zu sein, ihn daran erinnern, dass Jobs im Rampenlicht eine zurückhaltende Lebensführung erfordern. Aber ich glaube, in der Hauptsache wollte ich beichten, um seine Vergebung und Absolution für die Sünde der Heuchelei zu erhalten, die noch immer an meiner hoffnungslos katholischen Seele nagte.

Stattdessen bot ich ihm Blumen an: einen prächtigen Strauß Narzissen, die an jenem Morgen frisch vom Blumenmarkt kamen. Zwangsblüten hatte der Blumenhändler sie genannt und damit versucht, das Preisschild zu rechtfertigen. Zwangsblüten: Blumen, die vor ihrer Zeit zum Blühen gebracht werden. Es klang traurig, aber sie waren jeden Penny wert. In diesem Augenblick hätte ich jeden Preis gezahlt für ein dankbares Lebewohl.

Joe ging mit seinen Narzissen. Mich machte mein eigener Anblick krank, wie ich Tag für Tag so tat, als würde ich bei den Lithium-Witzen mitmachen, die weiter in der Kanzlei die Runde machten, bis sie schließlich von Prozac-Witzen abgelöst wurden. Ich begann, anderen Mitgliedern des Prozess-Teams aus dem Weg zu gehen, und kam immer später, bis ich irgendwann fast meine ganze Arbeit nachts erledigte. Ich fing an, meine Gestecke an die nächtliche Putzkolonne zu verschenken, erst ein oder zwei Stiele, dann eine Handvoll, dann ganze Sträuße auf einmal; bis ich eines Nachmittags ins Büro kam und feststellte, dass mir die Blumen komplett ausgegangen waren und ich vergessen hatte, neue zu bestellen.

Ich nahm den Hörer ab und wählte die Nummer des Blumenhändlers, legte dann aber beim ersten Klingeln auf. Mir wurde klar, dass es nicht genug Blumen auf der Welt gab, um dieses Büro, dieses Leben oder diese Lüge, die ich aufrechterhielt, zu verschönern. Ich nahm den Hörer noch einmal ab und wählte eine andere Nummer: den Headhunter, der in den letzten sechs Monaten hinter mir her gewesen war. »Hören Sie«, sagte ich. »Es gibt etwas, das Sie über mich wissen sollten, bevor wir reden, weil es einen Unterschied machen wird, wohin ich gehe und was ich tue. Ich habe –« Ich prüfte mich selbst. »Nein, ich *bin* manisch-depressiv. Nun, was sagen Sie dazu?«

»Meine Cousine auch«, sagte er, ohne sich aus der Fassung bringen zu lassen. »Und kennen Sie ...« Er rasselte die Namen von drei Spitzenanwälten bei konkurrierenden Medien-Kanzleien herunter, mit denen ich in der Vergangenheit eng zusammengearbeitet hatte. »Aber ich bin mir wirklich nicht sicher, ob Sie irgendjemandem erzählen sollten, dass Sie's haben«, sagte er.

»Natürlich sollte ich nicht«, erwiderte ich. »Und genau deshalb werd ich's tun.« Dann lächelte ich, ein echtes Lächeln. Mir wurde bewusst, dass Geschichten nicht immer glücklich enden müssen. Manchmal genügt es einfach, dass sie enden, um Platz für neue Geschichten zu machen. Ich blickte nach unten auf den Notizblock neben dem Telefon und sah, dass ich eine perfekte Narzisse gezeichnet hatte.

3.

Ich saß in dem eleganten Art déco-Wartezimmer des Kopf- und Hals-Chirurgen, blickte durch die Panoramafenster auf die endlose Weite des von der Sonne gesprenkelten Ozeans und war unerklärlicherweise glücklich. Ich war noch nie hier gewesen, war Dr. Cameron noch nie begegnet und hatte keine Ahnung, was er über die rätselhafte Schwellung an Gesicht und Hals sagen würde, die meinen Internisten und meinen Endokrinologen vollkommen verblüfft und jedem Antibiotikum in ihrem Arsenal widerstanden hatte. Das Wort *Tumor* war gefallen, und tatsächlich war ich genau deswegen hier, um über Tumore, Magnetresonanz- und Computertomografie zu sprechen. Große, beängstigende Wörter, ich aber war auf die kleinen Dinge fixiert. Ich bemerkte, dass die Sonne, als sie den Trinkwasserbehälter genau im richtigen Winkel traf, einen Regenbogenhintergrund erzeugte.

Eigentlich hätte überhaupt keine Sonne da sein dürfen. Es war halb fünf Uhr nachmittags am letzten Tag im November, aber der Himmel war von einem unbarmherzigen, strahlenden Blau. Ich konnte durch die Kleider hindurch das Sonnenlicht spüren, wie es meine Poren erweiterte und meine blasse, winterweiße Haut rötete. Ich konnte spüren, wie die Härchen auf den Armen und im Nacken sich wohlig kräuselten, wie Weizen, über den der Wind streicht, und –

Oh, mein Gott ... die Härchen.

Die meiste Zeit nahm ich kaum wahr, dass ich überhaupt keine Körperbehaarung hatte. Wie bei fast allen Rotschöpfen waren meine Körperhaare sehr fein und zart, für das Auge fast unsichtbar, und sie gaben nach, wenn man sie berührte. Über eine Wachsbehandlung oder Bleichen brauchte ich mir nie Gedanken zu machen. Ich erinnerte mich, dass ich mir die Beine nur rasierte, wenn ich mir unter der Dusche besonders sexy vorkam, was damals weder sehr wahrscheinlich war noch besonders oft passierte. Seit dem Tod meines Vaters und meinem Selbstmordversuch in Santa Fe waren die Depressionen länger und tiefer geworden, und es wurde immer schwerer, sie zu vergessen. Aber so harmlos die Härchen vielleicht auch erschienen, sie waren meine manischen Stolperdrähte. Wenn das chemische Gleichgewicht in meinem Gehirn sich zu verändern begann, machten sie mich unweigerlich als Erste darauf aufmerksam. Sobald ich spürte, dass sie wieder zum Leben erwachten, wusste ich, dass die Depression endlich nachließ. Ich wusste, dass es Hypomanie, endlich himmlische Hypomanie war.

Die Härchen liebten Hypomanie: Plötzlich drehte die ganze Welt sich um Texturen, Geschmäcke und Empfindungen, zu viele und zu viel, um nicht beachtet zu werden. Alles war so extrem köstlich, was eigentlich das Beste war, wenn man unter einer bipolaren Störung litt, bis meine Brustwarzen gegen ein Übermaß an Seide protestierten und ich mir vorkam wie eine Blinde angesichts von zu viel Brailleschrift. In solchen Momenten wendeten die Härchen sich nach innen und stachen und brannten bei jedem Sinneseindruck, bis jeder Nerv in meinem Körper akut entzündet war und ich beim leisesten Flüstern des Windes auf meiner Haut zusammenzuckte.

Aber an jenem Nachmittag waren die Härchen gewiss glücklich und zufrieden damit, in dem schicken Wartezimmer des Chirurgen einfach nur dazusitzen und die Sonne aufzunehmen. Ich überlegte, ob ich mich an den Ernst des Anlasses erinnern sollte, daran, dass dies weder die Zeit noch der Ort war, um sich so gut zu fühlen. Glück ist schön, zur rechten Zeit, aber Glück zur Unzeit ist ein sicherer Vorbote für Unheil. Und genau deshalb sollte man einem strahlend blauen Himmel im November niemals trauen. Er könnte einen zur Tür hinauslocken. Er könnte einen dazu verleiten, für einen oder zwei Augenblicke zu vergessen, dass in Wirklichkeit tiefster Winter herrscht – oder morgen oder übermorgen, auf jeden Fall aber bald, herrschen wird.

Wie konnte ich jemals hoffen, einem normalen Menschen von den Schrecknissen des Glücklichseins zu berichten? Solange es keinen verdammt guten Grund dafür gab, etwas Objektives und Überprüfbares wie eine Bingo-Karte, die gewinnt, oder eine negative Biopsie, war Glück für mich kein sicherer Zufluchtsort. Es war lediglich ein weiterer Kontrollpunkt auf dem Weg zur Manie. Halt, Moment mal, warte – war ich glücklich? Und wenn ich glücklich war, warum um Himmels willen? Tat ich irgendetwas Unpassendes, gab es einen Vorboten der Manie, sang ich beispielsweise in der Öffentlichkeit leise Schlager vor mich hin, brach ich in Aufzügen das Eis, oder zwinkerte ich nur um der Wimpernküsse willen aufs Geratewohl? Genoss ich das Leben übermäßig?

Ich musste fragen, denn was einem jetzt wie glücklich vorkam, konnte im nächsten Moment *zu* glücklich sein – und wir alle wussten, wohin zu glücklich führen konnte. Wird man zu glücklich, geht man mitten in der Nacht mit nichts am Leib als einem hinterlistigen Grinsen Wildblumen von Nachbars Rasen pflücken. Wird man noch glücklicher, biegt man im Bezirk Van Nuys unter den Augen von ein paar Bullen unbekümmert bei Rot links ab, während in der eigenen Handtasche jede Menge verschreibungspflichtige Medikamente herumkullern. In meinem Fall konnte es eindeutig illegal sein, zu glücklich zu sein.

Wenn also die Härchen kitzelten, die Sonne mitten im Winter heller schien als gewöhnlich oder ich mich tatsächlich laut loslachen hörte ... hielt ich inne, wenn ich noch konnte. Ich hielt inne, nur um zu sehen, ob ich noch innehalten *konnte*. Dann lokalisierte ich den Moment schonungslos auf der Stimmungsskala, spießte ihn auf wie einen toten Schmetterling. Glücks-Management war eine grausame Wissenschaft. Sie bewahrte mich vielleicht vor unerwarteten Schmetterlingen, aber sie tötete auch jegliche Aufregung und Freude.

Und trotzdem war ich glücklich. Als ich dasaß und mich an den Unterschied zwischen Computer- und Magnetresonanztomografie zu erinnern versuchte, war ich glücklich. Halt, Moment mal, warte – warum? Mir fielen spontan tausend Gründe ein, nicht zu lächeln, aber keiner von ihnen zählte wirklich, als der Himmel am letzten Tag im November um halb fünf Uhr nachmittags absolut rittersspornblau war. Es war absurd zu versuchen, mir ein Lächeln auszureden, wo ich doch so selten lächelte.

Ich rief mir den unangenehmen Brief der Bundessteuerbehörde in Erinnerung, der auf meinem Küchentisch lag, der letzte in einer Serie von Bulletins zum Jüngsten Tag, die mit Pfändung, Steuereintreibung und Beschlagnahmung meiner sämtlichen Vermögenswerte drohten. Ich wusste, dass ich das Geld nicht schuldete, das sie wollten, aber ich hatte Schwierigkeiten nachzuweisen, warum. Nach dem Tod meines Vaters waren meine Finanzen, die stark mit seinen vermischt waren, zusammengebrochen. Ich hatte für nichts Belege, abgesehen von meiner Krankheit, und daran war die Steuerbehörde nicht interessiert. Außer Blut über meinen Briefkopf zu schütten hatte ich nichts mehr zu sagen.

Ich verschloss die Augen vor dem Problem, kniff sie ganz fest zusammen, bis sich eine vertraute beißende Feuchtigkeit in den Augenwinkeln zu sammeln begann. Ich konnte noch weinen. Das war beruhigend, dachte ich, während mir eine einzelne Träne langsam die Wange hinunterlief. War ich glücklich? Nein, aber im Moment genoss ich das Unglücklichsein ziemlich.

Lasst mich in Ruhe.

Aber ich wurde nicht in Ruhe gelassen. Nie wurde ich in Ruhe gelassen. Mein meckerndes Fischweib von Gewissen zischte mir immer dasselbe alte Mantra ins Ohr: »Halt, Moment mal, warte …« Wenn ich wirklich glücklich war, der Himmel steh mir bei, und warum? Ausnahmsweise einmal dachte ich, ich wüsste die Antwort: allgemein Aripiprazol, Markenname Abilify.

Aripiprazol. Ari-PIP-ra-zol. Es war ein alberner Name, Schaum auf meiner Zunge. Ihn nur zu sagen machte mich schwindelig. Ich nahm das Medikament jetzt seit zwei Wochen, und noch immer konnte ich den Namen nicht mit ernstem Gesicht aussprechen AriPIPrazol! »Abilify« war nicht viel besser. War ein durch Arzneimittel ausgelöstes glücklich trotzdem glücklich? Was es die richtige Art von glücklich? Zählte es? Solange es mich nicht ins Gefängnis oder in das Bett eines wildfremden Mannes beförderte, war es mir eigentlich egal. Ich pflegte glücklich zu nehmen, wie es kam – notfalls in Verordnungsstärke.

Die Sprechstundenhilfe öffnete die Tür und rief meinen Namen auf. Dann führte sie mich den Gang hinunter in ein Untersuchungszimmer. In ordentlichen, glänzenden Reihen waren auf weißem Leinen die chirurgischen Instrumente des Arztes ausgebreitet, ein pervertiertes Gedeck. Aber das hier war kein Picknick. Das hier war eine ernste Angelegenheit, und der Mann, der mein Verhängnis erklären konnte, würde jeden Moment zur Tür reinkommen.

Aber die Tür ging auf, und das Verhängnis trat ein, ich war abermals unerklärlicherweise glücklich. Niemand hatte mir je erzählt, dass Dr. Cameron ein Doppelgänger von Montgomery Clift war. Man sollte meinen, dass eine solche Kleinigkeit erwähnt wird, wenn man den ersten Termin festmacht. Auf jeden Fall hätte sie das lange Warten erträglicher gemacht. Ich warte auf Montgomery Clift, hätte man sich sagen können, während aus der Viertel- eine halbe und aus der halben eine volle Stunde wurde und so weiter, bis der letzte Tag im November sich dem Ende zu neigte und man die letzte Patientin im Wartezimmer war.

Dr. Cameron entschuldigte sich sofort für die lange Verspätung. Eine unerwartete Krankenhaus-Einlieferung, Notoperation, etwas in der Art. Ich hörte gar nicht zu. Sein Händedruck war so herzlich wie sein Lächeln und beinahe so freundlich wie seine Augen. Dies war ganz und gar nicht die oberflächliche Begrüßung nach dem Muster: »Ich bin der Arzt, Sie die Patientin, wo ist die Krankenakte?«, die ich von Ersterminen mittlerweile erwartete. Dass er meinem Blick ein halbes Dutzend Herzschläge länger standhielt, während er meine Hand schüttelte, darauf war ich nicht gefasst gewesen. Es war nicht unbedingt über Gebühr lange, aber jedenfalls lange genug, dass die Härchen in meinem Nacken knisterten und eine tiefe, rosige Röte sich von meinem Hals über das Kinn bis zu den Wangen ausbreitete. Gott sei Dank hatte ich noch Fieber und konnte die Hitze darauf schieben.

Beziehungsweise konnte ich? Dr. Cameron maß nicht meine Temperatur. Er sah sich nicht einmal meine Krankenakte an. Er sah mir in die Augen, streckte dann eine Hand aus und strich mir mein Haare hinter das Ohr. Er nahm eines der Geräte (ein mittelgroßes, irgendwo zwischen einer Shrimpsgabel und einem Spekulum) und pustete darauf. »Um Sie aufzuwärmen«, sagte er mit einem Zwinkern, während er es mir behutsam ins Ohr einführte und ich gleichzeitig versuchte, meinen Puls zu bändigen und sein vertrautes Aftershave einzuordnen.

»Schön«, sagte Dr. Cameron schließlich und brachte meine Haare wieder an ihren ursprünglichen Platz. Ich wusste nicht, ob er mein Innenohr, mein Haar, mich oder den Augenblick meinte, und eigentlich war es mir auch egal. Ich versuchte mich auf etwas vollkommen Asexuelles und Steriles zu konzentrieren, beispielsweise die akustischen Deckenplatten oder den Autoklav, aber dann kitzelte er die Flimmerhärchen in meiner Nase, und ich musste an mich halten, um nicht vor Entzücken loszuprusten.

Die Härchen waren viel zu glücklich. Ich wusste, dass ich innehalten und mir Gedanken darüber machen sollte, aber ich wusste auch, dass als Nächstes die Rachenuntersuchung käme, mit all ihrer symbolischen Vorbedeutung, und ich musste im Augenblick verharren. Während also Dr. Cameron mit einer langen silbernen Sonde meinen Mund und meine Zunge erkundete, wobei seine Lippen nur einen Bruchteil von einem Zentimeter von meinen entfernt waren, befreite ich mein Gehirn von allen sachfremden Gedanken und multiplizierte im Kopf schnell und heftig Deckenplatten, bis er fertig war.

»Gute Neuigkeiten«, sagte er, trat zurück und strahlte mich von oben an. »Ich glaube nicht, dass es ein Tumor ist. Die Entzündung ist zu symmetrisch – hier und hier.« Während er sprach, strich er mir über beide Seiten des Gesichts, vom Ohrläppchen bis zur Halsmitte. »Zweifellos sind es die ganzen Medikamente, die Sie nehmen. Dadurch sind Sie ständig so dehydriert, dass Ihr Körper versucht, so viel Flüssigkeit zu behalten, wie er kann. Was diese Schwellung in Ihren Ohrspeicheldrüsen und submandibulären Speicheldrüsen erklären würde – hier und hier und hier unten.« Weiteres Streicheln. Wer hätte gedacht, dass Montgomery Clift eine so zarte Hand hatte? Andererseits, war Montgomery Clift nicht schwul gewesen?

Ich sah mir Dr. Cameron genau an, der endlich aufgehört hatte, mir über Gesicht und Hals zu streichen und jetzt Notizen in meiner Krankenakte machte. Er war ungeheuer attraktiv – nicht bloß filmstarschön, *schwuler*-filmstarschön. Konnte es sein, dass die Hitze zwischen uns nur in meiner Fantasie existierte? Ich gehe mal davon aus, dass mein Körper mit zweiundvierzig klug genug war, um intuitiv zu wissen, wann Sex in der Luft lag. Ein paar zusätzliche Sekunden Händeschütteln, ein Blickkontakt, der nur eine Idee länger anhielt als erforderlich, eine Berührung, sanft genug, um unter anderen Umständen als Liebkosung zu gelten: All das waren ausgezeichnete Hinweise. Aber das wahre Rätsel war nicht, ob Dr. Cameron tatsächlich schwul war, sondern ob ich tatsächlich manisch war. Vielleicht war die Elektrizität im Raum bloß manischer Fallout, der Rückstand meiner überreizten Gefühle. Vielleicht war die Hitze bloß ein Fieber, und noch dazu ausschließlich mein Fieber.

Aber dann blickte er von der Krankenakte auf, blitzte mich mit einem großen Filmstarlächeln an, ganz strahlend-weiße Zähne und Charisma, und ich wusste, dass es mich einen Dreck scherte, ob er schwul oder hetero war. Er war umwerfend. Ich müsste nur umso härter arbeiten, um ihn für mich zu gewinnen, das war alles. Früher war ich ganz gut gewesen im Überreden. Ich hatte im Laufe der Jahre ein ziemliches Repertoire an Tricks, an kleinen Feinheiten in Stimme, Blick und Haltung entwickelt, auf die ich normalerweise zählen konnte, um unschlüssige Geschworene zu beeinflussen oder einen störrischen Richter zu besänftigen. Das hier war nicht viel anders. Ich beugte mich in dem Stuhl vor und blickte in die fernen hinteren Bereiche von Dr. Camerons Augen. Dann lächelte ich, unheimlich langsam und peu à peu, ohne ein Wort zu sagen – ein alter Trick, der die andere Person gewöhnlich veranlasste, erwartungsvoll zurückzulächeln. Jeder liebt es, ein Geheimnis zu erfahren, je geheimer, desto besser. Also senkte ich meine Stimme zu einem leisen, verschwörerischen Flüstern und sagte: »Sie wissen natürlich, dass Sie exakt so aussehen wie mein absoluter Lieblingsschauspieler?«

Er lachte. »Montgomery Clift? Ja, das hab ich schon mal gehört.«

»Und nicht wie irgendein Montgomery Clift«, fuhr ich fort. »Wie Montgomery Clift in *Ein Platz an der Sonne* – wissen Sie, der, wo er Elizabeth Taylor in dieser unglaublichen Nahaufnahme küsst, die gar nicht mehr aufhört, es kommt einem vor wie eine Ewigkeit, bis man nicht glauben kann, dass sie jemals die Zensur passiert hat.« Ich versuchte mich zurückzuhalten, aber meine Augen wanderten hinunter zu seinen Lippen und warteten dort auf seine Antwort.

»Ich weiß es nicht nur«, sagte er. »Ich habe sogar eine Kopie von seinen Original-Probeaufnahmen mit Elizabeth Taylor. Es ist ein echtes Sammlerstück. Meine Ex hat sie mir zu meinem letzten Geburtstag geschenkt.«

Meine Ex. Er hätte das nicht sagen müssen. Mein Verstand überschlug schnell die Möglichkeiten in dieser Silbe vor dem Bindestrich. Nicht verheiratet; womöglich ungebunden. Oder nicht verheiratet, aber noch sehr gut befreundet mit seiner Ex, was nicht so gut war wie ungebunden, aber ganz sicher besser als verheiratet. Mein Blick wanderte zu seinem Ringfinger: nackt, keine hellbraune Linie, keine verräterischen Kerben im Fleisch. Ein sehr ungebundener Finger.

»Wow, das muss fantastisch sein«, sagte ich. »Sieht er auf den Probeaufnahmen aus wie Sie? Küsst er Elizabeth Taylor? Küsst er irgendjemanden? Redet er übers Küssen? Wow. Ich würd's echt furchtbar gern irgendwann mal sehen.«

Er legte meine Krankenakte beiseite. »Ich sehe schon, Sie sind ein richtiger Fan. Ich leih sie Ihnen gern aus – wenn Sie versprechen, sie nächste Woche zurückzubringen.«

»Aber ... sind wir denn noch nicht fertig? Ich dachte, Sie hätten herausgefunden, was mit mir nicht stimmt. Muss ich wiederkommen?«

»Sie *müssen* nicht wiederkommen«, sagte er, und die Betonung ließ mein Herz stillstehen. »Aber ich hoffe, Sie werden. Kommen Sie wenigstens und verraten Sie mir, wie Ihnen das Band gefallen hat. Montags und mittwochs operiere ich, aber freitags ist normalerweise nicht viel los, vor allem nicht freitags nachmittags nach 16 Uhr. Wirklich, versuchen Sie, dann zu kommen, wenn Sie können. Normalerweise können Sie um diese Zeit von hier aus den Sonnenuntergang sehen. Neulich war er absolut unglaublich. Er hörte gar nicht mehr auf – genau wie der Kuss, nehme ich an.« Das nächste pyrotechnische Lächeln.

Ich wollte ihm gerade erzählen, dass es an diesem Tag keinen Sonnenuntergang gegeben habe, zumindest keinen, den ich gesehen hätte; dass das Wartezimmer an diesem Nachmittag tatsächlich um halb fünf noch immer unbarmherzig strahlend sonnig und heiß gewesen sei. Es hatte mich schwer erwischt, und ich wollte ihm sagen, ihn warnen, dass es ein strahlend blauer Himmel im November sei und wir beide sehr, sehr vorsichtig sein müssten ... aber er hatte sich bereits entschuldigt und verließ das Zimmer, um das Band zu holen.

Halt, Moment mal, warte. Ich brauchte gar nicht zu fragen, ob ich glücklich war, ich war ganz furchtbar glücklich, und was war gerade passiert? War furchtbar glücklich *zu* glücklich? Und die unheimlichste Frage von allen: Was auch immer hatte ich diesmal getan, um es zu verdienen? Verdammt, verdammt, verdammt. Wenn es ein sicheres Anzeichen dafür gab, dass eine Manie im Anmarsch war, dann war es diese heimliche Überzeugung, dass ich die oberste Gebieterin über die Sexualität anderer Leute war, diese plötzlich aufwallende Zuversicht, dass sich kein Mann – oder, wenn ich das begehrte, keine Frau – außerhalb meiner Zuständigkeit befand.

Ich holte einen Taschenspiegel heraus und fing an, meinen Lippenstift nachzuziehen, dann zwang ich mich aufzuhören. Nein. Ich widerstand dem beinahe körperlichen Bedürfnis, mir die Haare zu kämmen, meinen Rock glatt zu streichen, meinen Atem zu prüfen. Nein, nein, nein. Ich musste mich nicht dem manischen Wirbelwind in meinem Ohr beugen, der mich drängte, jedes greifbar nahe Glück wahrzunehmen, weil ich morgen schlimmer als tot sein konnte – ich konnte depressiv sein. Nein, sagte ich. Ich wollte nicht mehr nach dem Glück greifen. Ausnahmsweise einmal wollte ich, dass das Glück einfach sanft herabschwebte und sich auf meiner Schulter niederließ.

Dr. Cameron würde jeden Augenblick zurück sein, und mir war schmerzlich bewusst, dass mein Scheitel schief saß, ich konnte die Asymmetrie entlang der Kopfhaut spüren. Als ich nach unten blickte, bemerkte ich einen kleinen gezogenen Faden in meiner Strumpfhose, den ich leicht hätte verbergen können, wenn ich einfach eine Sekunde aufgestanden und ihn unter den Rock gesteckt hätte. Ich war mir ziemlich sicher, dass außerdem auf meinem linken Schuh eine abgewetzte Stelle war, die ich wahrscheinlich mit etwas Wienern schnell wegpoliert hätte. Aber manische Verführung dreht sich bei mir stets nur darum, Flecken zu beseitigen und so zu tun, als sei ich überall dort perfekt, wo ich am fehlerhaftesten bin. Also zwang ich mich, stockstill zu sitzen, während ich nach Kräften versuchte, mir nicht vorzustellen, wie blass meine Lippen in dem nackten Licht ausgesehen haben müssen.

Ganz furchtbar glücklich ging schnell über in nicht so furchtbar angenehm. Wie absolut wunderbar. Wie aufregend. Wahrscheinlich kann nur ein Manisch-Depressiver verstehen, dass Bremsen manchmal weit beglückender ist als das Rennen zu gewinnen. Irgendetwas wirkte offensichtlich, und diesmal war ich mir sicher, dass es das neue Medikament war. Abilify hatte eigentlich den Spitznamen »Goldlöckchen«, denn wenn es wirkte, fand es den Mittelweg zwischen zu viel und zu wenig Dopamin, bis es am Ende – hoffentlich! – auf die Menge stieß, die gerade richtig für einen selbst war.

»Gerade richtig.« Wer hätte gedacht, dass ich jemals mit »gerade richtig« zufrieden sein würde, wo um die nächste Ecke stets »mehr« wartet? Aber ich kannte diese manische Ecke: Man musste sie mit dem Dreifachen der zulässigen Höchstgeschwindigkeit umrunden, und früher oder später würde auf der anderen Seite ein Bulle warten, der ungeduldig mit den

Handschellen klimperte und den meine Diagnose vollkommen kaltließe. Und genau deshalb wohnte für mich Glück nicht mehr im Übermaß. Es wohnte im Ausbleiben: im Ausbleiben von Schmerz, im Ausbleiben von Depression, im Ausbleiben von Konsequenzen, die zu erleiden ich nie beabsichtigt hatte.

Ich blickte wieder hinunter auf den deutlich sichtbaren Faden auf meinem Oberschenkel – und, ja, da war eine abgewetzte Stelle auf meinem Schuh –, dann richtete ich mich auf. Ich kam mir edel und siegreich vor, weil ich der Aufforderung der Härchen zu handeln widerstand. Dr. Cameron kehrte zurück, klopfte mir auf den Rücken und gab mir das Band. »Riskieren wir einen letzten Blick«, sagte er. »Weit aufmachen.« Aber mein Körper hatte sich versteift vor lauter Anstand, und meine beiden Kiefer waren praktisch fest zusammengepresst. »Weiter«, sagte er. »Jetzt kommen Sie schon, weit aufmachen für mich.«

Es wäre schwer, einer solchen Masche zu widerstehen, selbst wenn man nicht manisch würde, aber ich gab mir alle Mühe. Bevor Dr. Camerons Aftershave mich alle meine guten Absichten vergessen ließ, war die Untersuchung vorüber. Er langte nach unten in seine Tasche und zog einen Lutscher heraus. Ich schwöre. Einen großen, roten Dauerlutscher. Er gab ihn mir und lachte über meinen Gesichtsausdruck. »Das ist wirklich Ihre Behandlung«, sagte er. »Ich möchte, dass Sie losgehen und mehrere Tüten davon kaufen, wenn Sie hier raus sind. Er ist total sauer, und wenn Sie daran lutschen, wird er die Speichelproduktion der Ohrspeicheldrüsen stimulieren. Aber ich warne Sie, es wird sehr, sehr unangenehm werden. Bevor es Ihnen besser geht, werden Sie sich erst einmal eine ganze Ecke schlechter fühlen.«

Aus mehr Gründen, als Sie womöglich wissen können, dachte ich bei mir, bückte mich und verstaute den Lutscher in meiner Handtasche. Mich einfach zu zwingen, keine einladende Kopfbewegung zu machen, als ich mich aufrichtete, war beinahe mehr, als die Härchen ertragen konnten. Aber es herrschte Krieg jetzt, Krieg gegen all diese natürlichen Impulse, die mich natürlich in Schwierigkeiten brachten, und ich erwartete nicht, mich wohlzufühlen. Ich stand auf und streckte die Hand aus, danke Dr. Cameron für das Band und versprach, es ihm so schnell wie möglich zurückzubringen. Allmächtiger, seine Hand fühlte sich gut an in meiner. Aber ich machte absichtlich keinen festen Termin aus, und von diesem Moment an, immerhin, schätzte ich, dass ich das Band einfach in ein paar Tagen seiner Empfangsdame zurückgeben und den Dingen von da an ihren eigenen freien Lauf lassen würde. Das Repertoire an kleinen Tricks würde ich zusammen mit meinen anderen Netzen und Fallstricken beiseitelegen.

Ich verließ den Raum, ohne mich noch einmal umzusehen. Da der Fahrstuhl zu langsam war, nahm ich die Treppe. Zehn, elf Treppen weiter unten spürte ich noch immer ein Kribbeln im Nacken. Als ich ins Freie trat, senkte sich allmählich die Dämmerung herab. Automatisch schlug ich den Weg zu meiner Apotheke ein – aber dann wurde mir bewusst, dass ich zum ersten Mal seit Jahren tatsächlich ohne irgendwelche Rezepte, die ich einlösen sollte, aus der Praxis eines Arztes gegangen war. Keine überteuerten Pillen oder Mittelchen, nur die Erlaubnis, eine große Tüte Dauerlutscher zu kaufen, wenn ich nach Hause kam.

So muss das Leben für normale Menschen sein, dachte ich. Keine Medikamente, nur Süßigkeiten und ein strahlend blauer Himmel im November, der nichts weiter ankündigt als einen spektakulären Sonnenuntergang. Vielleicht wurde das Abilify-Märchen am Ende doch noch wahr, und ich war wirklich Goldlöckchen, und das hier war wirklich ein glücklicher Ausgang.

Ausnahmsweise einmal glücklich und zufrieden bis ans Ende meiner Tage – oder zumindest fürs Erste glücklich und zufrieden bis ans Ende meiner Tage.

Oder, noch besser: gerade im richtigen Maße glücklich und zufrieden.

4.

Ich habe nie mutwillig gesündigt. Nicht, dass es jetzt noch eine Rolle spielte, wo die Tat begangen worden war. Ich ging auf und ab in der engen Zelle, der Zelle ohne Gitterstäbe, ohne Fenster, ohne eine andere Ablenkung als meine eigenen umherschweifenden Gedanken. Es konnte durchaus sein, dass ich an der Linksabbiegerampel zu spät abgebogen war. Ich konnte mich nicht erinnern. Erinnern konnte ich mich an die Lautsprecherstimme, die mir befahl, rechts ranzufahren und anzuhalten. Aber als ich in den Rückspiegel sah, war hinter mir niemand. Kein schwarz-weißes Etwas mit dem rotierenden roten Licht auf dem Dach. Niemand war da.

Nicht bis ich vor dem Stoppschild anhielt und das Hämmern gegen meine Seitenscheiben anfing. Ich starrte in die Dunkelheit und sah zwei Gesichter mit Fahrradhelmen auf. Es war zehn Uhr abends, es war in Van Nuys, und ich war allein und fühlte mich nicht sehr gut. Mit quietschenden Reifen machte ich mich davon. Dann endlich kamen die Sirene und das Blaulicht, und dieselbe laute, blechern klingende Stimme sagte: »Halten Sie den Wagen sofort an. Hier spricht die Polizei.«

Fahrradbullen. Ich wurde von Fahrradbullen verhaftet.

Bis zu diesem Zeitpunkt war meine Bilanz als Verkehrsteilnehmerin fast makellos gewesen: ein Strafzettel wegen Geschwindigkeitsüberschreitung in sieben Jahren – und für ein Mädchen mit einem Porsche ist das ganz schön gut. Also machte ich mir keine allzu großen Sorgen. Vielleicht war eine meiner Heckleuchten aus. Und sicher würden sie verstehen, warum ich in Van Nuys nicht um zehn Uhr abends rechts rangefahren war, ganz allein und ohne einen Polizeiwagen in meinem Rückspiegel.

Ich vergaß die Drogen. Nicht Straßendrogen, vollkommen legal. Verschrieben. Ich bewahrte die Karte meines Arztes in meiner Handtasche auf, zusammen mit den zusätzlichen Pillen, die ich zur Sicherheit immer dabei hatte. Zugegeben, auch diese Pillen waren tödlich, wenn sie mit den falschen Nahrungsmitteln oder Medikamenten eingenommen wurden. Sie heißen Monoaminooxidase-Hemmer, kurz MAO-Hemmer oder -Inhibitoren (MAOI), und sie sind sozusagen das Gericht letzter Instanz, wenn es um manische Depression geht. Kein Arzt verschreibt jemals MAO-Hemmer, bevor nicht alles andere versagt hat. Aber ich hatte inzwischen alle Medikamente durch, die auf dem Markt sind, nicht nur in den Vereinigten Staaten, sondern auch in Europa. Ich hatte die Elektroschocktherapie ebenso hinter mir wie jede andere Art von Therapie, die der Mensch kennt. Nichts hatte gewirkt. Wenn ich depressiv war, war ich suizidgefährdet. Wenn ich manisch war, hatte ich die nötige Energie, diesen selbstmörderischen Impulsen zu folgen – was ich auch tat. Wiederholt.

Als mein Arzt mir also einen MAOI verschrieb, stimmte ich zu. Ich schlug das Medikament in der pharmazeutischen Datenbank PDR (Physicians' Desk Reference) nach, und was ich dort las, ließ mich ausflippen. Wenn ich irgendetwas essen würde, das die Substanz Tyramin enthält, bekäme ich einen Schlaganfall. Tyramin ist in allem: in Pizza, Rotwein, Käse, Räucherfleisch, Leber, Kaviar und dicken Bohnen, um nur einige zu nennen. Ich schätzte, dass ich ohne dicke Bohnen wohl leben könnte, selbst ohne Pizza, wenn ich musste. Und ich musste. Ich war um Haaresbreite vom nächsten Selbstmordversuch entfernt, und ich wusste es.

Das einzige Problem war, dass ich andauernd ohnmächtig wurde. Meistens, wenn ich aufstand, aber manchmal auch, wenn ich lief. Niemals, wenn ich mich hinsetzte. Soweit wir erkennen konnten, ließen die Medikamente meinen Blutdruck absacken, wenn ich aufstand, ein Zustand, der als Orthostatische Hypotension bezeichnet wird. Ich hatte immer ein kompaktes Blutdruckmessgerät dabei und versuchte, mich ungefähr alle Stunde zu kontrollieren. In letzter Zeit war es keine große Hilfe gewesen.

In den letzten paar Wochen war ich überall ohnmächtig

geworden – auf der Third Street Promenade, in der öffentlichen Bücherei von Beverly Hills, in den Armen meines Freundes, in den Armen eines Fremden. Einmal kippte ich in einem nicht so guten Teil der Stadt auf dem Bürgersteig um und stellte, als ich wieder zu mir kam, fest, dass man mir meine Handtasche gestohlen und den Reißverschluss meines Rocks ein Stück weit aufgemacht hatte. Ich verlor das Bewusstsein, als ich zu Fuß zu *Saks* in Beverly Hills ging, und wurde von zwei Bullen wachgerüttelt, die mich verhaften wollten, aber schließlich einlenkten, sobald ich meinen Therapeuten ans Handy bekam. Er erklärte die Situation – dass ich noch nie mutwillig gesündigt hätte und dass es sich um ein verschriebenes Medikament handele. Die Bullen nahmen es diesbezüglich sehr genau. Sie boten sogar an, mich nach Hause zu fahren, aber da es mir inzwischen wieder gut ging – ich redete verständlich, benahm mich wohlerzogen und sogar ein wenig kokett –, ließen sie mich mit der Warnung laufen, nicht auf öffentlichen Straßen herumzulaufen, solange ich dieses Medikament nahm. Eine Warnung. Wer hört schon jemals auf die Warnung eines Polizisten? Man ist einfach erleichtert, dass man sich aus dem Schlamassel herausgeredet hat und bildet sich sogar ein bisschen was ein auf sein Glück.

Als die Van Nuys-Bullen mir befahlen, aus dem Wagen zu steigen, zögerte ich, weil es bedeutete, dass ich aufstehen musste. »Steigen Sie aus dem Wagen, aber so, dass man ihre Hände gut sieht.« Ich stemmte mich am Lenkrad hoch, legte die Hände deutlich sichtbar auf die Fahrertür, und die Welt wurde wieder weiß. Dann begannen kleine Punkte vor meinen Augen zu schwimmen, wie sie es immer taten, wenn ich wieder zu mir kam. Das Einzige, was ich deutlich erkennen konnte, war der Fahrradhelm, der über mir auftauchte: »Stehen Sie auf und laufen Sie auf einer geraden Linie«, sagte der Helm. »Tut mir leid, echt, ich würd' ja gern. Aber im Moment ist mir einfach ein bisschen schwindelig …«

Ein zweiter Helm schwamm in mein Blickfeld, dann folgten vier Arme, und dann lehnte ich am Auto, und sämtliche Hände klopften meinen Körper ab. »Sie ist in meiner Handtasche«, sagte ich. Ich meinte die Telefonnummer meines Arztes, die würde alles aufklären, genau wie bei diesen netten Bullen in Beverly Hills. Aber das hier war Van Nuys, und als sie meine Handtasche auf dem Bürgersteig auskippten, rieselten alle zusätzlichen Pillen heraus. Während ich alles zu erklären versuchte, lasen sie mir meine Rechte vor. Genau wie im Fernsehen.

Alles war so, wie man es immer gesehen hatte, nur noch ein bisschen schlimmer. Die Handschellen schnitten mir in die Handgelenke, sie waren kalt, und sie machten ein unerwartetes schnappendes Geräusch, als sie sich schlossen. Das Polizeirevier war dreckig, überfüllt, und ich konnte den Geruch nicht einordnen. Als sie das Verbrecherfoto machten, wusste ich nicht, ob ich lächeln oder erledigt gucken sollte. Aber das Schlimmste von allem war die Prozedur des Einbuchtens. Ich versuchte in einer Tour zu erklären, bat sie, mich einfach meinen Arzt anrufen zu lassen. Oder meinen Anwalt, meinen Therapeuten, meinen Freund. Die Frau, die meine Finger sorgfältig in der schwarzen verschmierten Tinte wälzte, weigerte sich, mir auch nur in die Augen zu sehen. Keiner von ihnen sah mir in die Augen. Sie konzentrierten sich auf irgendeine Stelle in der Nähe meiner Gurgel, als würden sie Maß nehmen für einen möglichen Würgegriff. Allmählich wurde mir klar, dass ich kein Mensch mehr war, dass meine Augen, sobald man mir eine Fallnummer zugewiesen hatte, nicht mehr existierten.

Als Nächstes brachte eine Polizistin mich in einen kleinen Raum hinter dem Schalter für die Formalitäten. Sie schloss die Handschellen auf, die Gute, und befahl mir, dort zu warten. Ich dachte, dass jetzt endlich Handy-Zeit wäre, lange genug hatten sie ja gebraucht. Aber sie kam mit übergezogenen Gummihandschuhen und einem kleinen, an einem Stiel befestigten Spiegel zurück, wie ihn ein Zahnarzt benutzt, um nach Karies zu suchen.

Während sie weiter überall hinsah, nur nicht in meine Augen, hielt sie mir einen Metallkasten hin. »Schnürsenkel, Gürtel und Uhr«, sagte sie. Ich trug keine Schnürsenkel, ich trug flache Ballettschuhe. Chanel, meine Lieblingsschuhe.

Aber sie hatten kleine Fliegen obendrauf, deshalb zog ich sie aus. Ich merkte, dass meine Hände zitterten. »Ziehen Sie sich jetzt aus.« Ich starrte sie an. »Tun Sie's, sonst tu ich's für Sie.« Ich trug ein Sommerkleid, ich nannte es mein Audrey-Hepburn-Kleid. Ich hatte keinen Büstenhalter darunter an, nicht mal einen Unterrock – nur einen Slip. Wenn ich es auszog, wäre ich nackt. »Wozu?«, fragte ich. »Leibesvisitation.« »Warten Sie, Sie verstehen nicht, es waren verschriebene Medikamente.« Sie nahm mich bei den Schultern und drehte mich herum, machte den Reißverschluss meines Kleides auf und zog es mir über den Kopf. Dann drückte sie mich vornüber.

Das hier passierte nicht, es konnte nicht sein; aber die Gummifinger waren sehr real. Gott sei dank konnte ich nicht sehen, was da hinten vor sich ging oder was sie in dem kleinen Zahnarztspiegel sah. Als es vorüber war, befahl sie mir aufzustehen und hier zu warten. Geradestehen war beängstigend, weil ich dachte, ich könnte wieder ohnmächtig werden, aber ich wurde langsam klar im Kopf, und ich wich nicht von der Stelle. Ein paar Minuten später kam sie mit einem orangefarbenen Overall zurück: »Ziehen Sie den an und warten Sie hier.« Warten Sie hier, warten Sie hier. Wo zum Teufel sollte ich sonst hingehen? »Was ist mit meinem Anruf?«, fragte ich, aber sie hatte bereits die Tür hinter sich geschlossen.

Orange ist noch nie meine Farbe gewesen. Ich musste sie als Uni-Cheerleader ein Jahr lang tragen, und ich sah die ganze Zeit wahnsinnig aus. Rotschöpfe sollten fast nie Orange tragen. Der Overall war viel zu groß und kratzig wie ein Scheuertuch, aber ich krempelte einfach Hosenbeine und Ärmel hoch und wartete, wo ich war.

Das Zittern beunruhigte mich. Es war mehr als Angst, es war ein Zeichen, dass etwas chemisch nicht in Ordnung war. Ich zittere, wenn ich manisch bin, ich fühle mich benommen, mir wird schwindlig, und ich schwitze. All das passierte gerade. Und ich konnte spüren, wie die Wörter hochkamen, ich spürte das unwiderstehliche Verlangen, all die Dinge auszusprechen, die mir im Kopf herumschwirrten. Ich brauchte diesen Anruf; ich brauchte ihn dringend.

Schließlich öffnete ein männlicher Bulle die Tür. Ich sah die Handschellen an seinem Gürtel baumeln, aber er legte sie mir nicht an. Er befahl mir einfach, ihm zu folgen. »Was ist mit meinem Anruf?«, fragte ich, aber er antwortete nicht. Ich folgte ihm einen langen Gang hinunter bis zu einer schweren Metalltür mit eisernen Gitterstäben vor dem Fenster, die wir mittels Summer passieren mussten. An der einen Seite des dahinter befindlichen Raumes lag das, was ich aus dem Fernsehen als Arrestzelle kannte. Sie enthielt ein halbes Dutzend Frauen, die noch Straßenkleidung trugen und gelangweilt und etwas mitgenommen aussahen. Eine von ihnen las ein Buch, was mir aus irgendeinem Grund Hoffnung machte.

Wir gingen weiter und passierten eine weitere Metalltür mit einem weiteren eisenvergitterten Fenster und liefen noch einen Gang hinunter. Schließlich blieben wir vor einer dritten Tür stehen, ebenfalls aus Metall, aber dicker. Diese hatte keine Fenster. Die Tür sicherte einen kleinen Raum von vielleicht zweieinhalb mal drei Metern mit einer an der längeren Wand befestigten Metallbank. Als der Polizist mir befahl, hineinzugehen und dort zu warten, trat ich bereitwillig ein und setzte mich erleichtert auf die Bank. Ich vermutete, das Handy käme zuletzt, und dass man mich einfach ganz alleine lassen wollte. Bis die Metalltür dröhnend zuschlug. Ich hatte genug Fernsehsendungen gesehen, um zu wissen, was es heißt, wenn eine Tür dröhnend zuschlägt. Ich hatte immer angenommen, dass es irgendein verstärkter Geräuscheffekt war, aber in Wirklichkeit war es noch lauter, dröhnender, endgültiger, als ich mir vorgestellt hatte.

Die Zeit für mein Medikament war lange vorbei. Ich war auf dem Weg nach Hause gewesen, um es zu nehmen, als man mich angehalten hatte. Die MAO-Hemmer erforderten eine genaue Dosierung, um einen gefahrlosen und wirkungsvollen Spiegel im Blut aufrechtzuerhalten. Die rechtzeitige Einnahme meiner Tabletten ist mir heilig. Ich möchte mich nicht mit den Göttern oder der Chemie meines Gehirns anlegen. Nur weil ich psychisch krank bin, heißt das noch lange nicht, dass ich verrückt bin.

Ich hätte wissen müssen, dass ich im Begriff war, manisch zu werden, lange bevor meine zitternden Finger versuchten, den Reißverschluss des orangefarbenen Overalls zuzuziehen. Was im Namen Gottes und aller Heiligen hatte ich in Van Nuys verloren? Ich fahre nie ins Valley. Vor allem nicht im Sommer, wenn es heiß und versmogt ist. Stückchenweise fiel es mir wieder ein: Ich hatte mein Haus im Benedict Canyon verlassen, als es noch hell war. Ich wollte Wildblumen. Am Anfang einer Manie will ich immer Wildblumen; das verbotene Suchen und Pflücken hat etwas, das mich erregt. Wildblumen wachsen nämlich nicht immer wild. Nicht, wenn man manisch ist.

Am besten pflücken ließen sie sich nördlich von meinem Haus, dort, wo der Canyon sich langsam zum Mulholland Drive hinaufwindet und die Immobilienwerte proportional steigen. Wenn man manisch ist, ist es manchmal unmöglich, die Richtung zu ändern. Man fährt einfach und fährt immer weiter. Also hatte ich mich wohl zum Mulholland hinaufgearbeitet, hatte ihn überquert und war weiter den Hügel hinunter nach Van Nuys gefahren. Ich erinnerte mich dunkel daran, dass ich in einem schummerigen, lauten Café gesessen hatte, umgeben von jungen Männern und dem ständigen Klicken von Videospielen. Dass ich Milchkaffee für uns alle bestellt und einen ausgegeben hatte, wie ich es immer machte, wenn ich manisch war. Und dass ich geflirtet hatte. Heftig mit jemandem geflirtet hatte, einem Burschen mit einem Akzent. Diesem prächtigen dunkelhäutigen Burschen aus Mombasa, mit den Augen eines Wüstenscheichs. Ich erinnerte mich an den Parkplatz, den Kuss – nein, halt, die Küsse. An seine Hände. Meinen Wagen. Habe ich ihn überhaupt nach seinem Namen gefragt? Tat ich das jemals, wenn ich manisch war? Gott sei Dank hatte mein Auto Schalensitze und dazwischen einen Schaltknüppel.

Ich muss vor lauter Erschöpfung eingeschlafen sein, denn ich erinnere mich nicht, dass ich mich hingelegt hatte. Als ich aufwachte, war meine Kehle unsagbar trocken und meine Zunge dick und belegt. Ich hörte ein Klopfen an der Tür und einen Schlüssel, der im Schloss klackerte. Ein Gefängnisaufseher, der ein Plastiktablett mit einer Banane, einem kleinen Behälter Orangensaft und einer Scheibe Brot mit einem Butterklümpchen obendrauf trug, trat ein. Offenbar war Frühstückszeit. Verhaftet hatte man mich vor Mitternacht.

»Was ist mit meinem Anruf?«, wollte ich wissen. »Ich gebe bloß das Essen aus«, sagte der Aufseher, stellte das Tablett auf den Boden und ging. Ich warf das ganze Ding nach der Tür, aber es machte kaum ein Geräusch an dem verstärkten Metall. Ich weigerte mich, ihren lausigen Fraß zu essen, nur den Orangensaft kippte ich mit einem einzigen dankbaren Schluck hinunter. Eine der schlimmsten Nebenwirkungen meiner Medikamente ist der ständig trockene Mund. Ich gehe nie ohne eine Flasche Wasser und ein halbes Dutzend Tuben Lippenbalsam irgendwohin. Aber sie hatten am Schalter alle meine Labellos konfisziert, und jetzt fingen meine Mundwinkel an aufzuplatzen und zu bluten. Ich nahm den Klecks Butter von der Schnitte und schmierte ihn mir auf die Lippen. Es war an der Zeit für pfiffige Ideen; wer weiß, wie lange ich hier drin schmoren würde. Ich nahm die restliche Butter und strich sie mir in den Bauchnabel und zwischen die Zehen, für später.

Ich hatte keine Ahnung, wie lange ich in Einzelhaft eingeschlossen gewesen war, als endlich ein Aufseher kam, um mich zum Telefon zu begleiten. Am meisten Sorgen bereitete mir, dass die Butter aus meinem Bauchnabel in meine Schamgegend laufen könnte. Würde sie, wenn die Bullen noch Leibesvisitation einschließlich von Körperöffnungen durchführten, aussehen wie irgendeine geschmolzene Droge?

Aber der Aufseher brachte mich zu einem Telefon und hielt draußen Wache, während ich die Nummer meines Therapeuten wählte, die ich auswendig wusste. Das Telefon klingelte nicht. Ich legte auf und versuchte es erneut; vielleicht hatten meine zitternden Hände auf die falschen Tasten eingehämmert. Wieder kein Klingeln. Ein drittes Mal, und jetzt kam überhaupt kein Amtszeichen.

Ich öffnete die Tür und sagte dem Aufseher, dass das Telefon nicht funktioniere. Ob es ein anderes gebe, oder ob ich ein Handy bekommen könnte? Zu meiner Gurgel sprechend, erklärte er, dass in Einzelhaft nur ein Telefonat pro Stunde erlaubt sei. Ich konnte hören, wie meine Stimme lauter wurde: »Moment mal, ich bin schon die ganze Nacht hier, und das ist das erste Mal, dass man mir überhaupt erlaubt, irgendjemanden anzurufen. Und Sie erzählen mir, dass ich eine weitere Stunde warten muss, bevor ich mit meinem Anwalt sprechen kann? Mit meinem *Anwalt*?!« Mein Gehirn versuchte sich krampfhaft zu erinnern, was die Fernsehsendungen über das Recht eines Häftlings auf einen Anruf sagten. Zählte es, wenn der Anruf nicht durchkam? Müssten sie einem ein anderes Telefon geben? Ich konnte mich nicht erinnern, und meine juristische Ausbildung half mir auch nicht weiter, da ich mich ausschließlich im Medien- und Urheberrecht auskannte.

Der Aufseher brachte mich zu der dröhnenden Tür zurück. Ich habe keine Ahnung, wie lange ich auf und ab ging und vor diese verdammte Tür hämmerte, bevor ein anderer Aufseher, eine Frau diesmal, mich endlich holen kam. Das Mittagessen war schon vorüber, was bedeutete, dass ein weiterer Klacks Butter sicher auf den kalten Fliesenboden geschmiert war, wo er nicht schmelzen würde. Die Aufseherin winkte ungeduldig, aber ich stand zu schnell auf, und die Erde begann mir zu entgleiten. Ich packte sie am Arm, um Halt zu finden. Man packe niemals einen Aufseher am Arm. Sie zuckte zurück, ich schlug hin, und sie knallte die Tür wieder zu.

Das Essen wartete auf dem Fußboden auf mich, als ich wieder zu mir kam. Weil Protein manchmal half, den Tatterich zu lindern, pulte ich vorsichtig den Käse von dem grauen Zeug ab, das Fleisch gewesen sein mag, und knabberte daran herum. Ein paar Minuten später schloss dieselbe Aufseherin die Tür wieder auf. »Schon nüchtern geworden?«, fragte sie. Als wir den Flur hinuntergingen, fing ich an zu weinen, teils vor Erleichterung, weil es so aussah, als bewilligte man mir noch ein Telefonat, und teils aus Enttäuschung darüber, dass ich mich nicht verständlich machen konnte. »Ich bin nicht betrunken«, erwiderte ich. »Ich bin nicht mal auf Drogen, sie sind verschrieben. Aber ich brauche mein Medikament. Es ist wirklich ernst. Sie haben keine Ahnung, wie ernst es ist.« Diese Frau hatte eine besondere Gabe, ihre Mitmenschen zu ignorieren. »Verdammte Scheiße, sehen Sie mir wenigstens in die Augen, wenn Sie mich schon ignorieren, verflucht noch mal!«, schrie ich. Und dann erkannte ich, dass eine bestimmte Grenze überschritten worden war, sowohl bei den Bullen als auch beim Grad meiner eigenen Zurechnungsfähigkeit. Ich würde niemals bewusst »Scheiße« zu einem Polizeibeamten sagen, so wenig wie ich »Scheiße« zu einem Richter sagen würde. Es sei denn, ich war manisch. Wahrscheinlich war ich manisch. Schön. Die verfluchten Scheißkerle verdienten es.

Die Lippen der Aufseherin wurden schmal, als ich auf sie fluchte, und sie packte mich unsanft beim Ellenbogen, als wollte sich mich den Flur hinunterführen. Aber es war nicht eine solche Art von Berührung. Es tat weh, und ich musste nicht geführt werden. Wir waren bereits an der verflixten Telefonzelle angekommen. Ich heulte voll los, während ich wählte. Als das Telefon nicht klingelte, legte ich einfach auf und wählte bedächtiger noch einmal. Und als es wieder nicht klingelte, machte ich noch langsamer und sagte beim Drücken laut jede Ziffer auf. Doch als ich es ein weiteres Mal probierte und kein Amtszeichen kam, explodierte etwas in meinem Innern, und ich verlor jede Beherrschung.

Als ich aus dieser Telefonzelle stürzte, hatte ich keine Angst mehr. Ich war Anwältin, eine manische Anwältin, und es gibt keine furchterregendere Bestie auf Erden. Ich bombardierte den Raum mit Worten: »Grober Verstoß gegen den Vierzehnten Zusatzartikel zur Verfassung, ganz zu schweigen von Abschnitt 42 U.S.C. (United States Code), Ausgabe 1983, *und* absichtliche seelische Grausamkeit. Ihr Arschlöcher – wisst ihr nicht, dass euch selbst die Gewerkschaft da nicht raushauen kann?«

Hinter einer gläsernen Trennwand befanden sich mindestens zehn Bullen in dem Raum, und ich vermute, dass ich sie wohl allesamt, als Klasse und individuell, beleidigt hatte, als sie merkten, woher das Geschrei kam. Auf einem Schreibtisch in der Nähe sah ich ein unbesetztes Telefon. Ich brauchte zehn

Sekunden, um einen Ausfall in diese Richtung zu machen. Die Aufseherin brauchte fünf Sekunden, um mich zu Boden zu schlagen.

Und dann stürzte sie sich auf mich, mit ihren ganzen zweihundert Pfund. Sie drückte meinen Kopf auf den Boden. Er war klebrig von etwas, das, wie mir später bewusst wurde, mein eigenes Blut war. Sie stemmte mir ein Knie in den Rücken und fing an zu schlagen. Nicht mit der Faust, sondern mit dem Knüppel, der an ihrem Hosenbund neben den Handschellen und den Schlüsseln hing. Ich zitterte inzwischen so heftig, dass mir schleierhaft ist, wie sie es schaffte, einen kräftigen Schlag zu landen, aber offenbar war sie durchtrainiert, denn meine Rippen barsten eine nach der anderen bei diesem gründlichen und systematischen Angriff.

Was empfand ich in diesem Moment? Brüllte ich weiter juristische Flüche? Das Einzige, woran ich mich erinnere, sind Geräusche, volltönende, dumpfe, schlagende Geräusche von innen; es hätten meine Rippen sein können oder auch mein Kopf, der auf den Boden schlug. Ich spürte keinen Schmerz, der kam erst später, als die Prellungen anschwollen und sich eine dicke, juckende Narbe zu bilden begann. Am meisten Sorgen machte ich mir wegen der Butter. Ich fragte mich, was meine Peinigerin wohl tun würde, wenn sie sie fand. Ich fragte mich, wie lange das hier noch dauern würde, ob sie jemals müde würde. Ich war müde. Der Boden war glatt und kalt, und ich wollte mich einfach nur hinlegen und schlafen, für immer schlafen oder so lange, bis es vorüber war. Schlafen und irgendwoanders aufwachen, auf einem Feld voller Wildblumen, geborgen und warm.

Irgendwann hörte sie auf, oder ich schlief ein oder verlor das Bewusstsein. Es spielt keine Rolle. Die Butter war noch da, als man mich zurück in meine Zelle zerrte, und ich versuchte sie mir auf meine blutende Stirn zu streichen. Sie war geronnen und wurde schon ranzig.

Nach einer Weile wurde ein Rollwagen mit einem Telefon in meine Zelle geschoben. Endlich hatte ich Verbindung mit meinem Anwalt. Er sagte mir, ich solle hier warten – wieder hier warten –, und dass er binnen einer Stunde da wäre. Nach Hinterlegung einer Kaution wurde ich schließlich freigelassen. Das war vierzehn Stunden nachdem man mich angehalten hatte.

Mein Anwalt erzählte mir später, dass einem Häftling laut Strafgesetzbuch erlaubt werden müsse, binnen drei Stunden nach seiner Festnahme seinen Anwalt zu kontaktieren, und dass jedes Ersuchen um Medikamente von dem Arzt, der Bereitschaftsdienst hat, zu überprüfen sei. Es spielte keine Rolle. Das Wesen in meinem Innern, dem es früher etwas ausgemacht hatte – das böse geworden war, sich entrüstet und auf seinen Rechten bestanden hatte –, war aus mir herausgeprügelt worden. Es spielte einfach keine Rolle mehr.

Seit diesem endlosen Augenblick auf dem kalten Steinboden ist für mich nichts mehr so, wie es war. Und nichts wird jemals wieder so sein. Ich weiß jetzt, dass ich verletzlich bin, dass ich nicht immun bin. Man wächst auf, und eine Glaswand aus Geld, Bildung und einem Beruf trennt einen von den Leuten im Bus, von den Leuten auf der Straße. Man denkt nie, dass man selbst es sein könnte, wenn man mit ansieht, wie dieser arme schwarze Bursche von den Bullen zusammengeschlagen wird. Es ist ja nur Fernsehen. Man kann sich kaum noch an seinen Namen erinnern – Arthur King? Robert King? Rodney. Man selber ist Rodney King, und man sieht es nicht mal im Spiegel.

Vielleicht ist es schlimmer, wenn man Anwältin ist und weiß, welche Rechte verletzt werden. Vielleicht aber auch nicht, denn wenn man rauskommt, wartet ein anderer Anwalt, um einen zu verteidigen. Ich kam letztendlich mit einer reduzierten Strafe davon – »grob fahrlässiges Verhalten unter Alkoholeinfluss«, die mich eine Stange Geld kostete, meinem Leben aber eigentlich weiter keine Unannehmlichkeiten bereitete. Doch ich zögere noch immer, vor einem neuen Liebhaber meine Bluse auszuziehen und meine Narben zu enthüllen. Ich zögere überhaupt, mich zu entblößen.

5.

Ich wusste, dass ich allmählich leicht manisch wurde, als das Schlagzeug meines Nachbarn anfing, mich wütend zu machen. Obwohl ich nicht mehr ganztags als Anwältin praktizierte, musste ich trotzdem die Miete bezahlen. Ich hatte eine Habeas-Corpus-Klage übernommen, und der Termin rückte bedrohlich näher. Aber während der letzten zwei Stunden war ich von einem unablässigen Bumm-Bumm-Da-Bumm attackiert worden, so laut, dass meine Schlafzimmerscheiben erzitterten. Bislang war ich nachsichtig gewesen gegenüber den nächtlichen Jamsessions, den frühmorgendlichen Pianoläufen und dem als endlose Hommage an die Sixties immer wieder laufenden *Weißen Album* der Beatles. Ich war nachsichtig gewesen, weil ich gehört hatte, dass mein Nachbar ein großartiger Songschreiber und Plattenproduzent sei, und ich wohnte sehr gern gleich neben einem großartigen Songschreiber und Plattenproduzenten. Irgendwie schien mir meine eigene Miete dadurch etwas weniger unverschämt zu sein.

Aber wenn man auf eine Manie zusteuert, liegen beim kleinsten Sinneseindruck die Nerven blank. Klang ist plötzlich Lärm, Sonnenschein ist grelles Licht, und es bedarf der ganzen Selbstbeherrschung, sich diesen Mückenstich nicht einfach komplett aus dem Knöchel zu schneiden. An jenem Morgen war das Pieksen der Haarbürste auf meiner Kopfhaut so unerträglich gewesen, dass ich die Bürste ins Klo geworfen hatte. Ich habe schon viele Dinge ins Klo geworfen, wenn mein Zustand sich zur Manie steigerte – und nicht alle waren sichtbar oder leicht zu ersetzen gewesen.

Zweiundvierzig weitere Minuten Bumm-Bumm-Da-Bumm, und die Härchen im Nacken und auf den Armen sträubten sich vor Empörung. Etwas musste getan werden – sofort, in diesem Augenblick, bevor das Blut anfangen würde, mir in rhythmischen Schüben aus den Ohren zu schießen. Die Wut trieb mich zum Handeln, noch bevor ich mich überhaupt fragen konnte, warum gerade jetzt und was, wenn. Zwischen Trommelschlägen und Luftholen entschloss ich mich, dem Mistkerl von Angesicht zu Angesicht entgegenzutreten. Rückblickend muss es dieser unbesonnene, gefährliche Moment gewesen sein, wo mein chemisches Gleichgewicht zu kippen begann, wo aus beinahe innerlich gefestigt kaum innerlich gefestigt wurde. In der einen Minute überlegte ich, die Fenster mit Tesakrepp schalldicht zu machen, in der nächsten durchwühlte ich meinen Wandschrank und suchte nach dem schärfsten Nachbarschaftsstreit-Outfit, das ich finden konnte.

Man wird schön und furchtbar dünn beim Aufstieg zur Manie. Man kommt einfach nicht auf die Idee zu essen, weil der Kopf mit so vielen anderen Gedanken beschäftigt ist, wichtigen Gedanken, Gedanken, welche die Welt verändern könnten, wenn man nur lange genug innehalten könnte, um sie zu notieren. An jenem Tag also war ich dünn genug, um diese schicken schwarzen Jeans zu tragen. Sie waren etwas trashiger als mein gewöhnlicher Aufzug, bildeten aber das perfekte Gegenstück zu meiner Lieblingsbluse aus grüner Seide, der, die so fein und dünn wirkte im Vergleich zu meiner hellen weißen Haut, das heißt, bis das Licht genau im richtigen Winkel darauf traf und die Seide vollkommen durchsichtig wurde.

»Brustwarzen sind etwas ganz Natürliches«, sagte ich mir, als ich die Ärmel zuknöpfte und in meine Schuhe schlüpfte. Als Zugeständnis an den Anstand hatte ich mich für ein Paar einfacher schwarzer flacher Schuhe entschieden, ich konnte also noch nicht ganz manisch gewesen sein. Echte Manie tritt niemals in irgendetwas weniger Provokativem als Pfennigabsätzen oder Sandaletten vor die Tür.

Enge Jeans, sichtbare Brustwarzen und zweckmäßige flache Schuhe: eine seltsame Ansammlung persönlicher Dinge, aber es war nicht das, was ich wirklich trug, als ich die Straße hoch zum Tor meines Nachbarn marschierte. Vor meinem geistigen Auge war ich kampfmäßig ausstaffiert, in dem entsetzlichen grauen Kostüm, das ich nur am Bundesgericht trug, und auch dort nur für die Fälle, bei denen es ums Ganze ging, und mit den flachen schwarzen Spezialschuhen, die ich absichtlich eine Nummer zu klein gekauft hatte, einfach damit ich böse und gemein blieb.

Vor dem Tor des Feindes strich ich mein Haar glatt, bog den Rücken durch und straffte die Schultern. Es war ein merkwürdiges Gefühl, das an etwas erinnerte. Die Bewegung war so automatisch wie mein jagender Puls. Die Situation war mir nur allzu vertraut: Ich stand vor der Tür des Gerichtssaals.

Mein Körper wird es einfach nicht vergessen, so sehr mein Kopf es auch versucht: das schweißtreibende Hochgefühl eines Rechtsstreits mit hohem Einsatz. Es war weit über vier Jahre her, seit ich das Karrieresprungbrett verlassen hatte, und so sehr ich das Geld vermisste, wusste ich doch, dass ich nie mehr gefahrlos ganztags in eine Anwaltspraxis zurückkehren könnte. Ich wusste es hundertprozentig; und doch sehnte mein Körper sich noch immer nach dem reinen Adrenalin, berauscht davon, immer auf Sieg zu spielen, wie ein Alkoholiker, der sich an den Rausch und niemals an den Kater erinnert. Ich war ausgebildet worden fürs Siegen. Da fühlte ich mich zu Hause. Und es war nicht meine Schuld, dass es das war, was ich am besten konnte. Also kostete ich es, nur für einen Moment, aus, dass mich diese schwarzen Spezial-Lederschuhe drückten, die mir nie richtig gepasst hatten, nicht einmal, wenn ich gewann. Dann beruhigte ich meine Hand und drückte kräftig auf die Türklingel meines Nachbarn, nur ein oder zwei Sekunden länger, als höflich gewesen wäre.

Er öffnete die Tür. Sein »Hallöchen, wie geht's?« kam so sanft, so lieblich und heiter, dass es klang, als würde er singen. Oder als wäre er bekifft? Und dann sah ich die grünen Augen. Grünäugige Männer machen etwas mit dem Knorpel in meinen Knien; das war immer schon so und wird sich auch nicht ändern.

»Ähm, ich wohne nebenan.« Ich zeigte in die falsche Richtung. »Ich bin Anwältin.«

Er nickte, wartete auf mehr. Mehr war nicht verfügbar. Mehr steckte hinten in meiner Kehle fest, vor lauter Angst, mit etwas noch Dümmerem als »Hallo, ich bin die Anwältin von nebenan« herauszukommen.

»Tja, vielen Dank, im Moment bin ich sehr zufrieden mit meiner Vertretung, aber ich werde Sie ganz gewiss im Hinterkopf behalten«, sagte er. »Warum geben Sie nicht einfach demnächst Ihre Karte bei meiner Haushälterin ab, okay? Schön, Sie endlich kennenzulernen.«

Ich hatte genug Restwut in mir und mehr als genug manische Reizbarkeit, um selbst aus der unschuldigsten Bemerkung eine bewusste Beleidigung herauszuhören, egal wie liebenswürdig sie geäußert wurde und wie grün die Augen des Sprechers waren. Ich kann mir dieses Viertel vielleicht nicht mehr leisten, dachte ich, und zweifellos sieht man das meinem armseligen, baufälligen kleinen Haus an. Aber nicht ums Verrecken wird irgendjemand hingehen und andeuten, dass ich straßauf, straßab mit meinem Dr. jur. hausieren gehe wie eine überqualifizierte Avon-Beraterin. Also mobilisierte ich die Stimme, die ich früher für höfliche Gehässigkeiten wie »mein werter Gegner« oder »Mit Respekt, Euer Ehren, ich widerspreche« benutzt hatte.

»Hören Sie«, sagte die Stimme. »Ich habe einen wichtigen Termin für eine Klageeinreichung, der näherrückt, und ich werde es unmöglich schaffen, wenn ich nicht eine Erholungspause von diesem ätzenden Schlagzeug bekomme. Ich meine, nichts für ungut, aber das geht jetzt schon seit Stunden so. Ich habe alles versucht – Ohrstöpsel, Kopfhörer, was Sie wollen, aber –«

Ich wurde durch einen weiteren Bumm-Bumm-Da-Bumm-Refrain unterbrochen. Ich merkte, dass der Lärm an der Quelle noch lauter war, und aus dem Augenwinkel registrierte ich mit Befriedigung, dass die Scheiben meines Nachbarn ebenfalls bebten.

Alles zwischen uns war in Schwingung.

In Prozessen, bei denen viel auf dem Spiel steht, muss man schnell auf den Beinen und seinem Gegner immer zwei Takte voraus sein. Deshalb war ich bereit, bereit wie eine Klapperschlange für alles, was die nächsten paar Sekunden bringen mochten. Aufgelegt zum Kampf, wie immer – aber nicht zu Gelächter. Zwischen richtigen Feinden ist kein Platz für Gelächter. Und trotzdem lachte er. Er lehnte sich nach hinten gegen den Torpfosten und lachte, ein waschechtes Lachen, tief aus dem Zwerchfell. Ich denke, es war wohl auch ein bekifftes Lachen, denn binnen weniger Sekunden hatte ich mich von dem Rausch anstecken lassen. Und zum ersten Mal an diesem Tag, wahrscheinlich sogar seit mehreren Tagen, war in den Lauten, die aus meinem Inneren kamen, kein Anflug von Wut oder Verärgerung.

Er streckte den Arm aus und legte seine Hand auf meinen Arm. »Gott, es tut mir so leid«, sagte er. »Ich dachte, Sie wären … ich dachte, Sie wollten … Wie auch immer, ich schwöre, ich habe dieses Schlagzeug bis jetzt nicht einmal gehört. Wissen Sie, ich bin schon so lange im Plattengeschäft, ich höre einfach gar nicht mehr hin. Mein kleiner Sohn hat heute Geburtstag, und ich hab ihn nur übers Wochenende, deshalb lasse ich wahrscheinlich wie immer zu viel durchgehen. Aber machen Sie sich keine Sorgen, er nimmt das Schlagzeug morgen mit, wenn er wieder nach Hause zu seiner Mutter geht. Ein kleines Überraschungsgeschenk für sie …«

Es war nicht wirklich witzig, außer auf so eine situationskomische Art, aber wir mussten beide wieder losprusten. Albern zu sein war eine so ungeheure Erleichterung, dass ich mich auch nicht einen Augenblick über meinen plötzlichen und radikalen Stimmungswandel wunderte. An irgendeinem Punkt und ohne dass ich es überhaupt bemerkt hatte, war der Trotz verflogen.

»Eigentlich trifft sich das super«, sagte mein Nachbar. »Wir geben gerade eine Geburtstagsparty für Trevor – das ist mein Kleiner –, und wir haben haufenweise zu essen. Tolle Desserts. Wenn Sie nicht reinkommen und uns aushelfen, werden wir morgen einfach alles wegwerfen müssen. Und Sie können noch was mit nach Hause nehmen, so viel Sie wollen.« Er streckte mir eine Hand hin. »Übrigens, ich heiße Julian.«

»Ich bin Terri«, erwiderte ich und schob meine Hand in seine, wobei ich mich nach Kräften bemühte, sie wie das Mädchen von nebenan zu ergreifen und nicht wie eine sexhungrige Anwältin.

Obwohl wir Tür an Tür wohnten, war das Einzige, was Julians Haus und meines gemeinsam hatten, die Postleitzahl. Mein Schlafzimmer hätte in seine Diele gepasst. Seine Küchenspüle hätte meine Badewanne verschluckt, wenn ich eine gehabt hätte.

Aber der wirkliche Unterschied zwischen uns war nicht die Größe: Es war das Licht, das aus jeder Richtung schimmernde und glitzernde Licht, das überall im Raum von Hightech-Chrom-Installationen und Reihen von Töpfen und Pfannen mit Kupferböden eingefangen und zurückgeworfen wurde. Licht wie das Licht in Julians Haus ist ein Luxus, den sich nur wenige leisten können. Von daher wusste ich, dass die etwa ein Dutzend Leute, die sich in seiner Küche aufhielten, vermutlich ebenfalls hochpreisig waren. Aufgrund ihrer Klamotten wäre man nicht drauf gekommen – tatsächlich grenzte lässig hier und da an ungepflegt. Aber wenn man wettkampfmäßig schön kannte, und ich kannte es gut, dann *res ipsa loquitor*, sprach der Augenschein für sich. Ich wusste, dass diese mit einer Plastikhaarspange kreuz und quer nach hinten gezogenen, praktisch nahtlosen Haarverlängerungen über tausend Dollar gekostet haben mussten. Ich wusste, was es bedeutete, einen abgewetzten Rucksack zu tragen, der über und über mit dem klitzekleinen Logo aus den zwei ineinander verschlungenen C bedruckt war: je winziger das Chanel-Zeichen, desto stolzer der Preis. Aber am aufschlussreichsten von allem war das, was ich nicht sah. Nicht eine der sechs Frauen in dieser Küche, alle in den Vierzigern und älter, hatte irgendwelche Krähenfüße zwischen den Augenbrauen, Lachfältchen um den Mund oder kleine Fissuren über den Lippen. *Ergo*: zunächst Botox-Injektionen zu vierhundert Dollar das Stück; dann Kollagen, eine Ladung mindestens fünfhundert; sowie Pflege und Auffrischung, die alle drei oder fünf Monate erforderlich waren.

Einige der Frauen musterten mich von Kopf bis Fuß. Ich kannte diesen Blick; und ich erwiderte ihn. Aber mit Julian an meiner Seite, der mich allen vorstellte, verspürte ich nicht das

Bedürfnis, mich zu verteidigen. Seine Freunde lernten das Mädchen von nebenan in den leicht nuttigen schwarzen Jeans und der grünen Seidenbluse kennen, die sich in dem Augenblick in nichts aufgelöst hatte, wo ich ins Küchenlicht trat. Die Männer schien mein Aussehen nicht zu stören. Sie zeigten sich sogar überaus interessiert an meiner Geschichte über das Schlagzeug. Was die Frauen dachten, weiß ich nicht. Nach einem kurzen Hallo begaben sie sich alle zu einer kleinen Essecke auf der anderen Seite des Raumes.

Julian hatte vorhin keinen Spaß gemacht, als er sagte, es gebe viel zu viel zu essen. Ich zählte mindestens zehn verschiedene Nachtische für weniger als ein Dutzend Leute plus ein oder zwei Doggybags. Ich musste zugeben, dass die Desserts, wie Julian gesagt hatte, toll waren: Zitronentörtchen mit essbaren Blumen obendrauf; eine unerschöpfliche Schüssel englischer Trifle mit echter Crème fraîche am Rand; Rosinenpudding, der so rumdurchtränkt war, dass mir schon die Augen tränten, als ich ihn bloß roch.

Julian setzte mich auf einen Barhocker an der Kücheninsel mitten zwischen all die Typen unter einer Doppelreihe Kochgeschirr mit Kupferböden (ein schöner Hintergrund für eine Rothaarige). Er häufte mir eine Portion von jedem Dessert auf einen Teller und forderte mich auf, von jedem einmal zu probieren. Ich hatte nicht den geringsten Appetit, obwohl ich wusste, dass ich ihn haben sollte; wer hätte ihn nicht angesichts von Passionsfruchtsorbet und faustgroßen, mit weißer Schokolade überzogenen Erdbeeren? Mir wurde bewusst, dass ich an diesem Tag oder, wenn ich es mir recht überlegte, auch am Tag zuvor, gar nichts gegessen hatte. Genau genommen konnte ich mich nicht erinnern, wann ich überhaupt das letzte Mal gegessen hatte. Ich wusste, was das wahrscheinlich bedeutete, mehr oder weniger, irgendwie. Ich wusste, dass es wahrscheinlich hieß, dass ich bei meinem Aufstieg zur Manie einen bestimmten Meilenstein erreicht hatte: dass mindestens drei Viertel des Weges hinter mir lagen.

Es wäre unhöflich von mir gewesen, den Teller abzulehnen, aber ich wollte keine Zeit mit Reden, Lächeln oder Lachen vergeuden. Das frühe Flirtstadium verlangt volle Aufmerksamkeit; sie darf sich nicht von englischen Trifles in eine andere Richtung lenken lassen. Aber da Julian darauf bestand und die Typen mir in einer Tour erzählten, von welchem Nachtisch ich als Erstes kosten sollte, schnappte ich mir eine riesige Erdbeere. Sie war viel zu groß für einen einzigen Biss, sodass ich anfing, die Spitze aus weißer Schokolade abzulecken: ein beiläufiges, bedächtiges, gemächliches Schlecken. Als Nächstes knabberte ich höchstens ein oder zwei Sekunden lang vorsichtig um den Stängel herum. Dann lächelte ich (wissend) und biss (kräftig) in das reife rote Fruchtfleisch. Ein oder zwei Tropfen Saft liefen mir über die Unterlippe, und ich wischte sie erst ab, als ich mir sicher war, dass meine Absichten so durchsichtig waren wie meine grüne Seidenbluse.

Es gibt einen feinen Unterschied zwischen fast manisch und größtenteils manisch, wo aus reizend unbedacht einfach schlicht taktlos wird und verführerisch sich zu vulgär wandelt. Für mich wird dieser Unterschied immer schwächer und verschwommener, je näher ich der Manie komme, bis am Ende kein Unterschied mehr existiert, nie einer existiert hat und jeder Unterschied, den es gegeben haben mag, zusammen mit all meiner Besonnenheit und Urteilskraft komplett verschwindet.

Der Stand der Sonne hatte sich verändert, seit ich Julians Haus betreten hatte. Aus dem Mittag war ein milder früher Abend geworden, aber dort in Julians Küche konnte ich den Unterschied noch erkennen. Die verdammte Sache machte sich natürlich weiter an mich ran, aber ich konnte den Unterschied noch erkennen. Ich wusste, dass er da war. Ich wusste, dass mein kleiner Striptease mit der Erdbeere der Grenze gefährlich nahegekommen war und dass jedes weitere Vorspiel mit meinen Desserts mich bestimmt hinüberstoßen würde.

Ich musste mich auf etwas anderes konzentrieren, und zwar schnell. Man kann nicht wissen, was manische Lippen möglicherweise sagen, obwohl man sich sicher sein kann, dass es mit Obszönitäten und Zweideutigkeiten gespickt sein wird. Ich kannte keinen dieser Männer gut genug, um in ihrer Gegenwart vulgär zu sein. Also kein Knabbern mehr; kein Schlecken mehr; kein Lippeneinsatz mehr, Punkt aus. Mit einem großen theatralischen Seufzer schob ich meinen Teller beiseite, warf meine Serviette obendrauf und erklärte, ich könnte unmöglich noch in irgendetwas beißen. Was natürlich überhaupt nichts half, weil anschließend das Wort *beißen* mit all seinen Konnotationen über unserem Tisch schwebte. Jetzt gab es nur noch eines: Ich musste ganz die Klappe halten.

Jeder, der normal und nicht manisch ist, kann sich unmöglich die Qual erzwungenen Schweigens vorstellen. Der Rededrang wird immer größer, je mehr man sich dem oberen Ende der Stimmungsskala nähert, bis er schließlich so unwiderstehlich ist wie ein Niesen in einem Staubsturm. Der klinische Fachausdruck dafür lautet »übertriebene Redseligkeit«. »Überbordende Geschwätzigkeit«, die sich ein Ventil sucht wie der Dampf in einem Schnellkochtopf, trifft es eher, denn sofern all diese unausgesprochenen Wörter nicht irgendwie herausgelassen werden, entlädt sich das Schweigen in Schreien; und Schreie werden nicht so ohne Weiteres ignoriert.

Ich habe erlebt, wie manische Menschen sich alles Mögliche einfallen ließen, um den Rededrang abzuwenden. Mit den Beinen zappeln ist die mit Abstand beliebteste Methode. Ich garantiere, dass in einem Raum mit zehn Manisch-Depressiven mindestens zwei wie verrückt herumzappeln. Dann gibt es die zwanghaften Gähner, die nervösen Zucker und die Klopfer, die unweigerlich auf alles in Reichweite klopfen – den Stuhl, die Wand, sogar auf die Person, die neben ihnen sitzt. Besonders bewundere ich die Menschen, denen es gelingt zu reden, ohne auch nur einen einzigen Laut von sich zu geben. Sie formen die Worte einfach auf ihren Lippen und kauen.

Mein persönlicher Trick ist das Ballen der Faust. Immer wieder drücke ich mir meine Nägel in die Handflächen, so schnell und fest, wie ich kann, bis meine Haut mit Furchen übersät ist – dunkelrote aufgehende Monde, die irgendwann verschwinden, aber in dem Moment höllisch wehtun. Schmerz ist immer eine hilfreiche Ablenkung, aber anscheinend hilft jede Art von rhythmischer Bewegung, das Bedürfnis zu reden abzuschwächen.

Julian hatte keine Ahnung, wie sehr er mir geholfen hatte, indem er mich auf einen Hocker gesetzt hatte, der sich drehte. Ich liebe nun einmal Drehstühle, wenn ich manisch werde. Ich kann hin und her und einmal ganz herum schwingen, wenn ich muss, und die Drehbewegungen verbrauchen fast die gesamte überschüssige Energie, die ansonsten aus meinem Mund käme.

Ich überschlug meine Erfolgsaussichten. Drei vollständige Drehungen waren ungefähr alles, was ich gefahrlos zu der Unterhaltung beisteuern konnte, ohne als absonderlich oder alkoholisiert zu erscheinen. Ich holte tief Luft, hielt den Atem an, dann wirbelte ich los: einmal herum, zweimal herum, und bei der dritten Drehung verspürte ich kaum noch einen Rededrang. Ich musste mich sehr zusammenreißen, um aufrecht auf meinem Sitz zu bleiben. Zu meiner restlosen Überraschung hatten die Männer sofort ohne mich weitergeredet. Sie sprachen über Shaquille O'Neal, über Silikon-Prozesse und über Julians neuen Mercedes. Ich hatte jede Menge zu sagen zu all diesen Themen, aber stattdessen drehte ich mich hin und her: kleine halbe Drehungen, nicht so stark, dass man es bemerkt hätte, aber gerade genug, um ein bisschen Dampf abzulassen.

Ich hörte tatsächlich auf zu reden. Ich hörte tatsächlich zu. Daher wusste ich, dass ich nicht total manisch war, denn wenn man total manisch ist, hört man niemals irgendjemandem zu außer sich selbst. Ich schätzte, dass ich vielleicht drei Viertel des Aufstiegs zum Stimmungshoch hinter mir hatte, wo die Triebe manchmal verhandelbar sind und Drehstühle noch einen Unterschied machen können. Nach drei Viertel des Aufstiegs arbeitet mein Verstand zwar schnell, aber nicht so schnell, dass ich nicht unter großer Anstrengung den Mund halten und zuhören könnte. Allerdings höre ich dreimal so gespannt zu wie normale Menschen. Ich sauge die Gedanken praktisch aus ihren Gehirnen. Wenn die Wörter dann endlich ihre langsamen, vernünftigen Münder verlassen haben, weiß ich nicht nur besser als sie selbst, was sie bedeuten, ich bin ihnen auch zehn Fragen voraus.

Ich werde nie erfahren, welches an jenem Nachmittag mein nächster Schritt gewesen wäre – ob ich einfach dort sitzen geblieben wäre, gelächelt und mich gedreht hätte, als die Männer ohne mich weiterredeten; oder ob ich mit einem Mal wild zu flirten angefangen hätte. Ich werde es nie erfahren, weil Julians Wecker plötzlich losging und er aus der Küche stürzte. Und dann hörte ich ihn – diesen Klang, den Klang, gegen den alle Frauen, wie sexy, hübsch oder willig auch immer, machtlos sind: Chick Hearn, der das Vorprogramm für das Spiel der Lakers ankündigte.

Ein paar der Männer blieben noch so lange, um sich ein Brownie zu schnappen und sich zu verabschieden. Dann saß ich auf einmal ganz allein an der Kücheninsel. Ganz allein, ohne irgendjemanden, den ich bezirzen konnte, und, was am schlimmsten war, ohne irgendjemanden, mit dem ich reden konnte. Klar, ich konnte jetzt ganz herumwirbeln, aber was hatte es für einen Sinn, sich krampfhaft zu bemühen, still zu sein, wenn es kein Gespräch gab, das man unterbrechen konnte?

Die Küche war jetzt dunkel, und ich merkte, dass ich nicht allein war. Aus einer kleinen Nische an der anderen Seite des Raumes kamen Stimmen, Stimmen, die ich nicht bemerkt hatte, solange ich mit den Männern beschäftigt gewesen war. Schrill und sich überschneidend, unterbrochen von Ausbrüchen quiekenden, albernen Gelächters. Sie hatte ich vollkommen vergessen: die anderen Frauen.

Ich musste etwas tun. Ich konnte nicht einfach dasitzen und mich drehen, bis das Spiel der Lakers vorbei war. Es war eine schwierige Entscheidung: mich zu den Männern zu gesellen, wohl wissend, dass ich während der nächsten paar Stunden nicht beachtet würde; oder mich zu den anderen Frauen zu begeben, wohl wissend, dass ich zu drei Vierteln manisch war. Andere Frauen und Manie sind in meinem Fall unvereinbar. Irgendwann auf meinem Weg die Stimmungsskala aufwärts habe ich nur noch eines im Sinn: Verführung, und andere Frauen sind der Feind. Alte Frauen, junge Frauen, schöne, hässliche, magere, kurvenreiche – es spielt keine Rolle. Andere

Frauen verletzten mein Grundrecht, die einzige Frau im Raum zu sein.

Aber zumindest reden Frauen. Alle Frauen reden. Also vollführte ich ein paar letzte Drehungen auf dem Drehstuhl und steuerte dann quer durch den Raum auf das Lager des Feindes zu. Sie waren zu sechst, in unterschiedlichen Abstufungen von schön: drei Brünette, zwei Blondinen und eine irgendwie dazwischen. Ich wusste, dass eine von ihnen die Frau sein musste, die das Sagen hatte, die Frau, bei der ich mich während der nächsten paar Stunden oder wenigstens so lange, bis das Spiel der Lakers vorbei und Julian wieder frei war, einschmeicheln musste. Und dann kam ich drauf. Es war sehr gut möglich, dass die Frau, die das Sagen hatte, auch *Julians* Frau war.

Meine moralischen Grundsätze werden ebenso wie meine Erinnerung immer austauschbarer, je näher ich der Manie komme. Was also, wenn Julian schon eine Freundin hatte? Ich drang hier nicht unbefugt ein, ich war eingeladen, und zwar von dem grünsten Augenpaar, das ich seit Jahren erblickt hatte. Es ist eine allgemein bekannte Tatsache, dass Gott grünäugige Männer nur zu einem einzigen Zweck erschafft: mich daran zu erinnern, dass Liebe auch eine chemische Unausgeglichenheit ist. Diese gefahrvollen Höhen und verzweifelten Tiefen, diese überspannten Gemütsaufwallungen sind nicht immer Symptome eines zerrütteten Verstandes, sondern Zeichen eines schlagenden Herzens.

Wenn meine vierzehn Jahre als Prozessanwältin mich eines gelehrt hatten, dann, mich in fast jede angespannte Situation ohne äußere Anzeichen von Furcht zu begeben. Egal wie heftig mein Herz schlägt, ich kann fast immer eine Hand ausstrecken, die ruhig ist und nicht zittert, und ich kann mit einer Stimme, die nicht bebt, forsch meinen Namen nennen. »Es ist bloß das Eröffnungsplädoyer«, ermahnte ich mich, als ich zu dem Tisch der Frauen ging und eine zögernde Hand auf einen der freien Stühle legte.

Eine der Blondinen sah mich und winkte mich herüber. Es war die Jüngere, Hübschere mit den teuren Haarverlängerungen: eine heiße Kandidatin für Julians Freundin, dachte ich.

Und als sie sich mir zuwandte und fragte: »Sie sind also eine Freundin von Julian?«, war ihr Tonfall dann auch tatsächlich ein bisschen übereifrig.

»Wir sind Nachbarn«, erwiderte ich, um fortzufahren: »Und wie lange kennen Sie Julian schon?« Aber die Aufmerksamkeit der Blondine war abgelenkt worden, und mir blieb nichts anderes übrig als in die leere Luft zu lächeln. Also hörte ich zu. Ich erfuhr schnell, wo man in Aspen das beste Bikiniwachs bekam; welche Privatschulen wirklich echt privat waren; und wie ich mindestens eine halbe Bauchstraffung von der Steuer absetzen könnte, bevor die hübsche Blondine sich wieder mir zuwandte und sagte: »Einige von uns fragen sich – wir haben nämlich eine Wette laufen –, wer Ihre Haare färbt.«

Endlich, dachte ich. Ein Thema, bei dem ich voll abräumen konnte. Wie alle echten Rothaarigen bin ich ziemlich eitel, wenn es um meine Haare geht. Ich vermute mal, Gott hätte mich nicht so auffällig gemacht, wenn er mich bescheiden gewollt hätte. Also strahlte ich meinerseits die Blondine an und erwiderte: »Es färbt niemand. Das ist meine Naturfarbe.«

»Natur? Echt?«

»Echt.«

»Nicht mal Strähnchen?«

»Niemals.«

»Wie außergewöhnlich«, sagte sie. Nicht »Wie schön« oder »Was für ein Glück für Sie« oder sonst irgendetwas, das sich leicht in ein Kompliment hätte übersetzen lassen. Dann lächelte sie mich an, süß wie ein Zitronentörtchen, und sagte: »Ich glaube, wir brauchen einen Beweis«, während die Übrigen an dem Tisch in Gekicher ausbrachen.

»Also, es gibt nur einen todsicheren Weg, wie eine Rothaarige beweisen kann, dass sie ...«, und ich stockte, bevor ich bis zu den Wurzeln meiner verdächtigen Haare errötete. Wenn dieser Tisch doch bloß voller Männer gewesen wäre, dachte ich. Dann wäre diese ganze Unterhaltung herrlich unanständig gewesen, und ich hätte absolut die Kontrolle gehabt. Aber wenn Frauen da sind, verfälscht Manie alles. Sie sabotiert meine Sinne, sodass ich auf einmal nur noch hochgezogene

Augenbrauen sehe und spöttische Bemerkungen höre, wo höchstwahrscheinlich nichts von beidem existiert. Andererseits vielleicht doch. Ich weiß es nie sicher, und es ist das Nicht-Wissen, das mich wahnsinnig macht.

Ich brauchte Luft. Ich brauchte Platz. Die gesteigerte Sinnlichkeit, die ich eine Stunde zuvor beim Flirt mit den Männern so sehr geschätzt hatte, war nicht mehr erregend; sie war Folter. Ich konnte jeden Querstab der harten Stuhllehne spüren, wie er sich mir ins Kreuz drückte, scharfkantig und unerbittlich, während die Stimmen der Frauen rings um mich herum knisterten wie ein Sommergewitter. Kindermädchen waren jetzt das Thema. Kindermädchen, die niemals pünktlich erschienen. Kindermädchen, die zu viel Geld wollten. Verführerische Kindermädchen, Kindermädchen, die versuchten, das Tafelsilber zu stehlen. Die Suche nach dem perfekten Kindermädchen.

Ich verspürte nach wie vor den starken Drang zu reden, zu interagieren, und ich konnte es kaum erwarten, mich an der Unterhaltung zu beteiligen. Also dachte ich über Kindermädchen nach, dachte angestrengt nach. Ich durchforstete mein Gedächtnis nach Kindermädchen-Anekdoten. Mir fiel nichts ein. Ich hatte nichts zu sagen.

Es war nicht möglich. Mein manischer Charakter hat sehr viele Stimmen, aber keine von ihnen schweigt. Und doch lag mir die Zunge schlaff und schwer im Mund. Es war mir egal, ob die Kindermädchen das ganze Tafelsilber stahlen. Es war mir egal, ob der Mercedes sich besser fahren ließ als der Porsche, welche Dermatologen nachts Hausbesuche machten oder wie viel Kilo Handgepäck bei der Concorde erlaubt sind. Ich dachte an die Rechnungen, die sich haufenweise auf meinem eigenen Küchentisch stapelten: Ärzte, Krankenhäuser, Apotheken, Versicherung, all die schrillen, quälenden Erinnerungen an meine psychische Erkrankung, denen ich jeden Morgen bei kaltem Müsli und Kaffee ins Auge sah. Die Suche nach einem perfekten Kindermädchen wirkte irgendwie absurd einfach im Vergleich zu der Suche nach psychischer Gesundheit. *Das* war ein diskussionswürdiges Thema.

Aber der Raum drehte sich jetzt zu schnell für mich, zu viele Namen, die ich nicht kannte, zu viele Orte, an denen ich nie gewesen war, und ein Haufen Probleme, die mir zu leisten ich nicht reich genug war. Ich konnte gerade mal die Silhouette der riesigen Eiche ausmachen, die unmittelbar draußen vor dem Küchenfenster wuchs. Ich wusste, dass einige ihrer Äste bis hinunter in meinen eigenen Garten hinter dem Haus reichten, aber sie waren meinem Blick durch die Dunkelheit und den Winkel entzogen. Dort drüben wäre es still, dachte ich. Paradiesisch also, jetzt wo das Schlagzeug aufgehört hatte. Es gäbe keine plappernden Stimmen, keine leisen, köstlichen Spitzfindigkeiten, um mich zu provozieren und zu verwirren. Die einzige andere Frau wäre die, die im Spiegel zu betrachten ich mich vielleicht entschied oder auch nicht. Seltsam, aber die Alternative zu gehen war mir bislang noch nicht in den Sinn gekommen, nicht solange Julian sich noch in der Nähe aufhielt oder zumindest die Aussicht auf Julian bestand. Aber ganz plötzlich wusste ich: Es war an der Zeit, nach Hause zu gehen.

Ich stand abrupt auf und sagte der Blondine: »Tut mir leid, aber ich muss jetzt gehen – ich erwarte einen Anruf.«

»Nehmen Sie wenigstens noch etwas Nachtisch, bevor Sie gehen«, erwiderte sie und schob einen Teller in meine Richtung. »Hier, nehmen Sie ein paar Erdbeeren. Sie sind fantastisch.«

»Ich weiß, das sind sie. Aber ich glaube, ich habe heute schon mehr Erdbeeren gegessen, als gut für mich sind.« Ich drehte mich um und ging davon. Und ich ging immer weiter, durch die Küche, durch die Diele und zur Haustür hinaus. Als ich das vordere Tor erreichte, hielt ich kurz inne, weil ich mich an sein Lachen erinnerte – und an seine Augen. Aber ich schüttelte den Kopf und ging gleich weiter, durch das Tor, die Straße hinunter und das ganze Stück bis zu meiner eigenen Haustür. Und ich atmete erst wieder wirklich frei, als ich sie sicher hinter mir ins Schloss fallen hörte.

Dann endlich kam die Stille. Eine undurchdringliche Stille wie im Mutterschoß, die mich rundum einhüllte. Es war genau das, was ich gewollt hatte – oder etwa nicht? Die Ruhe verstärkte jeden Laut: Mein Herzschlag pochte in meinen Ohren; ich konnte geradezu hören, wie sich mein Blut in meine Kapillargefäße und wieder hinaus zwängte. Aber die meiste Zeit konnte ich eine weinerliche Stimme in meinem Kopf hören, die mich immer wieder fragte: »Wie konntest du nur gehen, ohne auf Wiedersehen zu sagen?«

Ich kannte die Antwort auf diese Frage, aber ich wollte sie nicht hören. Die Wahrheit ist, dass ich gehen musste, weil ich in dem Zustand, in dem ich war, niemals mit einem reinen Auf Wiedersehen zufrieden gewesen wäre. Ich hätte darauf bestanden, dass Julian und ich unsere Telefonnummern austauschten oder dass wir vereinbarten, uns irgendwann in nächster Zeit wieder zu treffen. Und dazu hatte ich einfach kein Recht – nicht jetzt, nicht auf diese Art, nicht wo ich innerlich so wenig gefestigt war. Ich ließ den Tag noch einmal Revue passieren. Von dem Moment an, wo ich aufgewacht war, und in jeder Minute danach war ich ein zitternder Haufen Sprunghaftigkeit gewesen: himmelhoch jauchzend, zu Tode betrübt, wütend, kokett, streitsüchtig, ausgelassen, verführerisch, paranoid. Zwischen Tagesanbruch und Abenddämmerung hatte ich ein halbes Dutzend unterschiedlicher Persönlichkeiten angenommen. Kein Wunder, dass ich so müde war.

Ich ging ins Bad, zog mich aus und entfernte systematisch mein gesamtes Make-up. Das Gesicht im Spiegel war blass und ruhig. Man konnte sich einfach nicht vorstellen, dass es sich aufreizend eine Erdbeere gefügig gemacht, noch viel weniger, dass es mit sechs verschiedenen Männern gleichzeitig geflirtet hatte. Frisch geschrubbt und glänzend sah es aus wie – nun ja, wie das Mädchen von nebenan. Und genau dafür hatte Julian mich ja auch halten sollen. Eigentlich war es genau das, was ich immer hatte sein wollen: irgendjemandes Mädchen von nebenan.

Das Mädchen von nebenan ist nicht verrückt. Es mag seine Marotten haben, aber im Herzen ist es eine Unschuld, schlicht und rein. Das Leben berührt so ein Mädchen nur leicht; es hinterlässt keine Narben. Aber eine Labilität wie meine bedarf beträchtlicher Distanz, um als bloße Schrulligkeit durchzugehen. Ein Nachbar von nebenan wäre ein viel zu stark interessierter Zeuge. Er würde meine besten Tarnungen samt und sonders allein schon aufgrund der schieren Nähe durchschauen. Deshalb konnte ich unmöglich riskieren, Julian noch näherzukommen. Er war bereits viel zu nahe.

Ich machte das Licht aus und ging ins Bett. Es war still, so still, dass ich die Uhr im Zimmer nebenan ticken hörte, so still, dass ich ein schwaches Flüstern von Hoffnung hören konnte. Nichts ist unmöglich im Dunkeln und in der Stille. Wenn ich irgendetwas aus dem Leben als Manisch-Depressive gelernt hatte, dann, dass die Dinge nie sehr lange dieselben bleiben. Der grausamste Fluch der Krankheit ist zugleich ihr feierlichstes Versprechen: Du wirst dich nicht ewig so fühlen.

Ich schloss die Augen und stellte mir vor, wie ich in meinem schönsten, pfirsichfarbenen Kaschmirpullover, die Haare mit einem Seidenband zurückgebunden und mit der Röte eines Mädchens von nebenan auf dem Gesicht, auf Julians Haustür zuging. Natürlich wusste ich, dass das nie passieren würde, weil Träume die eine Sache sind und manische Depression die andere. Aber jedenfalls ließ ich mich – nur dieses eine Mal – in dem Glauben an ein Vielleicht in den Schlaf gleiten.

6.

Es war ein heiteres Zimmer, verglichen mit anderen Anstalten: Gänseblümchen auf der Tapete, kanariengelbe Bettlaken. Alles sah genauso aus wie in einem erstklassigen Heilbad – was es auch sollte, bei den Preisen. Meine Versicherung würde die Kosten nicht abdecken, aber das war nichts Neues. Es war noch zu der Zeit, als es keinerlei Versicherungsschutz für psychische Erkrankungen gegeben hatte. Die Sorge um die Psyche galt als medizinisch nicht unbedingt notwendig, sie rangierte auf einer Stufe mit Schönheitschirurgie.

Selbst wenn die Versicherung die Kosten für meinen Aufenthalt übernommen hätte, wäre es egal gewesen. Ich hatte solche Angst, dass mein Arbeitgeber die Wahrheit über mich herausfinden könnte, dass ich nie irgendwelche Rechnungen einreichte. Ich stand noch am Anfang meiner Berufslaufbahn und wollte mir unbedingt einen großen Fall angeln. Deshalb erfuhr nie jemand in der Kanzlei, dass ich in Therapie war. Meine Tarnung? Ständige Zahnprobleme, die jede Woche für ein paar Stunden meine Abwesenheit im Büro erzwangen.

Vielleicht war ich zu vorsichtig. Schließlich zählte meine Kanzlei zu den liberalsten in Beverly Hills und war bekannt dafür, dass sie humanitäre Streitsachen verfocht und sich für die Rechte der Armen und Schwachen einsetzte. Aber Schwäche bei einem Mandanten ist eine Sache; Schwäche bei einem Anwalt ist etwas völlig anderes. In meinem zweiten Jahr erhielten alle jüngeren Kolleginnen und Kollegen zu Chanukka handgebundene Lederexemplare von *The Art of War*, denn genau so sahen wir uns selbst, als moderne Krieger, und Krieger dürfen niemals schwach sein.

Also schlich ich mich in die Praxis meines Therapeuten und wieder hinaus. Ich wusste, dass ich dort sein musste, aber ich wusste nicht recht, warum. Ich hatte keine offizielle Diagnose. Alles was ich wusste, war, dass irgendetwas nicht stimmte, ganz und gar nicht stimmte, und das seit fast einem Jahr. Mein Körper wollte sich partout nicht bewegen. Jede Geste kam mir bleiern und schwerfällig vor. Selbst das Atmen verlangte eine Willensanstrengung. Am schlimmsten war, dass ich nicht ans Telefon gehen konnte. Die Zettel mit Nachrichten häuften sich immer weiter, bis überall auf meinem Schreibtisch Stapel kleiner weißer Blätter herumlagen. Und doch gelang es mir irgendwie, meinen Job zu behalten. Traurigkeit schien bei einem Anwalt die Norm zu sein, nichts, worüber aufzuregen es sich lohnte.

Mein Therapeut nahm die Anforderungen meiner Anwaltstätigkeit zur Kenntnis, aber das sei nur ein Teil des Problems, meinte er. Hinter meinem Kummer stecke mehr, als auf den ersten Blick erkennbar sei. Nur was, wusste er nicht oder sagte er mir nicht. Aber jeden Montag und Donnerstag pflegte er in seinem großen braunen Sessel mit der schwenkbaren Rückenlehne zu sitzen und zu nicken, während ich eine halbe Packung Papiertaschentücher vollheulte. Nach einer Weile vergaß ich fast, dass er da war. Ich ließ die Realität im Wartezimmer zurück und begann meine Fantasien laut auszusprechen: dass ich wünschte, jeder in meiner Anwaltskanzlei würde sterben und mich endlich in Ruhe lassen, oder dass ich wünschte, ich könnte eines Nachts einschlafen und nie mehr aufwachen.

Endlich ergriff er das Wort. »Als Mensch hasse ich Ultimaten. Aber als Therapeut bin ich der Ansicht, dass mir nichts anderes übrig bleibt, als Ihnen zu sagen, dass ich, sofern Sie einer Einweisung ins Krankenhaus nicht zustimmen, Sie zwangseinweisen muss.«

»Sie – Sie machen Witze, oder?«

Er schüttelte den Kopf. »Es war mir noch nie so ernst. Seit drei Monaten höre ich Ihnen jetzt zu, wie Sie über den Tod reden, als sei er irgendein romantisches Abenteuer. Das ist einfach nicht die normale Wahrnehmung.«

»Aber es soll auch nicht normal sein«, erwiderte ich. »Ich habe einfach nur fantasiert – nein, frei assoziiert wäre ein besserer Ausdruck. Genau das soll man doch in der Praxis eines Therapeuten tun, oder? Frei assoziieren?«

Er lehnte sich in seinem Sessel zurück. »Ihre Fantasien sind der Schlüssel zu Ihrem Unterbewusstsein«, sagte er. »Und Ihr Unterbewusstsein möchte ganz offensichtlich sterben.«

»Aber ich *kann nicht* ins Krankenhaus gehen«, wandte ich frustriert ein. »Ich habe einen Berufungsschriftsatz, der Ende des Monats fällig ist, und nächste Woche drei Anträge auf Beweiserhebung.«

Zu meiner Überraschung sagte er: »Ich sage Ihnen, was ich tun werde. Wenn Sie versprechen, sich freiwillig anzumelden, können Sie gehen, wann immer Sie wollen.«

»Über was für eine Art Krankenhaus reden wir hier?«

»Es gibt eine sehr angenehme Einrichtung nicht weit von hier. Exklusiv, ruhig, schöne Anlagen.«

»Und was für ein Verhalten würde man von mir erwarten, wenn ich dorthin ginge?«

»Was immer Sie möchten. Lesen, sich ausruhen, im Garten herumwerkeln. Na ja, seit dem Film *Die Schlangengrube* hat sich viel getan.«

»Aber es ist trotzdem eine Nervenklinik – werden dort nicht jede Menge Verrückte sein?«

Er lächelte. »Jetzt hören Sie aber auf, das müssten Sie eigentlich besser wissen. Reiche Leute sind niemals verrückt, sie sind bunt schillernd. Und für Sie müsste es eine gesunde Abwechslung sein, nachdem sie den ganzen Tag von Anwälten umgeben waren. Vielleicht würde es helfen, wenn Sie es so sehen würden. Unser Gehirn ist wie ein Ferrari – wenn es richtig funktioniert, ist es ein Weltklasse-Instrument. Aber es ist extrem launisch, und manchmal muss es ordentlich neu eingestellt werden. Einen Ferrari würden Sie zur Inspektion auch nicht irgendeinem Feld-Wald-und-Wiesen-Schrauber anvertrauen, oder? Nein, Sie würden ihn in die Ferrari-Vertragswerkstatt bringen und die Experten daran herumbasteln lassen. Sollen die Experten mal einen Blick auf Sie werfen.«

Wie gut er mich kannte. Ich hatte mich nicht umsonst von allen Städten in der ganzen Welt ausgerechnet in Beverly Hills niedergelassen. Und es war auch nicht besonders verwunderlich, dass ich auf einer hervorragenden Ausbildung bestanden hatte. Ich kannte die Wahrheit: Snobismus war ein Teil meines Charakters. Ich wollte – nein, ich erwartete – das Beste. Aber nicht weil ich das Gefühl hatte, einen Anspruch darauf zu haben. Ich hielt es für Selbstschutz. Denn solange ich mich erinnern konnte, hatte ich immer viel zu empfindlich auf meine Umgebung reagiert. Schmutz und Verkommenheit machten mich körperlich krank, auch wenn ich mir beides nur im Fernsehen anschaute. Wenn man mit Geld schon kein Glück kaufen konnte, so doch wenigstens Harmonie. Durch einfaches Wedeln mit einer Kreditkarte konnte ich die Oberfläche der Dinge manipulieren – und Dissonanz durch Symmetrie, Verzerrung durch Ausgewogenheit ersetzen.

Ich flüchtete mich in die Ästhetik. Indem ich mein Auge täuschte, hoffte ich, mich selbst zu täuschen; und ziemlich oft hatte ich Erfolg damit. Noch besser war, dass ich gelernt habe, die Welt zu täuschen, indem ich meine Besitztümer für mich sprechen ließ. Soll heißen, ich bin erfolgreich genug, um einen Porsche zu besitzen: Ich muss ausgeglichen sein. Oder: Seht euch mein Armani-Kostüm an: Wie gut mein Leben auf mich abgestimmt sein muss.

Die Ferrari-Analogie saß also. Vielleicht war es genau das, was ich brauchte – ein bisschen Feintuning durch die behutsamen Hände von Experten. »Wie viel würden mich drei Tage kosten?«, fragte ich, und mein Therapeut nannte eine abartig hohe Summe. Und doch war es der Preis, der die Sache besiegelte. Ich schätzte, dass etwas, das so viel kostete, das Beste sein musste. Außerdem musste es schön sein, von jener Art Schönheit, die wie eine dicke Mauer gegen die Welt wirkt und verhindert, dass Hässlichkeit durchsickert.

In der darauf folgenden Woche nahm ich mir drei Tage frei, indem ich einen Todesfall in der Familie als Vorwand nahm. Eigentlich fühlte ich mich erstaunlich gut, als ich im Licht der Spätnachmittagssonne, die durch die Scheiben hereinströmte, zu der Klinik fuhr. Das Einzige, was mir wirklich Sorgen bereitete, war die Art, wie ich gepackt hatte: hastig und in erheblicher Verwirrung. Was trägt man in einer Klapsmühle? Coco Chanel, die zu allem etwas zu sagen hatte, schwieg dazu.

Das Hinweisschild zur Casa Pacifica war so diskret, dass ich es beinahe verpasst hätte. Ich bog schnell nach rechts in eine Schotterstraße ein, die mit »Nur für Anlieger« gekennzeichnet war. Wie das klang, gefiel mir. Am Ende des Bougainvilleen-Weges lag ein großes Gebäude mit weißen Fensterläden, vor dem der größte Weidenbaum wuchs, den ich je gesehen hatte. Ein Schwarm von Pflegerinnen und Pflegern kam heraus, um mich in Empfang zu nehmen. Wie ich zu meiner Erleichterung feststellte, trugen sie kein Anstaltsweiß, sondern einen zarten Blauton, der mich, durchaus angenehm, an die Zehn-Milligramm-Dosis Valium erinnerte. Einer nahm mein Gepäck, einer nahm meinen Wagen, und eine dritte Person, eine große, aristokratisch aussehende Dame mit guten Zähnen und weißem Haar lächelte und streckte die Hand aus: »Willkommen in der Casa Pacifica«, sagte sie. »Kommen Sie, wir wollen sehen, dass wir Sie unterbringen.«

Ich folgte ihr in eine über und über mit Chintz und Blumen geschmückte gemütliche Eingangshalle. Casablanca-Lilien, meine absoluten Lieblingsblumen. Ich blieb vor einer stehen und atmete ihren Duft ein. Die Frau sagte: »Sie lieben Casablancas?« Ich nickte. »Wir können Ihnen welche aufs Zimmer schicken lassen, wenn Sie wollen.« Ich nickte abermals. Noch war ich nicht bereit, meine Vorbehalte aufzugeben, obwohl dieses Haus sich, nach allem, was ich bislang gesehen hatte, wirklich als ganz ordentlich herausstellen könnte.

Eine halbe Stunde später saß ich in dem Büro der Frau, trank Tee und aß Kekse, während sie die Vorschriften durchging. Die zwei, die es gab. »Sie müssen sich einmal am Tag mit einem Therapeuten treffen. Und Sie müssen ein Tagebuch führen.« Keine klang lästig, und dann kam der Pferdefuß. »Ich hoffe, Sie kommen allein zurecht. Es ist nur für eine Nacht. Ihre Zimmergenossin wird erst morgen erwartet.«

Zimmergenossin? Welche Zimmergenossin? Ich hatte in meinem ganzen Leben keine Zimmergenossin gehabt, nicht einmal auf dem College, und ich hatte ganz bestimmt nicht die Absicht, jetzt damit anzufangen. Zimmergenossinnen konnten unordentlich, laut und hässlich sein, und man konnte sie nicht kontrollieren, nicht mal mit einer Kreditkarte. Ich erklärte der Frau leise, aber nachdrücklich, dass ich lieber allein wäre und dass ich gern einen Zuschlag bezahlen würde, wenn es das wäre, was nötig war, um ein Einzelzimmer zu bekommen. Sie lächelte mich an und schüttelte den Kopf. »Tut mir leid, meine Liebe, aber hier in der Casa Pacifica wird von allen erwartet, einen Zimmergenossen oder eine Zimmergenossin zu haben. Wir halten es für therapeutisch.«

Mein Schweigen als Zustimmung missdeutend, bot sie an, mir mein Zimmer zu zeigen. Allen Bedenken zum Trotz konnte ich nicht umhin, bezaubert zu sein von der Dachschräge, dem riesigen Erkerfenster und den Gänseblümchen in einer blauen Delfter Vase auf dem Nachttisch. Die Sonne begann gerade unterzugehen, und das Zimmer leuchtete gelb und weiß. Erst als ich mich auf die Fensterbank kniete, um mir die Aussicht anzusehen, bemerkte ich den feinen Maschendraht vor den Fenstern.

»Diese Fenster lassen sich nicht öffnen, oder?«, fragte ich.

»Nun ja, nein, eigentlich nicht. Man muss einen Schlüssel haben.«

»Da wir gerade davon sprechen, niemand hat mir bis jetzt einen Zimmerschlüssel gegeben.«

»Sie brauchen keinen Schlüssel. Das Pflegepersonal schließt nachts alles ab, sodass Sie gar nichts tun müssen.«

»Sie meinen, das Pflegepersonal schließt *mich* abends ein, oder?«

»Genau genommen, ja. Aber es geschieht nur zu Ihrem Schutz.«

Ich wollte zufriedengelassen werden, deshalb hörte ich auf. Ich dankte der Frau für all ihre Hilfe und sagte ihr, dass ich einen Spaziergang durch die Anlagen machen wollte.

»Nur damit Sie Bescheid wissen, die Gartenanlagen schließen bei Einbruch der Dunkelheit.«

Sie ging. Ich durchwühlte meinen Koffer nach einem Pullover und ging dann nach draußen. Ein Teil von mir geriet schon langsam in Panik bei dem Gedanken, die Nacht über eingeschlossen zu werden, aber sobald ich im Freien war, atmete ich leichter. Da die Sonne inzwischen unterging, setzte ich mich auf ein saftig-grünes Rasenstück und rollte mich auf den Rücken. Gott malte jetzt mit der großen Schachtel Buntstifte, und wie immer übte die Schönheit ihren Zauber auf mich aus. Ich vergaß, wer ich war, wo ich war und wie ich dorthin gekommen war. Erst als ich einen bleichen aufgehenden Mond in der Ecke des Himmels bemerkte, erinnerte ich mich, dass ich bei Einbruch der Dunkelheit zurück sein musste. Was bedeutete, dass ich wirklich aufstehen und in die Gänge kommen musste.

Mein Körper rebellierte gegen den Gedanken. »Du bist durch solche Vorschriften nicht gebunden. Sie sind ausschließlich für die psychisch Kranken gedacht, und um eine psychisch Kranke zu sein, musst du erst einmal psychisch krank sein. Und du bist ganz sicher, hundertprozentig, *nicht* psychisch krank.« Wie konnte ich es sein? Ich, die ich in der Abschlussklasse zur aussichtsreichsten Schülerin gewählt worden war, die ich das Vassar College mit Auszeichnung absolviert hatte und die ich als Anwältin bedeutende Mogule und Medienstars vertrat – wie konnte ich verrückt sein? Verrückte Leute benahmen sich merkwürdig. Wenn sie sprachen, verrieten ihre Worte sie. Wohingegen ich Worte als Waffen benutzte. Niemand würde jemals, wenn er mich ansieht, auf die Idee kommen, dass ich einen Großteil meiner Zeit in Tränen aufgelöst verbrachte oder damit, die Tränen zurückzuhalten. Aber das war noch immer keine psychische Krankheit. Das war schlichter altmodischer Kummer. Der falsche Beruf, ein langweiliges Liebesleben, chronischer Schlafmangel ...

Quer über den unebenen Rasen stolpernd, rannte ich wieder auf das Gebäude zu. Kurz bevor man mich von der Eingangshalle aus sehen konnte, hielt ich inne, um mir die Haare aus den Augen zu schütteln und die Bügelfalte in meiner Hose aufzufrischen. Ein weiterer Beweis dafür, dass ich geistig gesund war, wie ich fand. Verrückte sind mit den Nerven runter. Ich hätte mir keine Sorgen zu machen brauchen: Es war niemand da. Vielleicht waren alle beim Abendessen. Ich interessierte mich nicht für Essen. Nicht für Essen an sich nicht, sondern nicht für die Plackerei, es auszusuchen, zu zerschneiden und es immer wieder von der Gabel in den Mund, von der Gabel in den Mund, von der Gabel in den Mund und so weiter zu befördern. Das Leben war schon viel zu vollgestopft mit stumpfsinnigen Wiederholungen, wie der endlosen, dumpfen Monotonie des Atemholens oder Blutpumpens. Ich empfand es als eine solche Zeitverschwendung. Ein Atemzug, ein Herzschlag war genau wie jeder andere. Luft war Luft, und Blut war Blut, und ganz gleich, was man zum Abendessen aß, es endete alles als Scheiße.

Als ich auf mein Zimmer kam, war die Luft zu meiner Überraschung plötzlich schwer und süß. Die Gänseblümchen waren durch einen riesigen Keramikkrug voller Casablanca-Lilien ersetzt worden. Sie waren so schön, dass ich wusste, in ihrer Gegenwart konnte nichts sehr Schreckliches geschehen. Ich legte mich hin und schloss die Augen.

Acht Stunden später erwachte ich von einem Klopfen an der Tür, das mir in Erinnerung rief: »Therapie in fünf Minuten«. Ich strampelte mich von den kanariengelben Bettlaken frei und rannte ins Bad, putzte mir die Zähne, fuhr mir mit einem Kamm durch die Haare und schlüpfte in ein Paar ordentlich gebügelte Jeans.

Als ich die Tür öffnete, stand dort ein Pfleger, der darauf wartete, mich zu begleiten. »Dr. Han wird Ihnen gefallen«, sagte er, während er mich eine lange Reihe von Fluren hinunter führte. »Er ist einer unserer Besten.« Besten. Nicht das Wort, das ich benutzt hätte, um ihn zu beschreiben. Alles an dem Mann war grau: von seiner ausgefransten und zerknitterten Strickjacke über die Ringe unter seinen Augen bis zu dem sorgfältig quer über den Schädel gekämmten graumelierten Haar. Sogar seine Stimme klang grau, als er mir sagte, ich solle mich setzen, wir würden ein paar Tests machen. Er bat mich, die Sprechblasen für eine Sammlung absonderlicher Cartoons auszufüllen. Dann bat er mich, eine Reihe von Aussagen mit der erstbesten Antwort, die mir in den Sinn kam, zu beenden. Ein typischer Wortwechsel:

Frage: »Wenn ich alles auf der Welt sein könnte, dann wäre ich ...«

Antwort: »Unsichtbar.«

Frage: »Wenn ich alles tun könnte, was ich wollte, dann würde ich ...«

Antwort: »Verschwinden.«

Ich muss zugeben, ich amüsierte mich wirklich. Ich habe immer schon gerne Tests gemacht, nicht um der Tests selber willen, sondern wegen des Ruhmes der guten Note hinterher. Als ich Dr. Han also fragte, wie ich abgeschnitten hätte, erwartete ich zu hören, was ich die meiste Zeit meines Lebens gehört hatte: Lob. Stattdessen sagte er: »Diese Sorte Test ist das hier eigentlich nicht. Die hier sind, sagen wir mal, nicht so wie die Tests, die von Studienplatzbewerbern verlangt werden.«

Blödsinn, dachte ich. Alles einschließlich des Lebens selber war genau wie diese standardisierten Begabungstests: Man schnitt entweder gut ab oder nicht. Aber die Frage, die ich ihm eigentlich stellen wollte, lautete: »Wissen Sie, was mit mir nicht stimmt?« Obwohl die Wörter an meiner Zunge zerrten, brachte ich sie nicht über die Lippen. Nur sieben simple Wörter, aber ich hatte Angst, dass das Schweigen danach sich eine Ewigkeit hinziehen würde. Oder dass er – Gott bewahre – tatsächlich eine Antwort hatte.

Dr. Han stand auf und klopfte mir auf den Rücken. »Ich weiß genau, was Sie brauchen«, sagte er. Ich sah ihn erwartungsvoll an. »Eine schöne heiße Tasse Suppe.«

Ich folgte ihm, als er mich durch das Labyrinth der Flure zurück zum Speisesaal führte, wo er mich verließ. Etwa ein Dutzend Leute waren dort versammelt, größtenteils an einem einzigen Tisch. Zuerst dachte ich, es könnte Personal sein. Für mich sahen sie ausgesprochen normal aus, wie sie lachten, schwatzten und ihre Mahlzeit einnahmen. Aber als ich ein bisschen genauer hinsah, fiel mir auf, dass eine Frau ihr Steak regelrecht attackierte und brutal darauf herumsägte, als könnte es noch leben. Ein fetter junger Mann in khakifarbenen Shorts wackelte am ganzen Körper, Beine, Arme und Doppelkinne hatten unabhängig voneinander das große Zittern. Und drei oder vier von den Übrigen wischten sich in einer Tour die Münder, um, wie ich mit einem plötzlichen Schaudern bemerkte, wirklich Unmengen von Sabber zu entfernen.

Ich schnappte mir mein Tagebuch und ging denselben Weg zurück in Richtung Garten. Ich ließ mich hinplumpsen und fing an zu zeichnen. Doch nichts war so, wie ich es in Erinnerung hatte. Die Wolken, am Tag zuvor nur dünne Fetzen, waren dick und grau geworden und verdeckten die Sonne. Tropfen begann auf meine Seite zu platschen. Der Himmel hatte mich im Stich gelassen: Er war kein Schutz mehr. Ich knöpfte meinen Pullover zu und erhob mich.

Als ich in meinem Zimmer ankam, war ich vollkommen durchnässt und sehnte mich nach meinen Lilien. Aber irgendetwas stand zwischen mir und ihnen – eine Gestalt, durchaus menschlich, bis sie sich herumdrehte. Ich schnappte hörbar nach Luft. Ihr Gesicht war ein Flickenteppich aus Scharlachrot und Weiß, an manchen Stellen glänzend und an anderen fleckig. Ihre Gesichtszüge waren auf einer Seite verschwommen und unkenntlich. Ihr linker Arm war ein Stumpf, wohingegen ihr rechter, noch sommersprossig und hellhäutig, unversehrt war. Sie sah mich an und wendete sich dann ab.

Ich verfluchte mich für dieses peinliche Nach-Luft-Schnappen. Als Anwältin war ich geschult darin, meine Gefühle unter Verschluss zu halten. Ich streckte die Hand aus. »Sie müssen meine neue Zimmergenossin sein«, sagte ich und hoffte, dass mein Lächeln mein Zittern verbarg. Ein Teil von mir war ausgesprochen verängstigt, ein Teil von mir wütend, nicht auf die arme Frau vor mir, sondern auf die Anstalt. Darauf hätte man mich vorbereiten müssen.

Sie nuschelte ihren Namen, dann ging sie zu Bett. Sie vergrub ihr Gesicht im Kissen, aber ich konnte an dem Beben ihrer Schultern erkennen, dass sie weinte. Ich dachte sehnsüchtig an den Garten, den ich gerade verlassen hatte, die völlig offene Fläche, die keinerlei Anforderungen an mich stellte. Gegen den Drang ankämpfend, die Tür aufzureißen, durchquerte ich das Zimmer und stellte mich über ihr Bett.

»Entschuldigung, haben Sie etwas gesagt?«, fragte ich.

»Wenn ich doch unsichtbar wäre«, antwortete eine zitternde Stimme. »Wenn ich doch einfach verschwinden könnte.«

Ich war total entnervt. Ich erkannte ihre Sprache wieder. Es war die Sprache des Leidens, und ich kannte sie gut. Wir waren ein und dieselbe, das Mädchen und ich. Der einzige Unterschied war, dass meine Narben innerlich waren, dort, wo man sie nicht sah.

Die instinktive Abneigung gegen ihr Aussehen wurde übertönt durch plötzlich aufwallende Empathie, und zu meiner Überraschung griff ich nach unten und nahm sie hoch in meine Arme. Ihre Haut fühlte sich dünn und faltig an, wie zerknülltes Seidenpapier. Zuerst versuchte sie, sich mir zu entwinden, aber ich beruhigte sie und fing an, ihr Haar zu streicheln und sie in meinen Armen hin und her zu wiegen.

Ihr langes blondes Haar war ansehnlich, ja sogar üppig in meinen Händen. Ich wunderte mich über die Ironie dieses Schmucks: Welchen möglichen Nutzen hatte solches Haar jetzt für sie? Aber Schönheit, wahre Schönheit, ist nie verschwendet. Und wegen des Kontrasts zu ihrer lädierten Haut war ihr Haar sogar umso wunderbarer.

Und in diesem Moment wurde mir klar: Ich war die Sache völlig falsch angegangen. Es war fruchtlos zu versuchen, die Existenz von Hässlichkeit – entweder in der Welt oder in mir selbst – zu leugnen. Gott schuf das Licht, und Gott schuf die Monster, und es muss einen Grund dafür gegeben haben. Schon der heilige Augustinus war überzeugt: »Monster sind Teil des Menschengeschlechts«, und er glaubte, dass auch sie in gewisser Weise zur schicksalhaften Ordnung der Natur gehören. Wie können wir ohne Dunkelheit jemals hoffen, das Licht zu begreifen?

Ich fing an zu weinen. Wahre Schönheit, wurde mir klar, ist nicht das Fehlen von Hässlichkeit, sondern ihre Akzeptanz. Und da erkannte ich, was zuzugeben ich mich die ganze Zeit geweigert hatte: dass ich tatsächlich psychisch krank war.

Ich hieß das Monster willkommen. Ich gab ihm ein Zuhause.

Es war der 22. März. Ich erinnere mich an das Datum, weil ich Phoebe, denn so lautete der Name des jungen Mädchens, jedes Jahr eine anonyme Karte schicke. Es ist eine schlichte Karte. Nur ein Wort ist darauf gedruckt: »Danke.« Ich schicke sie anonym, weil ich nicht weiß, wie ich es erklären soll. Ich weiß nur, dass meine größten Siege immer Unterwerfungen waren.

7.

Wir waren das Gatsby-Paar, jedenfalls nannten unsere Freunde uns so. Ein Martini machte sich gut bei uns. Wir schrieben die Achtziger, und er war so unentbehrlich für mich wie Schulterpolster. Sein Intellekt verlieh mir Bedeutung; seine Schönheit gab mir Symmetrie. Niemals war ich vollkommener, als wenn ich als seine bessere Hälfte einen überfüllten Raum betrat.

Aber die bipolare Störung sucht sich stets die unpassendsten Zeiten aus, um einen daran zu erinnern, dass Besserung nur eine Ruhepause, keine Heilung bedeutet. Ich hatte, während Rick und ich ein Paar waren, mehrmals schlimme Manien und Depressionen erlebt, damals, als ich auf dem College und an der juristischen Fakultät war. Und ich muss es ihm hoch anrechnen, dass er freundlich und sanft, wenngleich ein wenig bestürzt von alledem gewesen war. Aber dann brachen auf einen Schlag alle Dämme, und eine Depression von biblischer Grausamkeit überrollte mich. Ich konnte mich kaum bewegen, geschweige denn es zum Unterricht schaffen. Das Wenige, was ich an Energie noch hatte, ging dafür drauf, die Menschen in meiner Umgebung durch Täuschung glauben zu machen, dass ich einfach an einem hartnäckigen Fall von Grippe litt. Ich hatte weder Zeit für eine Romanze noch Lust darauf. Mich um einen Liebhaber zu kümmern und ihn zu umsorgen, überstieg vollkommen meine Kräfte.

Ich wusste, dass ich dabei war, Rick zu verlieren. Unsere Telefonate wurden jeden Abend weniger und kürzer, bis sie im Wesentlichen aus denselben drei Sätzen bestanden: »Etwas besser?« »Nein.« »Schade.« Es *war* schade, verdammt schade, aber der Bruch zwischen uns war nicht das Schlimmste von allem. Was mich wirklich quälte, waren die Träume, die mich Nacht für Nacht heimsuchten, wenn ich mich in allen sinnlichen Einzelheiten an den Ausdruck von Ricks graugrünen Augen erinnerte, wenn er mir sagte, ich sei schön; an das Timbre seiner Stimme, wenn er mich Liebling nannte; und an sein Seufzen, wenn er mich in den Armen hielt, nachdem wir uns geliebt hatten. Die Erinnerung an Nahrung ist eine schreckliche Sache. Viel schlimmer, denke ich, als tatsächliches Verhungern. Verhungern tötet einen einfach. Verlangen kann für immer an einem zehren.

Aber Rick war ein Retter, und ich war noch nicht richtig gerettet worden, obwohl eine neue Medikation mir enorm half. Die Medikamente zwangen die Depression in die Knie, sorgten allerdings dafür, dass ich mich stets am Rande der Manie bewegte. So war ich, als ich Rick mehrere Jahre später das nächste Mal sah, eindeutig high – nicht so high, dass ich unpassend aussah oder mich daneben benahm, aber doch high genug, dass ich funkelte und glitzerte und so reizend war wie der Quecksilbermond.

Ich lief Rick wieder über den Weg, als ich vor einem Schickerialokal, einem dieser heißen L.A.-Schuppen, die wir in unserer Jay-und-Daisy-Zeit häufig zusammen besucht hatten, auf meinen Wagen wartete. Ich war inzwischen eine versierte Medien-Anwältin und musste berufsbedingt viel Zeit in solchen Lokalen verbringen. Ich erinnere mich, dass mir an jenem Abend kühl und langweilig war und dass mir die Füße wehtaten. Ich stand allein an der Tür und hielt Ausschau nach dem Typ, der die Autos einparkte, als ein roter Lamborghini zu dem Säulenvorbau hochdonnerte. Seit ich zu meinem sechzehnten Geburtstag eine 1965er Corvette geschenkt bekam, bin ich verrückt nach Sportwagen, und dieser hier war ein Vollgas-Kunstwerk. Mir entfuhr ein unfreiwilliges »Wow!«, und ich hörte hinter mir eine vertraute Stimme »Danke« sagen. Es war tatsächlich Rick, der noch mindestens genauso attraktiv und sexy aussah, wie ich ihn in Erinnerung hatte.

Wir fingen an, so schnell zu reden, dass wir uns beinahe gegenseitig übertönten: ich, weil ich praktisch manisch war, und Rick, weil er sich anscheinend wirklich freute, mich zu sehen. Es stellte sich heraus, dass der Lamborghini seine Belohnung für den Verkauf eines Drehbuchs war. Ich war so stolz auf ihn, dass ich anfing zu weinen. Wie in den alten Zeiten, dachte ich, außer dass es jetzt in Wirklichkeit Freudentränen waren.

Nach fünfzehn Minuten Vergangenheitsaufarbeitung sagte Rick: »Es ist ein schöner Abend. Warum machen wir nicht eine kleine Spritztour?« Das war der Neubeginn unserer Beziehung. Mit einem Auge auf der Straße und einem auf mir raste er den Benedict Canyon Drive hinauf. »Ich komme nicht darüber hinweg, wie gut du aussiehst«, sagte er immer wieder. »Es ist, als sei dein altes Ich wieder zum Leben erwacht.«

Ich war total froh, mein altes Ich zu sein, vor allem als wir am Mulholland Drive parkten und hinausblickten auf die glitzernde Stadt darunter. »Es ist deine Stadt«, flüsterte ich Rick zu, und eh ich mich's versah, lag sein Arm um mich, und er küsste mich wieder, mit Lippen, die sich noch an jede Wölbung und Nuance meiner eigenen erinnerten. Und ich erwiderte den Kuss.

Wir sahen uns am nächsten Abend und am nächsten und an dem Abend danach. Und dann sagte Rick mir die Wahrheit: dass er mit jemandem zusammenlebte. »Es ist eine miserable Beziehung, und ich bin nicht mehr verliebt«, gestand er. »Aber sie braucht mich – sie hatte ein hartes Leben, und ich bin das Einzige, was sie hat.« Ich war verzweifelt, aber beginnende Manie stand meiner besseren Einsicht im Wege. Ich fragte mich nicht einen Augenblick, ob ich mich überhaupt in diese Beziehung drängen sollte. Ich fragte mich nur, wie ich es schaffen könnte zu bleiben. Ich war entschlossen, ihn so lange mürbe zu machen, bis er mir gehörte. Entweder das, oder so zu tun, als hätte ich überhaupt kein Problem mit der anderen Beziehung.

So zu tun als ob, klappte eine Weile ganz gut. Während der nächsten sechs Monate sahen wir uns an mehreren Abenden die Woche. Ricks Freundin interessierte es entweder nicht sonderlich, oder sie rechnete nicht damit zu erfahren, wo er war. Dann rief Rick mich eines Nachts, lange nachdem ich eingeschlafen war, an und sagte: »Sarah will am kommenden Wochenende ihre Schwester in Connecticut besuchen. Das ist unsere Chance, endlich aus der Stadt herauszukommen. Was sagst du zum La Valencia?« Er wusste, wie sehr ich das La Valencia Hotel mochte – ein kleines rosafarbenes Paradies gleich nördlich von San Diego in dem Bilderbuch-Küstenort La Jolla.

So sehr La Jolla mir gefiel, sagte ich doch nicht sofort ja. Die zunehmende Sprunghaftigkeit meiner Stimmung machte mir seit geraumer Zeit zu schaffen. Ich war nicht mehr verlässlich zu drei Vierteln manisch. Wenn ich zu stark unter Stress stand, vor allem vor Fristabläufen, versank ich nach und nach in einem Zustand, der einer Depression ähnelte. Es war keine ausgewachsene Depression, aber sie war so nahe, dass mir vor dem Wegfahren bange war. Meine Halteleinen hatten sich losgerissen, und ich war mir nicht ganz sicher, in welche Richtung es mich plötzlich verschlagen könnte.

All dies versuchte ich Rick zu erklären, aber er wollte nichts davon wissen. »Ich habe dich noch nie so ausgeglichen erlebt«, beruhigte er mich immer wieder. Rick könnte in der Wüste Sand verkaufen, weshalb es nicht lange dauerte, bis ich schließlich einwilligte. Ich packte für Notfälle.

Wir brachen spät auf an jenem Freitagnachmittag und trafen in dem Hotel ein, als die Sonne gerade unterging. Rick hatte Heißhunger auf Abalone, Seeschnecken, und ging, um mit der Dame am Empfang über Restaurants zu sprechen. Weil ich verschwitzt und müde war nach der langen Fahrt, ließ ich mir in der Whirlpool-Wanne ein warmes Schaumbad einlaufen und versank bis zu den Schultern in nach Lavendel duftender Glückseligkeit. Aber in der Sekunde, als ich die Augen schloss, wimmelte es in meinem Gehirn von Gedanken: Das hier ist nicht richtig, ich sollte nicht hier sein, das ist gestohlene Zeit. Ich kannte Ricks Freundin Sarah nicht, aber von Rechts wegen waren das hier ihre Lavendel-Seifenblasen, war das hier ihre Wanne, und der da durch die Tür hereinkam und »There's a Small Hotel« pfiff, war ihr Mann.

»Wir sind startklar«, sagte Rick. »Das beste Fischrestaurant in La Jolla, und es ist nur ein paar Blocks entfernt. Die Dame am Empfang meinte, wir sollten uns in Schale schmeißen.« Das hieß, dass mich während der nächsten paar Stunden andere Dinge stark beschäftigen würden, äußerst wichtige Dinge, wie Schaumfestiger und Wimperntusche und die Linie eines schwarzen Nahtstrumpfs. Ich hatte mein Lieblingsabendkleid mitgenommen: eine komplizierte Angelegenheit mit Wespentaille, bodenlangem Rock und waschechten Petticoats. Rick strahlte übers ganze Gesicht, als er mich zum Essen umgezogen sah: »Du siehst aus wie Grace Kelly in *Das Fenster zum Hof*«, sagte er.

Schuldgefühle sind hundsmiserabel für die Verdauung. Es war die richtige Zeit für Seeschnecken, und sie waren frisch, aber ich konnte sie nicht anrühren. Der Bach, die Kerzen, der Kellner in seiner weißen Jacke, all das war verschwendet an mich. Als die Erdbeertörtchen kamen, hielt ich es nicht mehr aus. Ich musste reden.

»Rick, wir müssen über Sarah sprechen«, sagte ich. »Was willst du wegen ihr unternehmen? Hast du überhaupt vor, ihr von uns zu erzählen? Beziehungsweise gibt es überhaupt irgendein ›uns‹, von dem du ihr erzählen kannst?«

Rick legte die Gabel hin und sah mich an; auf seinem Gesicht zeigte sich Verärgerung. »Natürlich gibt es ein ›uns‹. Was glaubst du, haben wir all diese Monate gemacht?«

»Genau das ist meine Frage. Was *haben* wir all diese Monate gemacht?«

»Ich denke, das zwischen uns ist etwas ganz Besonderes«, sagte er. »Können wir es nicht einfach dabei belassen?«

Zu seinem Glück kam in diesem Moment der Kellner vorbei, um Monsieur zu fragen, ob er eine Zigarre wolle. Rick war mutig: Er entschied sich dafür, das Essen in die Länge zu ziehen, oder vielleicht wollte er einfach noch nicht mit mir allein sein. Auf jeden Fall sagte er ja. Ich war froh. Ich wollte die Spannung zwischen uns wiedergutmachen, und eine todsichere Methode, Rick zufriedenzustellen, war das, was wir die *Gigi*-Prozedur nannten: Ich suchte seine Zigarre aus, indem ich sie mir ans Ohr hielt und sie zwischen den Fingerspitzen rollte; dann knipste ich die Spitze ab und zündete das Streichholz an, während er paffte. Normalerweise war es eine sehr beruhigende Prozedur. Ich bin gern altmodisch und unterwürfig – solange klar ist, dass es nur eine Routinesache ist.

Aber an jenem Abend heizte die Routine nur meine Stimmung an. Das Aufflackern des Streichholzes hatte mich erschreckt. Ich konnte den Blick nicht von der Flamme losreißen, was nur eines bedeuten konnte: Ich war manisch. Wenn ich manisch bin, fasziniert mich alles Brennende und Lodernde. Ich umgebe mich mit Kerzen; ich halte mir Freunde warm, die einen Kamin besitzen; und ich sehe einfach unheimlich gern Dinge brennen. Ich stehe stundenlang da, zupfe mir einzelne Haare vom Kopf und werfe sie auf den Herd, nur um sie brutzeln zu sehen. An jenem Abend starrte ich so lange in die Flamme, dass Rick den Arm ausstrecken und mir das Streichholz aus der Hand reißen musste.

»Was ist los mit dir?«, fragte er.

»Es ist wegen der manischen Depression, nicht wahr?«, erwiderte ich.

Er blickte zur Seite, nur für eine Sekunde. »Die Wahrheit ist, dir scheint es zurzeit so viel besser zu gehen, du wirkst wie ein ganz anderer Mensch«, sagte er. »Aber ...«

»Aber?«

»Aber ich warte noch ab, um zu sehen, ob es echt ist.«

Wenn man manisch ist, arbeitet der Verstand so schnell, dass man sich mühelos zu jedem Augenblick ein alternatives Ende vorstellen kann. So konnte ich mich aufstehen und aus dem Restaurant stürmen sehen. Ich konnte mich ruhig und lächelnd statt traurig dasitzen sehen. Und ich konnte mich sehen, wie ich meine Hand in die Kerzenflamme schob und sagte: »Du willst ›echt‹? Ich zeig dir ›echt‹.«

Obwohl ich eine dramatische Bereinigung der Situation wollte, begnügte ich mich mit dem Mona-Lisa-Lächeln. Mein Verstand war bereits zehn Schritte vorgeprescht: Wenn ich Rick nur weismachen könnte, alles sei in Ordnung, vielleicht konnte ich ihn davon überzeugen, mich allein einen Spaziergang machen zu lassen, nachdem wir das Restaurant verlassen hatten. Ich wusste, dass ich ein Hotelbett nicht verkraften könnte, nicht jetzt, nicht angesichts seiner Zurückweisung.

Nachdem die Rechnung gekommen war, sagte ich Rick, dass ich noch einen kurzen Spaziergang durch den Park zwischen unserem Hotel und dem Meer machen wollte. »Es ist schon nach elf«, sagte er. »Ich werd bloß ein paar Schritte entfernt sein«, beruhigte ich ihn. »Außerdem sind überall im Park Streifen unterwegs.« In ganz La Jolla sind Streifen unterwegs. Widerstrebend willigte er ein, unter der Voraussetzung, dass ich vor Mitternacht zurück wäre.

Ich wusste genau, wohin ich wollte. Am anderen Ende des Parks führte eine Reihe von Stufen direkt zu einer von allen drei Seiten durch steile Felsen geschützten Höhle hinunter. Weil ich den kühlen, feuchten Sand an den Füßen spüren wollte, schleuderte ich meine Pumps fort und lief über das Stück Rasen, das das eigentliche La Jolla vom Meer trennt.

»Zutritt verboten. Gefahr. Brandungsrückstrom« stand auf dem hölzernen Schild oben an den Stufen. Niemand war da. Ich duckte mich unter der Kette hindurch und lief an dem Schild vorbei die vom Sprühregen rutschigen Stufen zum Strand hinunter. Ich hatte ständig Mühe, das Gleichgewicht zu halten. An einer Stelle war ich schließlich gezwungen anzuhalten und meine Strumpfhose auszuziehen. Ich ließ sie auf einer Felsnase zurück, dann lief ich weiter den ganzen Weg hinunter bis zum Strand.

Alles war genauso, wie ich es in Erinnerung gehabt hatte: wild und einsam, ein Ort, an dem Piraten ihren Schatz versteckt oder ihre Jungfrauen vergewaltigt hätten. Es gab nur einen winzigen Streifen Sand, wo man stehen konnte, und selbst dort war es unmöglich, nicht nass zu werden. Anscheinend war gerade Flut; aber was kümmerte mich das, ich war hier. Ich stieg in das eiskalte Wasser. Binnen Minuten waren meine Füße vollkommen gefühllos. Ich spürte die Kälte nicht mehr. Ich spürte nicht einmal mehr die Nässe. Meine Füße hatten vollkommen aufgehört zu existieren.

Was, wenn?, fragte unaufhörlich eine Stimme in meinem Kopf, die an mir zerrte wie die Gezeitenströmung. Was, wenn alles an dir selig gefühllos wäre? Was, wenn dein Verstand nicht immer nur denken, denken, denken würde?

Ich blickte zum Himmel empor. Es war eine sternenklare Nacht mit einem erlesenen, van-Gogh-artigen Funkeln. Nun, ich hatte die Nase gestrichen voll vom erlesenen Funkeln des Wahnsinns. Ich wollte einfach und normal. Abgesehen davon wollte ich nichts. Ich wollte gefühllos. Ich hob meine Petticoats so hoch, wie ich konnte, ging weiter hinein und ließ das Wasser über Knie und Oberschenkel hinwegspülen. Der Schmerz war heftig. Ich zwang mich, ganz stillzustehen, bis der Schmerz nachließ und rein gar nichts an seine Stelle trat.

Was, wenn? Ich streifte mir mein Kleid über den Kopf und warf es auf die Felsen. Büstenhalter und Slip zog ich ebenfalls aus und schleuderte auch sie dort oben hin. Nackt stieg ich in die Brandung.

Rums! Eine Welle attackierte mich von links. Ich taumelte, rutschte weg, fand dann wieder Halt. Rums! Eine weitere Welle traf mich von rechts, brachte mich aus dem Gleichgewicht und schleuderte mich ins Wasser. Es würde nicht lange dauern, bis ich vollkommen gefühllos war. Ich musste bloß lange genug aufrecht stehen bleiben, damit die Kälte mich vollkommen durchdringen konnte.

Ich kam nie auch nur auf den Gedanken, mich einfach auf den Rücken zu legen und ganz dem Willen des Wassers zu überlassen. Das wäre Selbstmord gewesen, und tot wollte ich nicht unbedingt sein, nur eine Weile ruhen. Ich musste mit dem Leben davonkommen. Manische Empfindungen sind manchmal so brutal stark, dass es den Anschein hat, als könne man sie unmöglich aushalten. Für mich war nichts Verrücktes daran, mich eine Viertelstunde vor Mitternacht in eine eiskalte Brandungsströmung zu stürzen. Verrückt wäre es gewesen, weiter so zu empfinden, wie ich es tat.

Also tanzten wir zusammen, die Strömung und ich. Nach und nach ergab ich mich dem Rhythmus des Ozeans: dem unablässigen Dröhnen und Rauschen der Wellen. Die Augenlider wurden mir schwer, und eine schläfrige Wärme begann meinen Körper zu durchströmen. Mein Kopf fing an zu nicken, mir fielen andauernd die Augen zu, und ich stellte fest, dass ich tiefer in die Umarmung der Flut glitt. Wir tanzten jetzt im

Einklang zusammen, den einzigen Tanz, den mein Körper kannte, den einzigen Tanz, den ich je gekannt hatte ... den Strömungstango: drei Schritte vor, drei Schritte vor, zwei Schritte zurück.

Das Wasser ging mir jetzt bis zum Kinn, und jetzt bekam ich langsam Angst. Ich wollte zu dem Strandstreifen zurück, aber der kleine Strand war nicht mehr da. Um mich herum war jetzt nichts als Wasser – und in der Ferne, auf einer Felsnase, eine schwache Ahnung von meinem grünen, seidenen Abendkleid, das wild in der Brise flatterte.

Und dann passierte das Außergewöhnlichste: Die Sterne lösten sich von ihren Halteleinen und fingen an, einander quer über den Himmel zu verfolgen. Einer nach dem anderen schossen sie durch die Nacht, wobei sie Bögen aus schimmerndem Silber hinter sich her zogen. Für einen kurzen, spektakulären Moment stand der gesamte Himmel in Flammen, wie die Geburtstagstorte eines Riesen. Dann erlosch der Himmel, und die Dunkelheit forderte zurück, was ihr gehörte.

Ich wusste, dass es wahrscheinlich eine einfache Erklärung für das gab, was ich soeben gesehen hatte, aber ich wollte sie nicht hören. Ich war in der Stimmung für Botschaften: Ich wollte glauben, dass das, was soeben passiert war, etwas bedeutete. Doch ich konnte mir nicht vorstellen, was dieses Etwas sein könnte. Inmitten der Brandung und dem Klappern meiner Zähne war es einfach zu laut, um sich zu konzentrieren. Das Einzige, was ich denken konnte, war: »Gott sei Dank habe ich nicht geblinzelt.« Und vielleicht war dies von Anfang an die Botschaft gewesen: Blinzle nicht, niemals, sonst verpasst du die ganze Vorführung.

Und nichts anderes hatte ich bis jetzt getan: geblinzelt. Meine Augen vor der Realität verschlossen und mich geweigert, die Wahrheit über Rick und mich zu erkennen. Kein Wunder, dass ich wieder depressiv geworden war. Die Welt war voller Sternschnuppen, und ich begnügte mich mit der Schwärze.

Ich war jetzt hellwach und mir der Gefahr bewusst, in der ich schwebte. Ich langte mit der Hand unter Wasser und fing an, meine Beine und Arme und meinen ganzen Körper zu reiben. Etwas Gefühl kehrte in meine Gliedmaßen zurück, die teuflisch wehtaten. Warum, fragte ich mich, ist Schmerz so überlebensnotwendig? Aber dann türmte sich eine gewaltige Welle auf und schlug mir voll ins Gesicht. Ich begriff, worum es ging: Jetzt war nicht die Zeit zum Philosophieren. Jetzt, im Moment, war die Zeit zum Überleben.

Ich schrie um Hilfe, aber es war niemand da, der mich hören konnte – und ich wollte nicht unbedingt gehört werden. Mein ganzes Leben lang hatten Männer mich gerettet. Ausnahmsweise einmal wollte ich mich selbst retten. Ich hechtete aufs Ufer zu. Ich kam einen guten Meter voran, nur um erneut hinausgezogen zu werden. Ich kämpfte mich abermals energischer vorwärts, immer wieder und wieder, und machte jedes Mal ein bisschen mehr Boden gut. Zitternd, würgend und Seewasser spuckend, tauchte ich schließlich aus den Wellen auf und sackte auf den Strand.

Ich lag da, bis meine Atmung sich verlangsamte und mein Puls wieder zu einem gleichmäßigen Rhythmus zurückfand. Dann erhob ich mich und ging hinüber zu dem Felsen, wo mein Kleid noch immer hing und lebhaft in der Brise flatterte. Ich brauchte ein paar Versuche, aber schließlich angelte ich es mir. Es war feucht, aber tragbar. Ich streifte es mir über den Kopf, strich es um die Hüften herum glatt, und plötzlich war ich wieder zivilisiert, ungeachtet meiner triefend nassen Haare. Dann bahnte ich mir kletternd einen Weg aus der Höhle und nach oben in Richtung Park, vorbei an der Stelle, wo meine Schuhe lagen und geduldig warteten, und vorbei an dem Gefahrenschild.

Zu meiner Bestürzung war es Viertel nach drei auf der Uhr in der Hotellobby. Rick hatte inzwischen entweder die Polizei gerufen oder war eingeschlafen. Ich wettete auf das Letztere. Nach Mitternacht konnte Rick überall und nirgends einschlafen – im Kino, in einem Theaterstück, in meinem Schlafzimmer, in seinem Wagen. Um nicht zu riskieren, ihn aufzuwecken, beschloss ich, den Nachtportier um einen Schlüssel zu bitten. Er machte keine Bemerkung zu meinem tropfnassen

Äußeren. Er gab mir einfach den Schlüssel und wünschte mir eine gute Nacht.

Als ich die Tür öffnete, war es genauso, wie ich erwartet hatte: Rick hatte einen Arm über meine Seite des Bettes geworfen und schlief. Ich fragte mich, ob er sich Sorgen um mich gemacht hatte. Ich fragte mich, ob er mich vermisst hatte. Und ich fragte mich, was ich sagen würde, wenn er schließlich aufwachte.

Ich ging ins Bad, trocknete mir mit einem Handtuch die Haare und zog einen Bademantel über. Ich trat hinaus auf die Terrasse, setzte mich in einen der Liegestühle und hörte ein Geräusch aus dem Schlafzimmer. Ich steckte den Kopf durch die Tür. Rick murmelte und zappelte im Schlaf. Ich konnte nicht verstehen, was er zu sagen versuchte, aber ich hörte ihn klar und deutlich meinen Namen sagen. Dann langte er quer über das Bett und schnappte sich das Kissen, das Kissen, auf dem mein Kopf hätte liegen sollen, und drückte es sich an die Brust.

Bedeutete dies, dass er mich in seinen Träumen liebte? Vielleicht war ich viel wichtiger, als ihm bewusst war; und vielleicht stand ich im Begriff, einen furchtbaren Fehler zu begehen. Ich trat wieder hinaus auf den Balkon und blickte Antwort suchend zum Himmel. Orion war fast verschwunden. Und den Großen Wagen konnte ich ebenfalls nicht sehen. Genau genommen konnte ich überhaupt keines der Sternbilder ausmachen. Der Himmel war planlos und ergab keinen Sinn.

Nichts ist kälter und einsamer als ein manischer Katzenjammer. Ich bin mir nie ganz sicher, was tatsächlich passiert und was lediglich ein Nebenprodukt meiner fiebrigen Einbildungskraft ist. War der Himmel tatsächlich vor Sternschnuppen explodiert und wenn ja, was hatte das zu bedeuten? Hatte es überhaupt irgendetwas zu bedeuten?

Ich beschloss, die Sterne entscheiden zu lassen. Ich würde hier sitzen bleiben und bis zum Morgen den Himmel beobachten. Wenn ich bis dahin eine weitere Sternschnuppe sah, würde das bedeuten, dass ich mit Rick Schluss machen sollte.

Wenn ich nichts sah, würde ich zwischen uns einfach alles so weiterlaufen lassen wie bisher. Ich machte es mir bequem. Lange musste ich nicht warten: Nach einer Viertelstunde fegte ein silberner Blitz über den Himmel. Es geschah so schnell, dass das Bild kaum bei mir ankam, bevor es auch schon wieder verschwunden war. Vielleicht sehe ich Gespenster, dachte ich. Sollte ich irgendwann vor dem Morgen zwei Sternschnuppen sehen, wäre das eindeutig ein Fingerzeig Gottes, dass ich die Beziehung mit Rick beenden sollte.

Vier, vielleicht fünf Minuten später schoss ein weiterer silberner Blitz über den Himmel. Dann noch einer. Und noch einer. Dann plötzlich ein Funkenhagel. Das war bestimmt irgendein astronomisches Phänomen, ein Schauspiel, das nur alle Jubeljahre zu beobachten ist, wie der Halley'sche Komet oder die Annäherung von Venus und Mars. Wenn ja, dann war es nicht fair, es zu benutzen, um über mein Schicksal zu entscheiden. Es war nicht normal. Es war nicht natürlich. Es waren gezinkte Karten.

Ein Teil von mir protestierte dagegen. »Willst du noch einen besseren Fingerzeig?«, fragte ich mich. Tief im Innern wusste ich, dass ich wahrscheinlich recht hatte. Und ich wusste auch, dass es in der ganzen Galaxis nicht genug Sternschnuppen gab, um mich davon zu überzeugen, dass ich mit Rick Schluss machen sollte.

Es gibt alle möglichen heftigen Strömungen, und die Liebe ist sicherlich die stärkste. Sie hatte mich so sehr verschlungen, dass ich kaum mehr Halt finden konnte. Zum zweiten Mal in jener Nacht lief ich Gefahr zu ertrinken. Ich war bei vollem Bewusstsein, und ich wusste genau, was ich tat. Ich tat das Falsche.

Ich dachte zurück an meine Offenbarung, die ich in jener Nacht gehabt hatte: »Blinzle nicht, blinzle niemals.« Manische Offenbarungen sind wie Sternschnuppen: funkelnde Blitze, die im Nu verschwunden sind.

8.

Es ist ein kaum bekanntes Geheimnis, und das sollte es wahrscheinlich auch bleiben: Ein Selbstmordversuch gibt für gewöhnlich der eigenen Gehirnchemie einen Kick. Offenbar hat das Schlucken all dieser Pillen etwas, wodurch das Gehirn entweder hinreichend überschwemmt oder so vollständig ausgezehrt wird, dass eine Balance wiederhergestellt wird. Was auch immer im Einzelnen abläuft, die Folge ist, dass man mit einem Bewusstsein davon, was es bedeutet, am Leben zu sein, aus dem Versuch hervorgeht. Einfache Handlungen kommen einem plötzlich wunderbar vor: Man kann stundenlang wie versteinert dastehen und einfach nur zusehen, wie der Wind die winzigen Härchen auf dem Oberarm bewegt. Und jeder Sinneseindruck geht stets mit der Gewissheit einher, dass es einen Grund geben muss, warum man überlebt hat. Diese Tatsache lässt sich einfach nicht mehr in Zweifel ziehen. Das eigene Leben muss einen Sinn haben, andernfalls wäre man gestorben. Man hat den Rest seines Lebens, um herauszufinden, worin dieser Sinn besteht. Und man darf die Suche nicht auf die lange Bank schieben.

Meine Suche begann in Afrika. Ich hatte nicht vorgehabt, dorthin zu reisen, aber andererseits hatte ich auch nicht vorgehabt, überhaupt am Leben zu sein. Anfang 1991 hatte ich einen ernsthaften, aber vereitelten Selbstmordversuch unternommen (amateurhaft im Vergleich zu dem Versuch, den ich mehrere Jahre später in Santa Fe unternehmen würde). Nicht lange danach rief eine Freundin an, um mich zu fragen, ob ich Interesse hätte, mit ihr auf Safari zu gehen. Sie wollte eigentlich mit ihrem Freund reisen, aber der hatte gerade Probleme. Sie wusste, dass ich unzufrieden mit meinem Job war, also wäre ein Urlaub nicht genau das, was ich bräuchte?

Lisa wusste nichts von meinem jüngsten Selbstmordversuch. Niemand wusste etwas, außer meinen Ärzten und den

Sanitätern, die mich gerettet hatten. Aber was meine Unzufriedenheit betraf, hatte sie recht. In den letzten zwei Jahren war ich trotz Beförderungen und Gehaltserhöhungen immer unglücklicher geworden. Je mieser ich mich innerlich fühlte, desto größer war augenscheinlich mein Erfolg. Ironischerweise war dies teils der Depression geschuldet: Ich musste mich mehr reinhängen als alle anderen, und wer sich mehr reinhängte, wurde am Ende belohnt. Aber der ganze Rest – der schönste Teil – war einzig und allein Davids Verdienst.

David war ein älterer Kollege in meiner Anwaltskanzlei. Er war ein Jahr länger dabei als ich und der mir zugewiesene berufliche Mentor.

Aber sein Schutz erstreckte sich weit über die Grenzen unseres Berufes hinaus. Dass ich anders war, wusste ich bereits. David war überhaupt der erste Mensch, der mir beibrachte, dass anders auch besonders bedeuten konnte.

David hatte sich zu seiner Homosexualität bekannt, als er vor mehreren Jahren bei der Kanzlei anfing, und er hatte die Sache mit unerschütterlicher Würde und Selbstachtung durchgestanden, bis er am Ende einfach nur »David« war, einfach nur einer von den Typen. Er war der einzige Kollege in unserer erzkonservativen Streifenkrawatten-Kanzlei, der rote Seidenhemden und dazu gelegentlich ein Halstuch mit Paisleymuster trug. Aber an ihm sah es großartig aus. Überhaupt sah alles, was er trug, großartig aus, David war schlicht umwerfend. Ich würde nicht sagen, dass er nur nett war, und er mochte auch nicht jeden leiden, was es so besonders machte, zu den wenigen zu gehören, die sich nach Feierabend gern in seinem Büro versammeln durften, um über einen fiesen Partner zu lästern, über einen starrköpfigen Richter zu jammern oder, in meinem Fall, am Leben insgesamt zu verzweifeln.

David war überhaupt der erste Arbeitskollege, dem ich von meiner manischen Depression erzählte, und er kam gut damit zurecht. Er stellte jedes Mal, wenn ich nicht zur Arbeit erschien, Nachforschungen über mich an und kritisierte mich nie dafür, dass ich seine Anrufe nicht erwiderte. Manchmal versteckte er kleine Notizzettelchen in meiner Schreibtischschublade oder in einem Aktenordner, sodass ich einen plötzlichen, liebevollen Stups erhielt, wenn ich es am wenigsten erwartete. Er lehrte mich alles über Tulpen und Burgunder. Und was am wichtigsten war: David dachte, ich könnte schreiben. Er drängte mich, das Schreiben zum Beruf zu machen, und hätte mich um ein Haar überzeugt, es tatsächlich zu tun. Aber dann wurde er krank, und nichts anderes war mehr wichtig und würde es für sehr lange Zeit auch nicht mehr sein.

Aids war damals noch nicht mehr als ein böses Gerücht – eine Geißel irgendwo weit weg auf der anderen Seite der Welt, verheerend, aber nichts, worüber irgendjemand von uns sich Sorgen machen musste. Anfangs sprachen Davids beharrlicher Husten, die ständigen Kopfschmerzen und verschiedene Wehwehchen auf medikamentöse Behandlung an, aber der Tag kam unausweichlich, wo die Medikamente aufhörten zu wirken. Natürlich konnte ich mich in dieses qualvolle Szenarium außerordentlich gut einfühlen, schließlich hatte ich mit der Medikation gegen Depression meine eigene Variante durchgemacht. Aber David wurde plötzlich auf einen Schlag viel kränker, so krank, dass er nicht mehr zur Arbeit kommen konnte. Als ich ihn dann etwa eine Woche später das nächste Mal sah, gingen ihm schon die Haare aus, und er konnte nicht essen. Im Laufe der nächsten drei Wochen hörte er ganz auf zu essen, und der Körper dieses gelenkigen Turners magerte zum Skelett ab, während einzig ein Foto auf seinem Nachttisch noch an diesen dichten, lockigen Haarschopf erinnerte. Und dann kapitulierte sein Verstand, und er erkannte mich nicht mehr; und herzlos oder nicht, ich muss zugeben, ich war froh, dass bald danach das Ende kam. Nie zuvor hatte ich den Tod so gründlich kennengelernt.

Meine Depression, die vor Davids Krankheit schon schlimm genug gewesen war, verdreifachte sich nach seiner Beerdigung. Nichts an meinem Lebensstil, nicht einmal die hohe Prämie, die ich erhielt, als ich auf Davids Posten befördert wurde, brachten mir irgendwelchen Trost. Das Einzige, woran ich denken konnte, war der Tod. Zumindest würde er das Ende dieser unmöglichen Fassade bedeuten. Außerdem, so stellte ich mir vor, wäre David dort. Zwei Wochen hielt ich mich zurück, bis zu Davids Geburtstag, dann schluckte ich schnell alle Pillen, derer ich habhaft werden konnte. Anschließend legte ich mich aufs Bett und wartete.

Mein Freund fand mich am nächsten Morgen ausgestreckt auf dem Teppich vor, und die Sanitäter waren rasch zur Stelle. Gleich am nächsten Tag legte meine Gehirnchemie sich mächtig ins Zeug, und ich fing eine brandneue Liebesaffäre mit dem Leben an. Mein neu entdecktes Verlangen, das Leben bis zur Neige auszukosten, war so überwältigend, dass ich zwei Wochen später, als Lisa mich bat, mit ihr auf Safari zu gehen, nur noch einen einzigen Gedanken hatte: Wie wunderbar! Wie absolut fantastisch!

Wahrscheinlich muss man mich kennen, um zu verstehen, wie bizarr das ist. Ich bin alles andere als eine von diesen Frischluftfanatikerinnen. Für mich ist schon das Herbeiwinken eines Taxis eine anstrengende Übung. Ich bin ein einziges Mal im Leben zelten gefahren – da war ich sechs Jahre alt und konnte mich nicht davor drücken. Seitdem boykottiere ich jede Aktivität, zu der ich keinen Fön mitnehmen kann und die möglicherweise Spinnen einschließt. Trotzdem willigte ich ein, mir durchaus bewusst, dass selbst die am besten ausgerüstete Safari wahrscheinlich schlechte sanitäre Anlagen und Ungeziefer bedeutete. Die Euphorie, die auf einen Selbstmordversuch folgt, hat einen so großen Einfluss, dass alles möglich zu sein scheint, selbst Wanderstiefel.

Also sagte ich Ja. Ja zu Lisa, Ja zu Afrika, Ja zum Leben selbst.

In der Woche vor meiner geplanten Abreise nach Kenia hatte ich auf einmal eine wichtige einstweilige Verfügung am Hals, ein unvorhergesehener Gefallen für einen Seniorpartner. Mir blieb nichts anderes übrig, als die Sache zu übernehmen, was bedeutete, dass ich vor unserem Abflug fünf Tage lang Tag und Nacht durcharbeiten musste. Erschöpfung war meine geringste Sorge. Ich war vorher schon mit viel weniger Schlaf ausgekommen. Aber ich wusste, dass, wenn man manisch-depressiv ist, anhaltender Schlafentzug allerlei seltsame Dinge mit der Gehirnchemie anstellt. Manchmal führt er dazu, dass man in eine Depression stürzt; manchmal befördert er einen schnurstracks auf die Höhen der Manie. Auf jeden Fall verliert man auf irgendeine Weise sein inneres Gleichgewicht. Als ich dann an den langen Flug nach Afrika und die zahlreichen Zeitzonen dachte, war mir klar, dass ich das Schicksal herausforderte. Ich wusste bloß noch nicht, in welche Richtung.

Ich dachte, dass ich im Flugzeug schlafen würde, aber ich war viel zu überdreht, sowohl vor Aufregung als auch von fünf Tagen voll mit Koffein. Lisa neben mir schlief, und ich fragte mich, ob ich ihr sagen sollte: »Ach übrigens, ich bin manisch-depressiv, und es könnte gut sein, dass meine Gehirnchemie in allernächster Zukunft leicht verrückt spielt.« Aber dann begann unser Landeanflug, und der Zeitpunkt war verpasst.

Wir waren in Afrika. Mein Gehirn wurde von Euphorie überschwemmt, und alle Sorgen und Ängste schwanden dahin. Afrika! Es war genauso, wie ich es mir erhofft hatte. Zum ersten Mal im Leben konnte ich tatsächlich spüren, wie mein Brustkorb sich weitete, wenn ich Luft holte. Das Sonnenlicht durchdrang alles. Es sickerte durch meine Poren und durchtränkte meine Haut. An unserem allerersten Tag draußen auf Safari kam eine Elefantenfamilie aus den Hügeln herabgetrottet und spielte in dem Wasserloch keine fünf Meter von unserem Jeep entfernt. Ich konnte ihre ungeheuren, dröhnenden Tritte tief im Körperinnern spüren. Ich fing an zu weinen, ohne jeden Grund, außer dass ich so überaus glücklich war. Lisa sah mich besorgt an, aber ich winkte ab. »Es ist einfach so unsagbar schön«, sagte ich und weinte den ganzen Ausflug hindurch weiter. Zebra, Gazelle, weißes Nashorn, Gnu, jedes Tier förderte neue Tränen zutage.

Es waren die Löwen, die mich schließlich schafften. Sie waren so golden und so herrlich, es war alles zu viel. Zu viel Schönheit. Ich fing an zu schluchzen und konnte gar nicht mehr aufhören. Unser Führer blickte Lisa an, die bloß den Kopf schüttelte. Hatte ich die unsichtbare Grenze überschritten, die mich von »normalen« Menschen trennt?

Mir wurde bewusst, dass ich wahrscheinlich manisch war. Es summierte sich: Keiner der anderen Safari-Teilnehmer hatte beim Anblick von zwei bumsenden Geparden zu flennen angefangen. Niemand sonst stand andauernd auf in dem Jeep und gab große Erklärungen ab, beispielsweise: »Bestimmt hat Gott die Welt genau so gewollt.« Und niemand sonst verbrachte die ganze Nacht im Lager draußen in einem Liegestuhl, starrte in den afrikanischen Himmel und erwartete, dass die Sterne zu ihm sprachen. Aber die Manie zu erkennen ist eine Sache. Etwas dagegen zu tun ist etwas vollkommen anderes.

Ich könnte bei einigen meiner Medikamente die Dosis verdoppeln, dachte ich. Aber andererseits, wollte ich mir dieses Erlebnis wirklich entgehen lassen? Welcher Mensch, der noch recht bei Verstand war, würde auf die Gelegenheit verzichten, Afrika so intensiv zu erleben? Das hier war Gottes Land, und ich war Gottes Geschöpf. Wollte ich wirklich, dass eine Pille als Puffer zwischen uns fungierte?

Das Gefährliche an der Manie ist immer ihre Grandiosität. Allerdings weist Afrika einen immer in die angemessenen Schranken. Ich hatte das Gefühl, genau dort zu sein, wo ich hingehörte, ein winziger Fleck unter diesem unendlichen Himmel. Nein, so schloss ich von daher, es bestand keine Gefahr, dass meine Grandiosität außer Kontrolle geriet. Aber wahrscheinlich sollte ich, nur um sicherzugehen, meine Ehrfurcht und meine Überschwänglichkeit ein paar Grad herunterschrauben, um mich dem Rest der Gruppe anzupassen. Und anschließend würde ich Afrika selbst als Antipsychotikum wirken lassen: Ganz sicher würde es mich besser in Schach halten, als irgendeine Pille es jemals könnte.

Während der nächsten fünf Tage funktionierte das ganz gut. Ich mäßigte meine Reaktionen, ich unterdrückte meine Erklärungen, und Lisa und die anderen Touristen hörten auf, in meiner Nähe so besorgt zu tun. Aber so wunderbar meine Erfahrung bislang auch gewesen war, hatte es sich bei den Offenbarungen doch durchweg um Postkartenmotive gehandelt. Ich wollte mehr. Wie die Forschungsreisenden in den Jahrhunderten vor mir, war auch ich der Antworten wegen nach Afrika gekommen.

Unser Führer hatte uns für den letzten Tag der Safari ein Extravergnügen versprochen: Wir würden ein Massai-Dorf besuchen. »Das Wahre«, versicherte er uns. »Ganz besonders, ganz selten.« Dieses Dorf war normalerweise für Touristen nicht zugänglich, aber der Führer war durch Heirat mit einer Frau aus dem Stamm ein Verwandter und konnte uns Zutritt verschaffen. Schon lange vor unserer Ankunft konnten wir ihn riechen, diesen eigentümlichen beißenden und scharfen Geruch, der von der Ernährung der Massai von Ziegen- und Schaffleisch und dem mit Milch vermischten Blut ihrer Rinder herrührte. Dann tauchte eine dunstige schwarze Wolke am Horizont auf. »Das Vieh?«, fragte ich den Führer. »Nein. Die Fliegen.«

Ich dachte, dass er übertrieb, aber auf den letzten dreißig Metern vor dem Dorf mussten wir lauter sprechen, um uns angesichts des wütenden, summenden Schwarms Gehör zu verschaffen. Fliegen, wohin man sah. Und auch nicht unsere wohlerzogene amerikanische Stubenfliege. Diese Fliegen hier waren halb so groß wie meine Faust. Sie gingen auf einen los und klebten mit einer unbeirrbaren Zielstrebigkeit an ihrem Opfer, die bewundernswert war. Wir waren zahlenmäßig hoffnungslos unterlegen, aber dennoch wehrten wir uns klatschend, tretend und mit Karateschlägen, bis wir einen unsicheren Waffenstillstand erreicht hatten.

Die eingeborenen Massai jedoch schienen von den Fliegen nicht belästigt zu werden. Zuerst dachte ich, der ganze Stamm sei tätowiert; das heißt, bis die Tattoos anfingen, sich zu bewegen. Die Dorfbewohner ließen die Fliegen einfach über ihren ganzen Körper krabbeln, selbst in Nasen und Münder und wieder heraus, als wären sie eine zweite Haut. Durch den Sucher einer Kamera wäre das Ganze vielleicht pittoresk gewesen, aber ich war viel zu dicht dran, um es für irgendetwas anderes zu halten als das, was es tatsächlich war: ein grauenhafter Vorbote von Krankheit. Direkt unter den krabbelnden schwarzen Schichten waren Massen geröteter wunder Stellen, die nässten. Und vor allem die kleinen Kinder waren bedeckt mit großen, nässenden Geschwüren.

Solche Haut hatte ich, wenngleich in viel geringerem Maße, erst einmal gesehen, und zwar, als ich David zum letzten Mal besucht hatte. Zum Ende hin hatten sich die wundgelegenen Stellen auf seinem Rücken und Gesäß und an seinen Oberschenkeln stark entzündet, ohne dass Hoffnung auf Heilung bestanden hätte. Aber wenigstens waren sie mit Salbe und sterilen Mullverbänden bedeckt gewesen, und so unangenehm der sich an seiner Bettkante ausbreitende scharfe Ammoniakgeruch auch gewesen war, hatte es sich dennoch um einen Geruch gehandelt, den mein Verstand katalogisieren und einordnen konnte. Wohingegen dieser Gestank kein Pendant in meiner Erinnerung hatte. Hier roch es nur nach einem: nach Tod.

Eine Welle der Übelkeit überkam mich. Ich konnte die schwere Sahne und Butter schmecken, die der Koch an jenem Morgen für die Zubereitung meiner Rühreier verwendet hatte. Das Frühstück war vorzüglich gewesen. Das Essen am Abend zuvor war übrigens ebenfalls vorzüglich gewesen: die Tournedos Rossini, perfekt leicht angebraten; das Zitronensoufflé ein Wunder aus Zuckerwatte und Luft. Eigentlich war alles an diesem Ausflug vorzüglich gewesen – bis jetzt. Ich konnte spüren, wie meine Stimmung allmählich sank.

Welches Recht?, fragte ich mich. Welches eventuelle Recht hast du jemals gehabt, depressiv zu sein? Ich dachte an das Sprechzimmer meines Therapeuten und die Tausende von Dollar, die ich Jahr für Jahr dafür ausgab, über mein Leben zu jammern. Ich dachte an die Handvoll Antidepressiva, die ich jeden Morgen schluckte: Eine Pille allein kostete mich fast vierhundert Dollar im Monat. Dazu kam der Psychopharmakologe, den ich etwa alle sechs Wochen aufsuchte und der mit dreihundert Dollar pro Besuch zu Buche schlug. Alles zusammengenommen, waren die Kosten meiner Depression gigantisch, mehr als ausreichend, um mehrere Massai-Familien ein ganzes Jahr lang zu ernähren, unterzubringen und zu kleiden. Welches Recht, welches Recht?

Aber die Frage ging viel tiefer und beschränkte sich nicht auf die Kosten. Welches Recht auf eigene Verzweiflung hatte ich denn angesichts solchen echten Leidens vor mir? Ich blickte rundum auf die pockennarbigen Kinder, und alles, was ich denken konnte, war, dass ein sechsstelliger Lebensstil mich zum Selbstmord trieb.

Es ist chemisch, sagte ich mir. Ich habe es mir nicht ausgesucht, manisch-depressiv zu sein. Es entzieht sich ebenso meiner Kontrolle wie die Farbe meiner Haut oder mein Geburtsort. Auf irgendeiner ganz tiefen Ebene wusste ich, dass das logisch war und deshalb wahrscheinlich stimmte. Allmählich begann ich mich ein kleines bisschen besser zu fühlen.

Ein Zerren an meiner Bluse veranlasste mich, nach unten zu blicken. Ein kleines Mädchen, bis auf die mit Perlen besetzten Reifen in den Ohren vollkommen nackt, stand direkt vor mir. Ihr ganzer Körper war von wunden Stellen bedeckt. Doch die Kleine lächelte, ein Lächeln weit wie die Savanne und offen wie der Himmel. Und danach ergab die ganze Logik auf der Welt keinen Sinn mehr. Um gegen dieses Lächeln anzutreten, fehlten mir die Argumente.

Die einzige Frage, und ich wusste, es war die Frage, die zu stellen ich nach Afrika gekommen war, lautete nun: Warum? Ein Warum in all seinen gewaltigen Permutationen: Warum suchte die Plage dieses Dorf heim? Warum hatte mein lieber David sterben müssen? Und vor allem: Warum war ich manisch-depressiv? Oder vielleicht lautete die eigentliche Frage: Warum verdiente ich es, geistig gesund zu sein?

Ich rechnete absolut damit, dass etwas Verheerendes passieren würde – ein plötzliches Hochwasser, eine wilde Flucht, ein Heuschrecken-Sturm. Ich wartete. Nichts passierte. Am nächsten Morgen, der Ausflug war vorüber, flog ich von Afrika nach Hause.

Es dauerte Wochen, bis in meinen Träumen endlich nichts mehr summte und brummte. Eine Weile wusste ich mein Leben wirklich zu schätzen: Ich genoss jeden Geruch, hing jedem Sinneseindruck nach, staunte über alle leiblichen Genüsse. Dann veränderte sich unweigerlich meine Gehirnchemie, und meine Stimmung schlug wieder um in tiefste Verzweiflung. Afrika war offenbar kein Heilmittel für Depression. Es fügte meinem Leiden nur eine neue Schuldgefühl-Ebene hinzu.

Und ja, es war Leiden. Trotz all meiner Fragen an den afrikanischen Himmel glaubte ich, als die Depression schließlich wieder zuschlug, nicht nur, dass ich das Recht hatte zu leiden, sondern war auch der Ansicht, dass ich das Patent darauf besaß. Aber es würde Jahre dauern, bis ich jemals wieder versuchte, mich umzubringen. Jedes Mal wenn ich an Selbstmord dachte, tauchte plötzlich das Bild jenes kleinen Massai-Mädchens in meinem Kopf auf. Und noch immer konnte ich keine Gründe gegen dieses Lächeln anführen.

9.

Ich erwachte festgeschnallt auf einem Bett, bedeckt von dunkelgrauem Erbrochenen und mit dem dringenden Bedürfnis zu pinkeln. Der einzige Teil von mir, den ich bewegen konnte, war mein Kopf, und ich drehte ihn wild hin und her und suchte nach irgendeinem Hinweis darauf, wo ich sein könnte. Aber wie sehr ich mich auch dagegenstemmte, die schweren ledernen Fesseln, die mich aufs Bett drückten, wollten nicht nachgeben. Die Ränder der Gurte waren zerfetzt und ausgefranst, und je heftiger ich mich abmühte, desto tiefer schnitten sie in die empfindliche Haut meiner Handgelenke und Knöchel. Gute Folterstellen, die Innenseiten der Handgelenke und die Knöchel.

War ich in irgendein Unglück geraten? Einen Autounfall? Ein Erdbeben? Einen Brand? Vielleicht hatte ich schwere Verbrennungen. Das würde zumindest die Riemen erklären: Man wollte nicht, dass ich mir die Haut zerkratzte. Ich schloss die Augen und fing an zu weinen. Was für eine entsetzliche Sache, in so jungen Jahren verbrannt und verunstaltet zu werden. Ich schluchzte eine Weile aus Leibeskräften, aber niemand kam. Erschöpft schlief ich ein und träumte von Drachenhaut.

Als ich wer weiß wie viele Stunden später aufwachte (das Zimmer verfügte nur über ein Deckenlicht und keine Fenster), war der Harndrang so stark, dass ich in meiner Blase heftige, stechende Schmerzen verspürte. Wieder warf ich den Kopf hin und her, aber in meinem Blickfeld war niemand. Das Einzige, was ich diesmal bemerkte, war das recht sonderbare Aussehen der Wände. Sie hatten eine dicke, gesteppte Struktur, beinahe so, als ob sie ... gepolstert wären.

Welche Art von Verbrennungsopfer braucht denn ein gepolstertes Zimmer? Ich rätselte eine Weile, und dann kam ich drauf. Na, eines, das nicht bei Verstand ist, natürlich. Und dann kam alles wieder hoch: der schreckliche Anruf, gerade als ich mich fertig machte, um aus dem Haus zu gehen. Merkwürdig, dass das Telefon immer gleich klingelt, ganz egal ob es eine wunderbare Nachricht ist oder das Ende allen bekannten Lebens. Ich hörte die seltsam schrille Stimme des Arztes: »Tut mir leid, Ms. Cheney, aber es sieht so aus, als sei der Krebs Ihres Vaters weit über das hinaus metastasiert, was wir je erwartet haben. Es ist jetzt nur noch eine Frage von Monaten. Es tut mir aufrichtig leid für Sie.«

Ich brauchte sein aufrichtiges Bedauern wirklich. Ich brauchte jedermanns aufrichtiges Bedauern, weil ich diejenige war, die es meinem Vater würde sagen müssen. Der Arzt hielt es für besser so. Besser für ihn, zweifellos. Aber zuerst brauchte ich ein Valium. Oder zwei. Dafür waren sie ja schließlich da – für Zeiten, wo man aufrichtiges Bedauern braucht. Ich wartete, dass die Pillen wirkten, aber nach zehn Minuten zitterten meine Hände immer noch zu stark, um eine Haarbürste in die Hand zu nehmen. Also schluckte ich noch ein paar. Ich dachte nicht im Traum daran, meinem Vater eine Neuigkeit wie diese zu überbringen, ohne mir vorher die Haare ordentlich gekämmt und mich perfekt geschminkt zu haben. Daddy mochte ein makelloses, gepflegtes Äußeres. Er mochte mich bildhübsch.

Ich setzte mich aufs Bett und versuchte meine Rede zu proben, aber ich kam nicht weiter als bis zu »Daddy, es tut mir so leid«, bevor ich in Tränen ausbrach. Überhaupt, zum Teufel mit dem Valium; es half überhaupt nicht. Ich verfluchte mich selbst. Warum verließ ich mich auf die schwächste Waffe in meinem Arsenal? Ich ging zum Schrank und klaubte mehrere Hände voll Flaschen zusammen und verteilte sie auf dem Bett: Ativan, Librium, Klonopin, Xanax und Stelazin. In einer oder mehreren dieser Flaschen waren ganz sicher die Ruhe und der Mut drin, die ich für diese Aufgabe bräuchte.

Ich bin von Natur aus recht feingliedrig und zierlich, aber von meiner erstaunlichen Medikamentenverträglichkeit her würde man nie darauf kommen. Ich kann eine Pillenmenge schlucken, die einen ausgewachsenen Ackergaul umhauen würde, und meistens gähne ich nur, blinzle etwas schläfrig und frage, wann die nächste Dosis fällig ist. Deshalb sah ich keinen wirklichen Grund zur Sorge, als ich aus jeder dieser Flaschen eine Pille ausschüttete und alle fünf auf einmal einwarf. Zwanzig Minuten später spürte ich noch immer nichts, obwohl ich anscheinend meinen Lippenstift beim besten Willen nicht dazu bewegen konnte, einen geraden Strich zu machen. Er irrte meine Lippenlinie hoch und weiter auf meine Wangen. Ich rieb heftig an den verirrten knallroten Flecken herum, erreichte damit aber lediglich, sie weiter in mein bereits verschmiertes Rouge zu schmieren.

Hellrote Wangen, geschwollener Mund und leicht glasige Augen, das war definitiv nicht das Aussehen, auf das ich stand. Ich sah aus wie ein ziemlich benebelter Clown, und mein Vater hasste Clowns. Langsam geriet ich in Panik. Was, wenn es mir nie wieder gelang, hübsch zu sein? Ich hatte von Leuten gehört, deren Haare durch einen Schock über Nacht grau geworden waren. Vielleicht ist es auch möglich, plötzlich hässlich zu werden. Ich betrachtete all die auf dem Bett verteilten Flaschen. Ein oder zwei weitere Dosen konnten mit Sicherheit nicht schaden. Nur um diese Panik ein wenig zu lindern. Nur um meinen verworrenen Gedanken eine Richtung zu geben. Sobald ich dann etwas ruhiger wäre, würde ich zu meinem Vater rüberfahren und ihm die Neuigkeit eröffnen. Aber erst dann. Jetzt auf jeden Fall noch nicht. Ich schuldete ihm mehr als Ruhe. Ich schuldete ihm Gelassenheit.

Auf der Suche nach Gelassenheit spülte ich mit einem großen Glas Orangensaft die nächsten zehn Pillen hinunter, wobei ich mir dachte, dass ich wahrscheinlich etwas im Magen haben sollte, damit sie sich besser auflösten. Ich konnte mich nicht erinnern, wann ich das letzte Mal etwas gegessen hatte – heute Morgen? Gestern? Vorgestern? Na und? Essen war nur eine weitere Sache, die früher wichtig gewesen war, mir heute aber nichts mehr bedeutete. Essen, Sex, Bücher, Filme – all diese verlässlichen kleinen Freuden des Lebens erschienen mir jetzt irgendwie absurd und trivial. Zu beobachten, wie die Augen meines Vaters flatterten und sich schlossen, wenn das Morphium endlich anschlug: *das* war Freude.

Auf dem Fieberthermometer 37 Grad abzulesen: Das war Verzückung.

Ich wusste, dass längere Appetitlosigkeit gewöhnlich ein verlässlicher Indikator dafür ist, dass ich manisch bin, aber das war im Augenblick ganz sicher nicht der Fall. Auf einer Skala von eins bis zehn lag meine momentane Stimmung bei minus fünf. Aber wer wäre unter diesen Umständen nicht depressiv gewesen? Klar, ich war insgeheim selbstmordgefährdet. Ich sehnte den Tod herbei. Ich träumte mit offenen Augen davon, in meiner Freizeit dachte ich an nichts anderes. Aber ich hatte nicht die Absicht, meinen Fantasien nachzugeben – noch nicht, nicht solange Daddy noch lebte. Er brauchte mich. Ich liebte ihn. So einfach war das.

Als ich die nächste große Handvoll Pillen hinunterkippte, hatte die Geste von daher nichts Selbstmörderisches. Ich hatte die letzte Dosis schlicht vergessen. Ich spürte endlich einen ersten Anflug von Gelassenheit – eine Wärme in den Zehen, ein angenehmes Summen in den Ohren –, und ich wollte den Prozess einfach beschleunigen. Aber als ich ging, um den Orangensaft wegzustellen, neigten sich Decke und Fußboden mit einem Mal in merkwürdigen Winkeln, und das Nächste, was ich wusste, war, dass ich flach auf dem Linoleum lag. Es tat gut, die kalten, glatten Fliesen an meinen geröteten Wangen zu spüren. Während ich so dalag, dämmerte mir, dass ich eigentlich glücklich war, glücklicher, als ich es seit Monaten gewesen war. Ich wusste, da war etwas, das ich tun sollte, etwas Wichtiges, an das ich mich erinnern sollte, aber mir fiel beim besten Willen nicht ein, was es war. Alles, was wirklich zählte, war das Hier und Jetzt: der kalte Kuss des Linoleums, das beruhigende Lied des Kühlschranks. Ich schloss die Augen und war im Begriff einzuschlafen, als das Telefon klingelte und mich wachrüttelte.

Das Telefon klingelte nicht mehr sehr oft, außer wenn es eine Neuigkeit von den Ärzten war. Je kränker Daddy und je depressiver ich wurde, desto mehr zog ich mich von der Welt, die ich gekannt hatte, zurück. Meine Freunde meinten es gut, aber ihre Sympathiebekundungen bewirkten lediglich, dass ich mich noch einsamer fühlte. Irgendwie fanden sie nie ganz die passenden Worte, und irgendwie waren sie nie nahe genug. In Wahrheit waren die Fronten längst abgesteckt: Mein Vater und ich gegen den Rest der Welt. Für noch jemanden war da kein Platz.

Das Telefon klingelte weiter, und ich versuchte aufzustehen, aber die Knochen in meinen Beinen waren zu Brei geworden und wollten mein Gewicht partout nicht mehr tragen. Also kroch ich auf Händen und Knien über den Küchenboden und ins Schlafzimmer. Als ich nach dem Telefon greifen wollte, merkte ich, dass meine Hand noch immer ziemlich heftig zitterte.

»Hallo?«, murmelte ich. Ich konnte die Wörter nicht recht enträtseln, aber die Stimme erkannte ich sofort. Es war mein Ex-Freund Jeff, und er tätigte gerade einen seiner allgegenwärtigen Kontrollanrufe von der Ostküste zur Westküste. Seit vor mehreren Monaten bei meinem Vater Krebs diagnostiziert worden war, hatte Jeff angefangen, mich zu den merkwürdigsten Zeiten anzurufen, nur um sich zu vergewissern, dass ich noch lebte und in der Lage war, ans Telefon zu gehen. Es war nett, und ich wusste die Geste wirklich zu schätzen, aber just in diesem Moment hatte ich keine Lust zu reden. Ich hatte Lust, zum Küchenboden zurückzukriechen und dem Kühlschrank zuzuhören, wie er seinen lieblichen Choral sang. Genau das erklärte ich dem Hörer so klar und deutlich, wie ich konnte. Jeff erzählte mir später, es habe sich angehört wie ein einziges besoffenes Lallen von Vokalen ohne einen einzigen Konsonanten.

»Hast du heute Abend irgendwelche Medikamente genommen?«, fragte er mich, und aus irgendeinem Grund fand ich diese Frage so saukomisch, dass ich loslachte und mich nicht mehr einkriegte. Ich musste lachen, bis mir die Tränen übers Gesicht liefen. Als ich die Hand hob, um sie wegzuwischen, erinnerte ich mich plötzlich an andere Tränen, aus Zeiten, die nicht so komisch gewesen waren. Ich fing richtig an zu weinen. »Nein!«, schrie ich. »Ich erinnere mich nicht, und du kannst mich nicht zwingen!« Dann knallte ich den Hörer so energisch auf, wie ich konnte, so fest, dass ich ihn tatsächlich zerbrach. Aus irgendeinem Grund fand ich auch das genauso komisch, und sofort lachte ich wieder, lachte, bis ich schluchzte – achtete diesmal aber darauf, die Tränen nicht zu berühren.

Und anscheinend kam es so dazu, dass die Sanitäter gerufen wurden. Ich kann mich nur noch erinnern, dass ich danach eine weitere große Handvoll Pillen schluckte, eine doppelte Handvoll diesmal, weil ich endlich anfing, die Wirkung zu spüren, und die Wirkung kam mir verdammt gut vor. Dann kroch ich zurück zum Kühlschrank, streichelte die kalten Fliesen und wusste nichts mehr, bis ich aufwachte und verständnislos auf gepolsterte grüne Wände starrte.

Eine hinter der Polsterung verborgene Tür öffnete sich plötzlich, und ein ganzer Trupp von Personen in weißen Kitteln trat ein. Ungefähr fünfzehn, schätzte ich auf einen Blick, zwölf Männer und drei Frauen. Einige der jüngeren Weißkittel hielten sich etwas zurück, sodass ich vermutete, dass es sich lediglich um Studenten oder Assistenzärzte handelte. Ein älterer Herr mit kurzem, angegrautem Bart trat mit einer Akte und einem Stift an mein Bett heran und fing an, Fragen zu schnauzen. Ob ich wüsste, wie ich heiße. Ob ich wüsste, wo ich sei. Ob ich wüsste, wer der Vizepräsident der Vereinigten Staaten sei. An dieser Stelle unterbrach ich ihn und erklärte zaghaft, dass ich wirklich dringend pinkeln müsste. Ich würde ihm gern alle Informationen geben, die er wollte, einschließlich der Namen sämtlicher Kabinettsmitglieder, wenn er mich nur zuerst die Damentoilette aufsuchen ließe.

Er lutschte an dem Stift und studierte die Akte. »Nein, wir können Ihre Gurte nicht jetzt schon lösen«, sagte er. »Wir halten Sie für stark selbstmordgefährdet.«

»Sie glauben, das war ein Selbstmordversuch?«, fragte ich lachend. »Glauben Sie mir, wenn ich versuchen wollte, Selbstmord zu begehen, würde ich sehr viel mehr schlucken als bloß ein paar Hände voll Pillen. Ich würde ganze Flaschen voll schlucken, Dutzende, und ich würde alles mit Literweise Tequila hinunterspülen. Bis jetzt habe ich auch nicht annähernd genug Pillen aufgespart, um es richtig zu machen. Und ich habe immer nicht rausgekriegt, wie man eine ordentliche Schlinge macht, oder die passende Plastiktüte gefunden, um sie mir über den Kopf zu ziehen ...«

Ich verstummte, als ich bemerkte, dass mehrere der jüngeren Weißkittel wie wild in ihre kleinen Notizbücher kritzelten. Der Rest von ihnen starrte mich einfach nur mit offenem Mund fasziniert an, als wäre ich eine echte lebende Laborratte, der plötzlich die Gabe zu sprechen gewährt worden war. Ich spürte, dass meine Einwände aussichtslos waren. Auf den alten Dr. Graubart hatten meine Worte jedenfalls nicht die gewünschte Wirkung. Er drehte sich einfach um und wandte sich an sein Gefolge: »Beachten Sie den Versuch, durch Übertreibung zu überzeugen«, sagte er. »Das ist typisch für die Grandiosität, die bei akuter Manie auftritt.«

Ich war nicht manisch, aber was spielte das für eine Rolle? »Doktor«, sagte ich. »Ich bin absolut bereit, manisch oder hypomanisch oder zyklothymisch oder sonst etwas zu sein, das erforderlich ist, um diese Fesseln loszuwerden. Aber könnten Sie bitte zuerst eine Schwester rufen, die mich zur Toilette begleitet?«

Er legte den Kopf schief und starrte mich an. »Sind Sie bereit zuzugeben, dass Sie versucht haben, Selbstmord zu begehen?«

Ich holte tief Luft, dann atmete ich langsam aus. »Nein, tut mir leid«, entgegnete ich. »Aber es stimmt einfach nicht. Ich gebe gern zu, dass ich mich verschätzt habe, aber ich habe nicht versucht, mich umzubringen. Sie müssen verstehen: Im Augenblick ist es für mich eine Ehrensache. Ich kann mich nicht umbringen, weil mein Vater mich braucht. Sehen Sie, er ...«

»Dann habe ich keine andere Wahl, als eine vierzehntägige Einweisung anzuordnen«, erwiderte er. »Sie werden fürs Erste hier in der geschlossenen Abteilung bleiben müssen. Vielleicht können Sie in ein paar Tagen, wenn wir eine Besserung feststellen, auf die Bettenstation verlegt werden. Wir müssen einfach abwarten.«

Er schrieb schnell ein paar Bemerkungen auf die Krankenakte, bevor er sie dem jungen Mann reichte, der neben ihm stand. »Sorgen Sie dafür, dass sie sofort das Hardol bekommt«, sagte er. »Und Thorazin nach Bedarf.«

Er drehte sich um und ging aus der Tür, während die Weißkittel sich in seinem Kielwasser drängelten.

Ich starrte auf die Stelle, wo einmal die Tür gewesen war. Jetzt war es eine nahtlose, gesteppte grüne Fläche. Dann hörte ich es: eine unheilvolle Serie von Klicks, das unverkennbare Konzert von Schloss und Riegel. Instinktiv begann ich, mich hin und her zu werfen. Ich wand mich, ich krümmte mich, ich versuchte mich loszureißen, aber vergeblich. Die Luft wurde immer dünner, und ich konnte nicht ein einziges Mal vernünftig Luft holen. Ohne Zweifel stand ich unmittelbar vor einer ausgewachsenen Panikattacke, aber ironischerweise kam mir meine platzende Blase zu Hilfe. Ich konnte an nichts anderes denken – außer, paradoxerweise, an rauschende Bäche, sprudelnde Brunnen und tosende Wasserfälle.

Gib einfach auf und mach, forderte mein Körper. Aber ein winziger Teil meines Geistes wehrte sich, und ich wusste, er hatte recht. Hier ging es um mehr als bloß darum, mein Bett einzunässen. Die größte Herausforderung einer psychischen Krankheit ist stets, obwohl alles so hundertprozentig gegen einen spricht, sich ein gewisses Gefühl der Würde zu bewahren. Aber meinem Körper war das schnurz: Er wollte einfach nur pinkeln. Ich versuchte so laut zu schreien, wie ich konnte, eine ganze Kette dringender Appelle, von »Schwester!« über »Pfleger!« bis zum schlichten alten »Hilfe!«, aber niemand kam. Ich erwog ernsthaft, »Feuer!« zu brüllen, aber diese Grenze wollte die Anwältin in mir partout nicht überschreiten.

Ich ließ mich auf das Kissen zurückfallen und seufzte. »Es ist bloß dein Körper«, beruhigte ich mich leise. »An deinen Verstand sind sie nicht herangekommen. Deine Seele besitzen sie nicht. Du bist noch unversehrt. Du wirst einfach nur ein bisschen nasser sein, das ist alles.«

Ich holte tief Luft, dann lockerte ich meine Muskeln. Der

Urin schoss in rhythmischen Schüben heraus, kräftige, pulsierende Kontraktionen, die sich allmählich zu einem warmen, stetigen Strahl und dann zu einem scheinbar endlosen Tröpfeln abschwächten, bevor sie schließlich seltener wurden und ganz aufhörten. Ich blickte erstaunt nach unten. Wer hätte gedacht, dass mein Körper so viel Flüssigkeit halten könnte?
Ich war pitschnass von der Taille bis zu den Zehen, und das Bettlaken war nicht einfach nur feucht, es war klatschnass. Befreit von der Last, hatte ich ein Gefühl, als schwebte mein Körper. Mein Verstand hing irgendwo in der Nähe der Decke, merkwürdig distanziert von dem triefnassen Anblick, den ich, unter dem Laken festgeschnallt, bot. Dann schlief ich zu der Melodie des vom Bett auf den Boden plätschernden Urins ein.

Ich erwachte von einem grellen Licht, das mir direkt in die Augen schien. »Wachen Sie auf!«, schimpfte eine Stimme irgendwo hinter dem Licht. »Sehen Sie nur, was Sie getan haben. Ist das etwa schön?« Ich gewahrte den verschwommenen Umriss einer korpulenten Frau. Sie deutete mit einer Taschenlampe auf das triefende Bettlaken. »Schön nicht, aber notwendig«, sagte ich. »Ich habe versucht –«

»Ich habe versucht, ich habe versucht«, äffte sie mich mit einer hohen, gereizten Stimme nach. »Das sagen sie alle. Nun, wir werden uns einfach ein bisschen mehr anstrengen beim nächsten Mal, nicht wahr?« Dann zog sie mit einer einzigen schnellen, geschickten Bewegung das Laken vom Bett. Das Ende klatschte mir direkt ins Gesicht, und ich wollte gerade aufschreien, fing mich aber rechtzeitig. Nicht jetzt, nicht vor ihr. Ich setzte eine andere Miene auf, um so reuig auszusehen, wie ich konnte. »Tut mir leid, dass ich Ihnen so viel Ärger gemacht habe«, sagte ich. »Aber haben Sie eine Ahnung, wann man mir diese Fesseln abnehmen wird?«

»Das ist nicht meine Aufgabe«, erwiderte die Schwester. »Ich soll Ihnen bloß die Medikamente geben – und die Schweinerei sauber machen«, fügte sie angewidert hinzu. Das Nächste, was ich wusste, war, dass sie mir eine Spritze in den Arm verpasst hatte.

»Aber warten Sie«, sagte ich, während ein warmes, komisches Gefühl meine Adern zu durchströmen begann. »Ich bin mir sicher, hier muss irgendein schrecklicher Irrtum passiert sein. Ich wollte mich nie um ... – « Aber noch bevor ich das Wort beenden konnte, war ich in einen merkwürdigen, wirren Schlaf gesunken, der mir wundersamerweise vorkam, als würde ich ertrinken.

Als ich das nächste Mal wach wurde, war es von Dr. Graubart, der mich mit seinem Stift an der Schulter stupste. Ich sah an ihm vorbei: Ja, die Weißkittel waren ebenfalls vollzählig versammelt. »Also, wollen Sie jetzt zugeben, dass Sie versucht haben, sich umzubringen?«, fragte er mich.

Ich blickte nach unten und bemerkte, dass zwar das Bettlaken gewechselt worden war, ich aber noch immer auf derselben urindurchtränkten Matratze lag. Das gab für mich den Ausschlag.

»Na schön, Herr Doktor, ich geb's zu. Ich hab versucht, mich umzubringen«, sagte ich. »Kann ich jetzt aus diesen Riemen heraus?«

Ich könnte schwören, dass ein flüchtiges Lächeln über das Gesicht des Arztes huschte. Er zog einen großen Schlüsselbund aus der Tasche und hantierte einen Moment mit den Schlüsseln herum, bis er den passenden für meine Manschetten fand. Ich habe nie ein melodischeres Geräusch gehört als die vier aufeinander folgenden Klicks, die meine Freilassung ankündigten. Ich klatschte in die Hände vor lauter Freude und zappelte mit den Beinen in der Luft. Zum Teufel mit der Würde, nur für den Moment. Ich war frei! Ein paar von den Weißkitteln ganz weit hinten fingen an zu kichern. Dr. Graubart brachte sie mit einem einzigen Stirnrunzeln erfolgreich zum Schweigen.

»Nun, junge Dame, da Sie kooperiert haben, kann Ihre Behandlung endlich beginnen«, sagte er. »Wir werden Sie auf die Bettenstation verlegen. Sie werden dort andere treffen, die genau die gleichen Probleme haben wie Sie. Ich bin mir sicher, dass Ihnen das gefallen wird.«

Nach Kräften bemüht, mich nicht durch meine Augen zu verraten, lächelte ich und fragte: »Wenn ich mich gut erhole auf der Bettenstation, können wir dann noch einmal über die vierzehntägige Einweisung reden?«

Er lächelte nicht zurück, aber die Stirn runzelte er andererseits auch nicht. »Wir werden sehen«, war alles, was er sagte, dann steckte er seinen Stift in die Hemdtasche und ging hinaus, sein Gefolge ihm dicht auf den Fersen.

»Wir werden sehen.« »Wir werden sehen.« Was zum Teufel bedeutete das? Bei meiner Mutter hatte es früher immer Nein bedeutet, bei meinem Vater immer Ja. Ich konnte nicht entscheiden, welcher elterlichen Gestalt der Doktor stärker ähnelte. Und vermutlich spielte es auch keine Rolle. Der Punkt war, dass ich das Kind war. Ich rollte mich zu einer festen kleinen Kugel zusammen und saugte behutsam an der wunden, entzündeten Haut an den Innenseiten meiner Handgelenke.

Angesichts der vielen Vorschriften und der regelmäßig angesetzten Aktivitäten kam ich mir auf der Bettenstation genauso vor wie auf der Grundschule. Es gab knallbunte Perlen aufzufädeln und Keramikgefäße zu bemalen, Decoupage-Papier und Puzzlespiele – jede Menge Puzzlespiele. Irgendwo zwischen Spiel und Spaß hineingezwängt war die »Gruppe«. Jedenfalls nannten wir es so, »Gruppe«. Therapie würde ich es nicht nennen, weil in diesen beengten, stickigen Räumen nicht viel passierte, was heilenden Charakter hatte. Jemand schluchzte. Jemand anderes redete dauernd über seine Mutter. Niemand redete über das Hier und Jetzt, über die unerträgliche Wahrheit dessen, wo wir waren und was wir voneinander hielten. Meist kämpften wir gegen die Benommenheit an, während wir ein Gähnen von zu vielen Medikamenten unterdrückten und auf unseren Stühlen zuckten und zappelten wie unruhige Sechsjährige.

Vor lauter Vorschriften, die sie mir bei der Anmeldung ausgehändigt hatten – es waren Dutzende vervielfältigter Seiten –, hatten sie vergessen, mir die wichtigste zu verraten: Starre niemals jemanden an, der an paranoider Schizophrenie leidet.

Hinter diese Grundregel kam ich bereits an meinem allerersten Tag auf der Station, als ich den Fehler machte, Chuck anzustarren, einen großen, kräftig gebauten jungen Mann mit silberblondem Haar und der weißesten Haut, die ich jemals gesehen hatte. Extrem blasse Menschen haben mich von Natur aus schon immer interessiert, da ich als Rotschopf mein ganzes Leben damit zugebracht habe, meine Blässe zu verteidigen.

Wir saßen in der Cafeteria, an den entgegengesetzten Enden eines langen Metalltisches, als Chucks gewaltiger Arm plötzlich über die ganze Länge des Tischs langte, vorbei an den anderen Speisenden, vorbei an den Tabletts und Tassen und allerlei Geschirr. Er packte meinen Styroporbecher mit Cola und zerquetschte ihn langsam in seiner Faust. Braune Flüssigkeit spritzte überallhin und landete nicht bloß auf mir, sondern auch auf mehreren der anderen Leute, die an dem Tisch saßen. Niemand sagte ein Wort, außer Chuck, der mich starr ansah, während seine Finger meiner Cola den Garaus machten.

»Was glaubst du eigentlich, was du da anguckst?«, knurrte er.

»Absolut gar nichts«, antwortete ich schnell.

»Wenn ich dich noch mal beim Gucken erwische ...« Seine Finger beendeten den Satz für ihn, als sie die zerdrückten Überreste meines Bechers auf den Tisch fallen ließen.

Ich wendete sofort die Augen ab, aber man wusste kaum, wo man hinsehen sollte, weil vier der anderen sechs Patienten ebenfalls schizophren waren. Zum Glück gab es auch zwei Zwangsneurotiker, die es nicht zu stören schien, wenn mein Blick zufällig auf ihnen ruhte. Aber die Wahrheit war, dass es mir nicht sonderlich gefiel, sie anzusehen. Einer war ein Schnippler oder vielmehr ein Abknibbler, um genau zu sein. Er hatte sich jeden unbedeckten Zentimeter Haut abgerieben und knibbelte und kaute wie wild an den Wunden herum. Der andere war eine junge Frau, die hübsch hätte sein können, wären da nicht die kahlen Stellen, die ihren Schädel übersäten, und das völlige Fehlen jeglicher Wimpern oder Brauen gewesen. Doch das hielt sie nicht vom Auszupfen ab. Zupf, zupf,

zupf, zupf, den lieben, langen Tag, begleitet von einem beinahe lustvollen Stöhnen der Befriedigung jedes Mal, wenn es ihr gelang, sich ein Haar auszureißen.

Natürlich kannte ich den klinischen Ausdruck dafür: Trichotillomanie. Aber meine tolle Bildung nutzte mir jetzt überhaupt nichts. Hier gab es niemanden zu beeindrucken. Ich war hier drin genauso isoliert wie in der Welt draußen. Den Klinikärzten, die meinem Fall zugewiesen waren, traute ich mich nicht, allzu viel zu sagen, aus Angst, nie wieder das Tageslicht zu erblicken. Und mit den Patienten zu reden traute ich mich auch nicht, weil sie mir nicht wie echte Menschen vorkamen. Sie kamen mir vor wie wandelnde Diagnosen, und, ganz ehrlich, sie jagten mir schreckliche Angst ein. Ich gehörte nicht hierher, und ich war ganz gewiss nicht eine von ihnen – noch nicht, und ich wollte, dass das so blieb.

Ich hatte keine Besucher, absichtlich nicht. Als man mir nach ein paar Tagen Aufenthalt auf der Station endlich gestattete, ein Telefon zu benutzen, rief ich nur zwei Leute an: meinen Vater und Jeff. Daddy war natürlich zu krank, um zu kommen, und zu sehr mit Medikamenten vollgepumpt, um zu begreifen, was geschehen war. Ich erzählte ihm schließlich, dass ich im Urlaub sei, eine Vorstellung, die er noch verstand. Ich überlegte, ob ich ein paar andere Leute anrufen sollte, aber um ehrlich zu sein, schämte ich mich zu sehr, um mich ihnen in dieser Verfassung zu zeigen, wie ich unter dem Einfluss von Thorazin in muffigen alten Krankenhaus-Latschen über den Flur schlurfte. Ich wartete besser, bis ich wieder zu Hause war und alles in eine Geschichte verwandeln konnte.

An Stoff mangelte es wahrlich nicht. Der jüngste Neuzugang auf der Station war ein bärtiger junger Mann Anfang dreißig mit stechenden blauen Augen. Ich hoffte auf einen weiteren Manisch-Depressiven, aber sobald er den Mund aufmachte, wusste ich, dass mir eine vollkommen andere Diagnose bevorstand.

»Hallo«, sagte er. »Ich bin Jesus Christus. Du kannst Jesus zu mir sagen. Oder Herr, wenn dir das lieber ist.«

»Herr was?«, fragte ich in einem lahmen Versuch, komisch zu sein. Ich meine, das musste ein Witz sein, oder? Jesus Christus in einer Irrenanstalt. Was für ein Klischee!

»Na, Herr Gott natürlich«, sagte er mit verblüfftem Stirnrunzeln. »Oder bist du vielleicht Jüdin? Wenn ja, ist es okay, wenn du mich einfach Christus nennst.«

»Nein, ich bin schon als Katholikin geboren und erzogen worden«, sagte ich ihm.

»Dann hättest du niederknien müssen, als du hereinkamst«, ermahnte er mich. Er machte in der Luft schnell das Kreuzzeichen. »Diesmal vergebe ich dir noch«, sagte er. »Aber sieh zu, dass es nicht wieder vorkommt.« Dann sah er mich mit diesen Laserstrahl-Augen an, und ein plötzlicher Schauer ergriff mein Herz. Was, wenn Jesus tatsächlich heute lebte – würde er am Ende genau hier landen? Es gibt einen sehr feinen, gelegentlich unsichtbaren Unterschied zwischen charismatisch und verrückt.

Aber unser Jesus schien ziemlich harmlos zu sein, solange man nicht vergaß niederzuknien, wenn man sich ihm näherte. In so einem Fall brach er in Gebrüll aus – eine Folge unheimlicher, schriller, rhythmischer Schreie –, und er pflegte erst aufzuhören, wenn die beleidigende Partei sich hinkniete oder eine Schwester ihm ein Beruhigungsmittel verabreichte, je nachdem, was zuerst kam. Aber war er erst einmal beschwichtigt, nahmen seine Augen wieder ihr altes klares Blau an, sein Gesicht entspannte sich zu einem seligen Lächeln, und er spazierte weiter durch den Raum und erteilte allem auf seinem Weg den Segen: den Patienten, den Sesseln, der Kaffeemaschine, den Puzzlespielen.

Ein Wort zu diesen Puzzles. Mindestens ein Dutzend davon stapelte sich auf den Tischen, wo sie darauf warteten, zusammengesetzt zu werden, und ungefähr ein Dutzend weitere waren in verschiedenen Stadien der Fertigstellung auf dem Fußboden ausgebreitet. Wir wurden energisch angehalten, ja sogar gedrängt, daran zu arbeiten. Puzzlespiele waren, wie ich später erfuhr, eigentlich überhaupt keine Puzzlespiele. Sie galten als »Beschäftigungstherapie«, und für das Privileg, mit ihnen spielen zu dürfen, wurden mir dreihundert Dollar die Stunde berechnet.

Aber die Wahrheit war, ich langweilte mich derart zu Tode, dass ich dankbar war für alles, was mich auch nur im Entferntesten beschäftigt hielt. Deshalb stürzte ich mich auf die Puzzles. Mir war egal, was das Bild am Schluss darstellen sollte: ein englisches Bauernhaus, einen ägyptischen Pharao, den Mount McKinley, van Goghs *Sternennacht*, einen Sonnenaufgang über Montebello oder einen Sonnenuntergang über Malibu. Es war nicht wichtig, ich setzte sie alle zusammen. Oder versuchte es zumindest. Aber von jedem Puzzle ohne Ausnahme fehlte stets eine Handvoll Teile. Und wenn man am Anfang nicht schon verrückt war, dann war man es mit Sicherheit, wenn man fertig wurde – oder vielmehr nicht fertig wurde. Für eine leidenschaftliche Perfektionistin wie mich war es die absolute Qual. Für die Zwangsneurotiker, die nicht aufhören konnten zu versuchen, dasselbe falsche Teil immer und immer wieder einzupassen, grenzte es an Misshandlung.

Kleine Dinge wie ein fehlendes Puzzleteil sind wichtig, wenn man seine Umgebung nicht mehr unter Kontrolle hat, wenn jede Entscheidung für einen getroffen wird, angefangen bei dem, was man isst, über das, was man anzieht, und die Zeit, wann man schläft, bis zu der Frage, mit wem man Umgang haben darf. Ich stellte fest, dass ich mein im Entstehen begriffenes Werk eifersüchtig hütete. Es war mein eigener kleiner autonomer Bereich, wie mangelhaft und unvollendet auch immer. Trotz all meiner Bemühungen, die perfekte Geisteskranke zu sein, verlor ich eines Tages sogar beinahe die Fassung, als ich in das Puzzle-Zimmer kam und feststellte, dass einer der Schizophrenen eine Eiskappe von meinem Mount McKinley aß. »Was zum Teufel glaubst du eigentlich, was du da machst?«, fragte ich nach und vergaß, dass man einem Schizophrenen niemals direkt gegenübertreten sollte. Es aktiviert all seine gut funktionierenden Alarmvorrichtungen. »Ich hatte Durst«, erwiderte er, und ich war so bezaubert von dieser Alice-im-Wunderland-Logik, dass ich lächelte und ihm noch ein großes Stück abbrach.

Ein Lächeln war schwer zu kriegen auf der Station. Ich war schon sieben Tage da, und die Male, wo ich gelächelt – das heißt, wo ich echt gelächelt – hatte, konnte ich an den Fingern einer Hand abzählen. Ich strahlte übers ganze Gesicht, wenn ich mit den Ärzten zu tun hatte. Ich schätzte, die einzige Möglichkeit, der vierzehntägigen Einweisung zu entrinnen, bestand darin zu behaupten, ich hätte eine plötzliche Offenbarung gehabt, sodass ich jedes Mal, wenn ich mich mit ihnen traf, ganz erleuchtet war von meiner jüngst entdeckten Wertschätzung des Lebens. Da ich jedoch selten zweimal hintereinander mit demselben Arzt sprach, war schwer einzuschätzen, was ich für einen Gesamteindruck machte. Aber einmal bekam ich zufällig mit, wie sie draußen auf dem Flur über mich redeten. »Ausgezeichnete Einsicht«, sagte einer von ihnen. »Starke Motivation.« »Selbst auferlegte Integration.«

Ich war mir nicht ganz sicher, was dieser letzte Ausdruck bedeutete, aber ich dachte mir, dass jede Art von Integration wahrscheinlich gut war. Also, bei allem was recht und billig war, warum wurde meine vierzehntägige Einweisung nicht aufgehoben? Noch sieben Tage. Es war unmöglich, sich sieben weitere Tage mit perlenverzierten Leder-Mokassins, bedrohlichen Albinos und schreienden Messiassen, mit nicht enden wollenden leeren Stunden tagsüber und mit Nächten, in denen man bis zur Besinnungslosigkeit unter Betäubungsmitteln stand, vorzustellen. Ich sollte jetzt eigentlich bei meinem Vater sein, dachte ich, und ein verzweifelter Schmerz durchfuhr mich. Noch weitere sieben Tage, und ich war mir sicher, dass meine geistige Gesundheit an all diesen Wänden explodieren und sich aufs Angenehmste mit der scheußlichen grünen Tapete vermischen würde.

Zum ersten Mal, seit ich im Krankenhaus gelandet war, sehnte ich mich nach dem lähmenden schwarzen Nichts, das auf meine nächtliche Spritze folgte. Ich konnte es nicht mehr ertragen, weiter so zu tun, als schmiedete ich Pläne und arbeitete an meiner Befreiung, wo die Wahrheit war, dass ich auf einer Psychostation festsaß und es verdammt noch mal nichts gab, was ich dagegen tun konnte. Es spielte keine Rolle, dass ich im Laufe der Jahre erfolgreich zahllose Bürgerrechtsprozesse geführt hatte, darunter einen, der bis zum Obersten Bundesgericht gegangen war. Dies hier war kein Gerichtssaal. Dies hier war nicht einmal das richtige Leben. Dies hier war Kafka-Land, wo in allen Puzzles Teile fehlten.

Am nächsten Morgen wachte ich früh auf und war ausgesprochen depressiv. Ich hoffte, dass an diesem Tag keine Arztgespräche anstanden. Es würde schon schwer genug werden, gegenüber den übrigen Patienten die Formen der Höflichkeit zu wahren, ganz zu schweigen von dem Versuch, mit frischem Tatendrang und neu entdeckter Entschlossenheit zu glänzen, während ein begriffsstutziger Weißkittel sich Notizen machte. Ich blickte in den Spiegel, streckte meinem Spiegelbild die Zunge heraus und fuhr mir mit einem Kamm halbherzig durch die Haare. Dann schlurfte ich den Flur hinunter, um die übrigen Patienten beim Frühstück zu treffen.

Nur zwei andere waren zu diesem Zeitpunkt im Speisesaal: Jesus Christus und Chuck. Ich wendete den Blick geflissentlich von Chuck ab, während ich einen raschen Hofknicks in die Richtung von Christus machte, der zu dieser frühen Stunde hoffentlich als Kniefall genügen würde. Anscheinend tat er das, denn Jesus Christus kam herbeigeflitzt und forderte mich auf, ihnen Gesellschaft zu leisten. Ich hätte lieber allein gegessen, aber ich wollte nicht unhöflich sein – beziehungsweise, was wichtiger war, nicht als unhöflich wahrgenommen werden, vor allem nicht von Chuck. Also nahm ich mir eine Tüte Milch und eine Packung Cheerios und setzte mich zu den beiden an den Tisch.

Chuck und Jesus diskutierten gerade ziemlich angeregt ausgerechnet über die Jungfrau Maria. Chuck schwor, dass sie brünett sei, Jesus beharrte auf blond. Ich beschloss, meinen Senf dazuzugeben: »Also, ich weiß zufällig genau, dass Maria Magdalena rote Haare hatte«, sagte ich und streute Zucker auf mein Müsli.

»Das hättest du nicht sagen sollen«, warf Chuck mir sofort vor. »Jetzt können wir uns auf was gefasst machen.«

»Was meinst du?«, fragte ich sofort, aber dann war nur allzu offensichtlich, was Chuck gemeint hatte. Jesus hatte mit einer Hand in seine Jogginghose gegriffen und masturbierte vor aller Augen.

»Das macht er jedes Mal, wenn man sie erwähnt«, sagte Chuck.

»Wen?«, fragte ich. »Maria Magdalena?«

Jesus stöhnte und verdoppelte seine Anstrengungen. Ich war verlegen, amüsiert und erschrocken, alles zur gleichen Zeit. Ich suchte Unterstützung bei dem einzigen anderen Menschen im Raum: Meine Augen flehten die Augen Chucks um irgendeine Art von Schutz an. Immerhin war er fast dreißig Zentimeter größer und wog fünfundzwanzig Kilo mehr als Jesus Christus. Ein schwerer Bursche mit einer noch schwereren Krankheit. In dem Moment, wo unsere Blicke sich trafen, stand er auf, wobei er den Tisch so heftig erschütterte, dass die ganze Milch aus meinem Müsli schwappte und sein Orangensaftpäckchen auf den Boden geschleudert wurde. Dann schnappte er sich seine Plastikgabel, an der noch Rührei klebte, und ehe ich begriff, was passierte, war er zu meiner Seite des Tisches herübergekommen, hatte mich von hinten gepackt und mir die Zinken der Gabel gegen den Hals gedrückt.

»Was glaubst du eigentlich, was du da anguckst?«, knurrte er mir ins Ohr. Ich wusste nicht, was ich antworten sollte. Ich wagte nicht, mich auch nur einen Millimeter zu rühren, aus Angst, dass er mir mit der Gabel die Kehle durchbohrte. Ich wünschte mir inbrünstig, ich hätte auf der Highschool bei den Grundlagen der Anatomie besser aufgepasst. Ich war mir nicht ganz sicher, wo meine Gurgel war, aber ich war mir ziemlich sicher, dass Chuck sie hatte. Also verhielt ich mich einfach still und ruhig, so ruhig, wie ich es angesichts des heftigen Zitterns konnte, das plötzlich meine Glieder befallen hatte.

Jesus hatte seine liebevolle Selbstfürsorge inzwischen abgeschlossen, und seine Augen strahlten wieder ihre frühere himmelblaue Gelassenheit aus. Er lächelte Chuck sanft an und strich ihm über den Unterarm. Ich konnte spüren, wie Chucks Griff um meine Luftröhre sich langsam lockerte, unmerklich zunächst, bis er seinen Arm ganz plötzlich zur Seite sinken ließ. Die Gabel fiel klappernd zu Boden, und ich trat sie schnell unter den Tisch. Dann gaben meine Knie unter mir nach, und ich fand mich wieder, wie ich nach oben an die Decke starrte und dann, ich weiß nicht, wie viele Minuten später, in die Augen von Jesus Christus.

»Wie ist dein richtiger Name?«, fragte ich ihn. »Ich meine, welchen Namen hat deine Mutter dir gegeben?«

»Henry«, sagte er.

»Henry, du hast mir gerade das Leben gerettet. Wie kann ich das jemals wiedergutmachen?«

Er half mir auf die Beine. Wir waren zu dieser frühen Stunde immer noch die Einzigen in der Cafeteria, abgesehen vom Bedienpersonal, das eifrig Hafergrütze und Eier kochte, bis sie die Konsistenz von Gummi hatten. Trotzdem flüsterte Henry.

»Ich möchte, dass du ihm vergibst.«

»Ist das dein Ernst?«, sagte ich. »Das hier ist mein Ticket nach draußen.« Selbst als ich dort auf dem Boden lag, hatte ich überlegt, wie ich Nutzen aus diesem Vorfall ziehen könnte. Es spielte keine Rolle, dass mir immer noch Arme und Beine zitterten oder dass es mich hinten in der Kehle juckte zu schreien. Ein Anwaltshirn arbeitet immer – es beurteilt, berechnet und wägt die Chancen ab. Unerklärlicherweise erschien vor meinem geistigen Auge plötzlich das Gesicht meines Dozenten für Schadensersatzrecht aus dem ersten Semester, und darüber leuchteten in hellem Neon zwei Wörter auf: »absehbares Risiko«. Ich wusste, dass das Krankenhaus auf jeden Fall Kenntnis von Chucks gefährlichen Marotten hatte, denn an dem Tag, als er mir in der Cafeteria zum ersten Mal entgegengetreten war, hatte ich großen Wert darauf gelegt, den Vorfall gegenüber der Oberschwester zu erwähnen. »Ach, das macht er mit allen so«, hatte sie mir geantwortet. Damals hatte ich die Antwort als außerordentlich unpassend empfunden. Jetzt erfüllte sie mich mit anwaltlichem Entzücken.

»Im Ernst, Henry«, sagte ich. »Mir reicht's langsam. Wenn die Sache hier publik geworden ist, werden sie mich gehen lassen müssen.«

»Wenn du das hier meldest, werden sie ihn wieder in die Geschlossene zurückbringen, und er wird nie mehr rauskommen.«

Eine tief sitzende Erinnerung an jenes schreckliche fensterlose Zimmer mit den gepolsterten Wänden kam in mir hoch. An das schmale Bett mit den Lederfesseln. An die Melodie des plätschernden Urins. Allmählich bemächtigte sich Mitgefühl meines Herzens.

»Er ist genau wie du«, sagte Henry. »Er ist krank.«

Genau wie ich? Genau wie ich? Er war ganz anders als ich. Er tanzte nach der Pfeife eines Monsters, das ihn zwang, schreckliche, gefährliche Dinge zu tun. Wohingegen ich – ich setzte mich steif auf die Metallbank und sah zu, wie Chuck Berge von Zucker in seinen Tee löffelte. Mist, wem machte ich etwas vor? Die Wahrheit war, dass er genauso war wie ich. Auch in mir hauste ein Monster. Wer sonst hätte mir befohlen, weiter Pillen zu schlucken, eine Handvoll nach der anderen, nur um den Lärm in meinem Kopf abzustellen, als mein Vater mich lebend und normal brauchte?

Damals wurde mir klar, warum ich all den anderen Patienten aus dem Weg ging. Sie alle waren potenzielle Spiegel. Was ich wirklich fürchtete, war nicht der Wahnsinn von Fremden. Was ich am meisten fürchtete, war meine eigene Krankheit. Ich hatte schreckliche Angst, ganz nebenbei einen flüchtigen Blick auf mich selbst zu erhaschen.

Dann kamen in Begleitung eines Krankenpflegers nach und nach ein paar Leute in die Cafeteria. Jetzt oder nie war der Zeitpunkt.

»Chuck«, sagte ich und schlug die Augen nieder. »Reich mir doch bitte mal den Zucker.« Henry strahlte mich an, und merkwürdigerweise fühlte ich mich gut.

Ich möchte noch sagen, dass wir danach alle schnell Freunde wurden. Aber Chuck wurde genau an jenem Nachmittag irgendwohin weggebracht – Schocktherapie hieß es auf der Station. Henry und ich wurden tatsächlich so eine Art Verbündete. Wenn seine Medikamente wirkten, war seine Gesellschaft angenehm. Und wir nahmen künftig unsere Mahlzeiten immer gemeinsam ein, zusammen mit mehreren anderen Patienten, deren Symptome etwas weniger beängstigend waren als die von Chuck: Theresa, eine beinahe katatonische Depressive; Jim, ein Manisch-Depressiver, der nicht aufhören konnte zu reden, wobei jedes dritte Wort eine Obszönität war; und Allison, die Visionen hatte und mir, offen gesagt, nicht viel verrückter vorkam wie der durchschnittliche Hellseher an der Venice Beach. Wir teilten die sofortige Vertrautheit der Unterdrückten, die in der Apathie der Schwestern, der Inkompetenz der Ärzte und der schockierenden Ungerechtigkeit des Gesundheitssystems endlose Diskussionsthemen fanden. Meistens jedoch sprachen wir darüber, wie es war, psychisch krank zu sein – dasselbe Thema, das wir in der »Gruppe« sorgfältig vermieden.

»Offenbar geht es dir besser«, sagte Henry eines Nachmittags zu mir, nachdem ich über einen von Jims wiederholten vulgären Ausdrücken so sehr gelacht hatte, dass ich meinen Tee ausgespuckt hatte.

Ich wollte es beinahe nicht zugeben, so sicher und vertraut mit der Verzweiflung war ich inzwischen geworden, aber es stimmte. Ich fühlte mich tatsächlich besser. Und anscheinend sah man es mir an, denn an jenem Nachmittag, nur ein paar Tage vor dem Ende meiner vierzehntägigen Einweisung, teilte man mir mit, dass ich entlassen würde.

Es war schwierig, den anderen Patienten Lebewohl zu sagen. Ich fühlte mich extrem schuldig, weil ich sie verließ, als wäre ich die Einzige, die bei einer Zugkatastrophe unversehrt davonkommt. Um mein Schuldgefühl zu lindern, beschloss ich, an meinem letzten Abend auf der Station eine Rebellion zu inszenieren. Ich wusste, dass es wahrscheinlich ein wenig zu spät war, aber es war zumindest ein Anfang.

Ich versammelte alle fünf verbleibenden Patienten und führte sie in das sogenannte Beschäftigungstherapie-Zimmer. Dort fielen wir über die Puzzles her: Wir köpften den Mount McKinley, wir weideten van Goghs *Sternennacht* aus. Wir mischten alle Sonnenauf- und -untergänge, bis sie nicht mehr voneinander zu unterscheiden waren. Dann warfen wir sämtliche

Teile zusammen auf einen großen Haufen auf dem Fußboden und vollführten um ihn herum einen Kriegstanz. Wir stapften und stampften, wir johlten und jauchzten, bis die Oberschwester ins Zimmer gelaufen kam und uns alle in unsere Betten beorderte. Aber da war der Schaden schon angerichtet. Niemand würde jemals wieder eine mundlose Mona Lisa fabrizieren können. Die Zeit der einäugigen Pharaonen und beinlosen Ballerinen war endgültig vorbei.

Am nächsten Morgen verließ ich das Krankenhaus und war noch nie so froh gewesen wie in dem Moment, als das Taxi mich endlich an meinem eigenen kleinen Tor absetzte. Irgendwie fand ich mein Haus einmalig schön, trotz seines fortgeschrittenen Zustands der Baufälligkeit. Ich durchstreifte jedes einzelne Zimmer und bewunderte die glatten, weißen Wände. Ihre Reinheit hatte ich früher nie richtig zu schätzen gewusst. Ich schwor mir, dass ich für den Rest meines Lebens bei mir zu Hause niemals etwas anderes dulden würde als schlichte weiße Wände.

Ich setzte mich an meinen Schreibtisch und starrte auf das Telefon. Mein Anrufbeantworter blinkte »voll«. Ich wusste, dass ich sehr viele Anrufe hatte, sehr viele Erklärungen würde geben müssen, aber mein erster Tagesordnungspunkt musste mein Vater sein. Als ich den Hörer abhob, um seine Nummer zu wählen, musste ich unwillkürlich an jenes erste Valium zurückdenken, das diese ganze Ereigniskette in Gang gesetzt hatte. Wie entsetzt ich an jenem Nachmittag gewesen war, so erschrocken, dass ich nur noch eines gewollt hatte: Besinnungslosigkeit. Nun, meinen Teil an Besinnungslosigkeit hatte ich gehabt, und ich hatte momentan kein Verlangen nach Valium. Genau genommen rebellierte mein Körper bei dem Gedanken, dass irgendeine Droge in meinen Organismus eindringen sollte. Ich wollte die scharfen Kanten nicht mehr mit Medikamenten glätten. Ich mochte sie scharf.

Ich wählte und ließ es klingeln – einmal, zweimal, und dann vernahm ich ein vertrautes Kansas-Näseln. »Hallo?«, sagte die Stimme, die mir auf der ganzen Welt am teuersten war.

»Ich bin's«, sagte ich. »Ich bin zurück.«

10.

Am Totenbett meines Vaters traf ich den Arzt meiner Träume. Ich sah nicht gerade besonders gut aus, aber Alex schien es nicht zu stören. Zwei Wochen später war ich wieder in der Notaufnahme, diesmal allein. Trauer brennt wahnsinnig, aber sie verursacht keine 40 Grad Fieber. Ich wusste, was dieses dicke gelbe, klebrige Zeug, das aus meiner Lunge hochkam, bedeutete. Es war mir egal.

Als ich aufwachte, lag Alex' Hand auf meiner Stirn. Seine Augen waren strahlend, wie von hinten beleuchtete Smaragde. Ich liebe grüne Augen. Und schwarze Haare. Und abgetragene Arztkittel. Dann lächelte er, und man sagt, ich wurde ohnmächtig.

Er kam mich mehrere Male besuchen, nachdem ich eingeliefert worden war, obwohl ich eigentlich nicht zu seinem Spezialgebiet gehörte. Er brachte mir Bücher – wir standen beide auf F. Scott Fitzgerald – und las mir Passagen laut vor. Was soll man machen, wenn man gerade seinen Vater verloren hat und ein Arzt mit grünen Augen sich am Krankenbett über einen beugt und rezitiert: »So regen wir die Ruder, stemmen uns gegen den Strom – und treiben doch stetig zurück, dem Vergangenen zu.«

Ich war hin und weg, sträubte mich aber dagegen zu reagieren. Dads Tod hatte mich aller zärtlicheren Empfindungen beraubt, zudem litt ich noch unter dem erst vor Kurzem vollzogenen Bruch mit Rick. Obwohl ich mir endlos den Kopf über die moralischen Aspekte unserer verbotenen Affäre zerbrochen hatte, war er schließlich derjenige gewesen, der Schluss gemacht hatte. Also gestattete ich Alex nicht, mir zu nahe zu kommen, aber anscheinend war es nahe genug. Er kam mich weiter besuchen, selbst nachdem ich aus dem Krankenhaus entlassen worden war.

Nachlaufen und sich zurückziehen; nachlaufen und sich

zurückziehen. Das wurde schnell der Rhythmus unserer Beziehung. Er rief immer an, ich ging nie ran. Er fragte immer, ich sagte jedes Mal Nein. Dann, eines Tages, rief ich ihn aus heiterem Himmel zurück. Ich sagte: »Ja, natürlich will ich mich treffen, wieso hast du so lange gebraucht zu fragen?«

Valentinstag. Es war fast unmöglich gewesen, die Reservierung zu bekommen, und der Stress, den es mir bereitete, zu einer vereinbarten Zeit aufzukreuzen, war beinahe mehr, als ich ertragen konnte. Aber wer weiß, welche Sterne sich in jener Nacht zu meinen Gunsten verbündet hatten? Alles an mir strahlte – Haut, Augen, Haare, und alles wirkte, selbst das mehr als kleine schwarze Kleid, das mich vor Unanständigkeit erschauern ließ.

Kerzen standen auf unserem Tisch. Die Kellner waren liebenswürdig, der Sommelier war beeindruckt von Alex' Wahl, und der chilenische Wolfsbarsch war perfekt. Unsere Unterhaltung wirkte unbeschwerter als gewöhnlich, wanderte von einem Thema zum nächsten und verweilte kaum bei einem, bevor sie erneut abschweifte. Und dann hörte er ganz auf zu reden, beugte sich herüber und nahm meine Hand. Mein Gott, dachte ich, er wird dir einen Antrag machen. »Du bist so vollkommen«, sagte er. »Was *fehlt* dir?«

Ich hätte Alex erzählen können, dass ich manisch-depressiv bin. Er ist Arzt, er hätte es vielleicht verstanden. Aber ob das nun richtig war oder falsch, ich zog es jedenfalls vor, nichts zu sagen, sondern nur zu lächeln, und immer noch nichts zu sagen, bis er schließlich auf seine Speisekarte hinuntersah. Als er den Kopf hob, sagte er: »Ich werde müde. Wollen wir wirklich noch bis zum Dessert bleiben?«

Wahrscheinlich hätte er mir sowieso nicht geglaubt. Eine echte Krankheit hat Symptome, die sich bei Tests zeigen, sie hinterlässt Spuren am Körper. Ich aber hatte die echten Höhen und Tiefen vor Alex geheim gehalten, sie hinter nicht erwiderten Anrufen und abgelehnten Einladungen versteckt. Ich war »vollkommen«, wenn er mich sah, weil ich vollkommen hypomanisch war: schon zu drei Viertel manisch, genau an dem Punkt, wo alle Dinge, besonders aber der Mensch, mit dem man zusammen ist, absolut faszinierend zu sein scheinen. Ich brauche dann kein Kerzenlicht, weil ich von Natur aus leuchte. Würde ich Sie anlächeln, würden Sie das Strahlen erhaschen. Würde ich Sie berühren, würden Sie das Feuer spüren. Sie würden nie merken, wie kalt Ihnen war bis wir uns küssten.

Vielleicht hätte er, wenn ich »manische Depression« genau richtig gesagt hätte – mit meinen Augen und nicht mit meinen Lippen –, vor Erleichterung aufgeseufzt und mir sämtliche Behandlungsmöglichkeiten aufgezählt. Aber klinisch mitfühlend zu sein ist eine Sache. Etwas völlig anderes ist es, wenn Ihr vollkommenes Mädchen Ihnen beim Abendessen gegenübersitzt und jemand ist, dem Sie noch nie begegnet sind.

Am Ende blieben wir an jenem letzten Abend doch noch bis zum Dessert – ein Himbeeretwas mit weißer Schokoladenmousse. Es war köstlich, aber meines schmeckte leicht nach Tränen. Ich entschuldigte mich und ging nach oben zur Damentoilette. Ich starrte in den Spiegel. Er wollte unvollkommen? Ich würde ihm zeigen, wie unvollkommen Vollkommenheit sein kann. Ich würde anfangen, seine Anrufe zu erwidern, wenn ich manisch war. Ich würde reden und reden, ich würde ihn nicht wegkommen lassen, es wäre mir egal, ob er einen Notfall hätte. Oder vielleicht würde ich ihn mitten in einer wirklich schlimmen Depression bitten herüberzukommen ...

Nein. Nicht einmal in meinen wildesten Rachefantasien konnte ich mir vorstellen, dass er mich dann sah. Niemand sieht mich dann. Meine Ärzte sehen mich nie, und kein Mensch wird mich jemals sehen, weil ich mich in etwas so Grauenhaftes und Abscheuliches verwandle, dass selbst ich die Spiegel mit Handtüchern verhängen muss, bis das Schlimmste vorüber ist. Ich habe dann weder die Willenskraft, das Verlangen noch die Kraft, mich zu zwingen, lange genug aus dem Bett aufzustehen, um zu baden. Meine Haare werden strähnig und fettig, die Bettlaken werden muffig, und winzige Dämonen quellen mir aus allen Poren. Mein Mund ist der einzige Muskel meines Körpers, der sich noch bewegt, und selbst dann muss ich ihn manchmal mit den Händen gewaltsam öffnen und schließen. Aber trotzdem esse und esse ich, alles, was im Haus ist. Zucker, direkt aus der Packung. Nudeln, gekocht oder ungekocht, na und? Verschimmelten Käse. Ich esse, bis ich einschlafe, und dann wache ich auf und esse alles, was auf meinem Kissen noch übrig ist. Fünf Kilo Depression, und dieses mehr als kleine schwarze Kleid passt kaum noch einem meiner Oberschenkel. Und wenn man dann mit einem Mann ausgeht, der einen immer nur in einer perfekten Größe 36 gesehen hat, dann ist das schwerlich Narzissmus, sondern eine echte Krise.

Diese perfekte Größe 36 starrte mir aus dem Spiegel auf der Damentoilette entgegen. Was wäre so unverzeihlich schlimm daran, fragte ich ihn, wenn ich mein Haar durcheinanderbringen und meine Wimperntusche wegwischen und mit diesem kleinen Himbeerkern, der mir noch zwischen den Vorderzähnen steckte, wieder zurück zu Alex ginge? Was, wenn ich meinen verblassenden Lippenstift heute Abend, morgen, oder wenn ich ihn das nächste Mal traf, nicht nachzog? Oder was, wenn ich einen der Knöpfe hinten an meinem Kleid abriss? Normale Menschen gehen aus, auch wenn Knöpfe fehlen, ich sehe es die ganze Zeit.

Ich kannte die Antwort. Ich kann es nicht, weil ich es mir einfach nicht leisten kann, in der Öffentlichkeit unordentlich auszusehen. Vor einhundert Jahren diagnostizierte man Wahnsinn anhand der äußeren Erscheinung – die wissenschaftlichen Grundlagen lieferte die sogenannte Physiognomie. Allzu weit sind wir seitdem nicht gekommen. Ich weiß, dass sich in der Schlangengrube immer noch alles lebhaft krümmt und windet, weil ich dort gewesen bin, nur heißt sie heute Kreiskrankenhaus. Nach meinem Selbstmordversuch war ich ja zwei Wochen im Kreiskrankenhaus, und nicht ein Einziger der auf der Geschlossenen neben mir festgeschnallten Patienten war gepflegt oder gar sauber. Aber ich war es damals auch nicht, nachdem ich stundenlang in meinem eigenen Urin gelegen hatte, unfähig, mich von den Laken freizustrampeln. Irrsinn sieht schlimm aus, und er riecht noch schlimmer.

Wenn man also dazu neigt, hin und wieder verrückt zu

werden, ist es nie ganz ungefährlich, einen verwahrlosten Eindruck zu machen – weder im Verhalten noch hinsichtlich der Ausdrucksweise und vor allem nicht, was das Aussehen betrifft. Manchmal denke ich, dass ein Hundert-Dollar-Haarschnitt das Einzige ist, was zwischen mir und einer vierzehntägigen Einweisung steht.

Dennoch hatte ich das Gefühl, dass ich Alex etwas schuldig war. Er hatte mir die Illusion der Normalität zurückgegeben, die Vorstellung, dass das Leben sich tatsächlich um Entscheidungen drehte wie: Passt der blaue Pullover besser zu meinen Augen als der grüne, und welche Schuhe sollte ich zu diesem Kleid tragen? Und deshalb war es mein Dankgeschenk für ihn, mich immer hübsch, gut angezogen und voller Lebensfreude zu zeigen. Der Anschein eines gesunden Verstandes war das Äußerste, was ich geben konnte.

Unnötig zu sagen, dass ich die Damentoilette an jenem Abend mit glatten Haaren, perfekten Zähnen, frischen roten Lippen verließ – und dass alle Knöpfe dort waren, wo sie sein sollten.

11.

Ich hatte nicht vorgehabt, manisch zu sein. Monatelang hatte ich mich auf den Schreibworkshop gefreut, an dem ich am Esalen Institute im kalifornischen Big Sur teilnehmen sollte. Davids Tod hatte mich davon überzeugt, dass es endlich an der Zeit sei, mit meinem Schreiben Ernst zu machen. Aber zuerst würde ich mich lange und gründlich massieren lassen; Esalen war der perfekte Ort, um wieder zu Atem zu kommen. Stellen Sie sich zehn Hektar wildes Gehölz, grüne Rasenflächen und Gartenanlagen vor, begrenzt von Klippen, die steil ins Meer abfallen. Sorgsam gepflegte Ruhe regt das Denken an, eine Stille, nur unterbrochen vom Donnern und Krachen des Ozeans.

Stille: Der Klang, der mir am wenigsten lieb ist, wenn ich manisch bin. Ich wollte reden, ich musste reden, die Wörter drängten so heftig nach oben gegen meinen Gaumen, dass ich das Gefühl hatte, ich müsste spucken, um atmen zu können. Man spuckt nicht im Paradies; und es macht keinen sehr guten Eindruck am ersten Tag eines Workshops. Ich wollte mich unbedingt auf Anhieb gut verstehen mit diesen Leuten und zu diesem Ort gehören, wollte als Autorin unter Autoren durchgehen. Deshalb schaffte ich es, den größten Teil des einführenden Smalltalks mit interessiertem Nicken und verkniffenem Lächeln zu überstehen, indem ich die Kiefer zusammenpresste und an meiner Zunge saugte. Als wir uns dann endlich dem Schreiben zuwandten, war mein Stift ganz hektisch wegen all der Dinge, die ich ungesagt gelassen hatte.

Ich überstand die Nacht. Ich überstand sogar den nächsten Vormittag und drei Viertel des Nachmittags, bevor ich mich nach einem heftigen Hustenanfall entschuldigte. Inzwischen hatten die Wörter sich derart in meinem Hals aufgestaut, dass selbst Saugen an der Zunge sie nicht mehr zurückhalten konnte. Ich rannte zum Rand der Klippen, wo das Donnern und Krachen am lautesten war, und heulte. Ich heulte wie ein mondsüchtiger Hund, bis der Himmel schließlich schwarz wurde und die Lichter in allen Fenstern erloschen. Dann schlich ich zurück in meinen Bungalow und tat so, als ob ich schliefe.

Mein Körper rebellierte in dem Moment, als mein Kopf das Kissen berührte. Farben explodierten unaufhörlich hinter meinen geschlossenen Augen. Wörter und Zahlen leuchteten und pulsierten wie Neonschilder, unverständlich, aber drängend. Ich hatte fünf Tage nicht geschlafen. Ich hatte vergessen, wie.

Beim ersten blassen Lichtschimmer flüchtete ich. In der Eile ließ ich meine Lederjacke zurück. So wunderschön mein neuer pfirsichfarbener Pullover auch war, er bestand nur aus einem leichten Seidenmischgewebe. Meine Socken bestanden aus einfacher Baumwolle. Nach zehn Minuten hatte ich jegliches Gefühl in Zehen und Ohrläppchen verloren, und meine Fingerspitzen waren beunruhigend weiß. Aber zu dem Bungalow konnte ich nicht zurückgehen. Ganz bestimmt kam mich jemand besuchen. Mir blieb nichts anderes übrig, als so schnell ich konnte immer wieder im Kreis durch den schön gepflegten Park mit seinen sauber angelegten Steinrabatten zu traben. Aber diese engen kleinen, peniblen Steintrassen quetschten meine Füße ein wie steinerne Zangen, und das Letzte, was ich gebrauchen konnte, war ein eingefasster Rand, der mir vorschrieb, wohin ich meinen Fuß zu setzen hatte.

Ich musste weiter. Carmel lag nur etwa eine Stunde die Küste hoch, und der Unterricht fing erst sehr viel später an. Es war noch Zeit – für was, wusste ich nicht. Für mehr.

Das einzig Ereignisreiche an der Fahrt die Küste hinauf waren der heftiger werdende Regen und das an meinem Armaturenbrett aufblinkende rote Licht. Die Bremse, zeigte es an. Was war damit? War sie angezogen? Nein. Ich schlug mit der offenen Handfläche gegen das Glas. Nicht ein Flackern. Wenn die Bremse nicht angezogen war und das Licht einfach nicht ausging, dann sollten die Jungs bei Zipper Porsche drüben in L.A. den Fehler herausfinden. Es war sowieso das falsche Auto, zu groß und zu PS-stark für mich. Mädchen sollten Carreras besitzen, keine 928er, aber zumindest war es ein idealer Wagen für einen Tag wie diesen: ein Krieger der Straße im Kampf gegen den nassen, kurvenreichen Asphalt, wo jede Kurve in einen regenverhangenen Abgrund abfällt.

Das verdammte Bremsenwarnlicht blieb die ganze Strecke bis nach Carmel an. Außerdem stieg ein komischer Geruch aus dem Fußraum auf, wie Holzkohle, die auf einem Gummigrill schwelt. Ich fuhr bei den ersten Ausläufern der Stadt rechts ran, verfluchte den blöden Wagen und den peitschenden Regen und öffnete die Motorhaube. Überall Rauch und Dämpfe, die dem Regen widerstanden. Vielleicht hatte das Licht letztlich doch etwas bedeutet.

In Carmel gab es keine Porsche-Vertretung, nur eine 76-Tankstelle, wo niemand Zeit hatte. Noch hatte ich das unausstehliche Stadium nicht erreicht; ich stand kurz davor, aber es war mir nicht anzumerken. Ich erwartete von meinen Mitmenschen einfach, dass sie taten, was ich von ihnen verlangte, weil es natürlich das war, was sie die ganze Zeit schon hatten tun wollen. Sie hatten es bloß noch nicht gewusst. Überaus reizend, im Verein mit der Bissigkeit einer Anwältin und ein paar Zwanzig-Dollar-Noten zur Unterstützung meines Lächelns.

Sie meinten, sie könnten es in etwa zwei Stunden reparieren, egal, was es sei. Das war gut, dadurch hätte ich gerade genug Zeit, um ein bisschen einkaufen zu gehen, bevor ich zurückfuhr. Ich würde für jeden in meinem Kurs etwas kaufen. Eigentlich kannte ich sie alle noch gar nicht, aber das spielte eigentlich auch keine Rolle. Etwas Fröhliches, etwas Absurdes, etwas, das den Himmel wieder blau machte ... Und da war es, genau auf der anderen Straßenseite, ein altmodisches, handgeschriebenes Schild an einer kleinen hölzernen Schaufensterfront: »Hoch wie ein Drachen«. Perfekt, perfekt! Sie hatten jede Art von Drachen, die man sich vorstellen konnte – japanische Drachen in Gestalt riesiger Papierlaternen, orangefarbene Karpfendrachen, an denen lange Schwänze aus Schnur baumelten, Kampfdrachen, die herabstießen und zuschlugen wie Falken – und alle so bunt, so albern, so haargenau wie das, was ich wollte! Ich kaufte ein Dutzend und noch zwei Stück dazu, denn man weiß nie, wann ein Drache sich vielleicht als nützlich erweist.

Vierzehn Drachen in meinem Wagen unterzubringen stellte sich als etwas knifflig heraus, aber die Jungs von der Tankstelle halfen mir. Sie hatten das Problem behoben und schickten mich mit einer Warnung vor dem Unwetter los, das aufziehen sollte. Aufziehen sollte hieß, es war noch nicht da, und die Bremsanzeige leuchtete nicht mehr. Keines der Lichter, die nicht an sein sollten, war an. Es war noch Zeit für mehr.

Ich glaube, ich war der einzige Mensch, der unterwegs zurück nach Esalen war. Es war ruhig. Zu ruhig.

Richtige Autos haben richtige HiFi-Anlagen. Ich hatte den größten Krachmacher von allen: eine Blaupunkt-Anlage. In dieses Ding konnte man die Partridge Family einlegen, und was herauskam, klang wie Heavy Metal. Und wie es sich nach einem Dracheneinkauf gehört, hatte ich für den Moment genau das richtige Band: Das Neueste von Melissa Etheridge über Liebe und Verzweiflung und den ewigen Wunsch nach der falschen Frau. In einem Sturm festsitzend, umgeben vom Wüten des Unwetters, was konnte besser zu meiner Stimmung passen? Ich fuhr herüber auf einen Rastplatz, drehte die Musik auf und ließ Melissa gegen den Wind wettern: »If I wanted to, I could do anything right / I could dance with the devil on a Saturday night ...«

Fast perfekt, aber nicht genug. Ich ließ alle Seitenscheiben herunter, sodass der Regen mir ins Gesicht schlug. Der Wind peitschte durch das Wageninnere und rüttelte an den Drachen, die ich auf dem Vordersitz und unter dem Kofferraumdeckel gestapelt hatte. Ich langte nach hinten, um sie festzubinden, und plötzlich ging mir auf: Gab es eine bessere Gelegenheit, einen Drachen steigen zu lassen, als einen Sturm? Warum sollte überhaupt irgendetwas angebunden sein? Ich wickelte die Schnur des Kampfdrachens ab und band das Ende um den Schaltknüppel. Dann fuhr ich das Schiebedach zurück, richtete den Drachen auf den Himmel aus und ließ ihn frei.

Er flog. Vielleicht nur für etwa eine Minute, aber, oh, wie er flitzte, und, oh, wie er aufstieg, und, oh, was für ein wilder Ritt. Mehr.

Ich band mir zwei von den großen Karpfen an die Handgelenke und stieg aus dem Wagen. Im Nu schnappte der Wind sie weg. Ich konnte ihren Protest spüren, eine kurze, sich windende Auflehnung, dann plötzliche Unterwerfung. Ich konnte spüren, wie der Wind auch an mir zerrte und mir Versprechen ins Ohr flüsterte. Wenn ich spränge, würde ich nicht fallen. Ich würde mit den Karpfen und den Kampfdrachen höher als der Sturm und über den Ozean fliegen, irgendwohin, wo es besser, größer und schneller war als hier. Und ich würde jede Nacht, die ich wollte, mit dem Teufel tanzen ...

Aber ich hatte es den Drachen versprochen.

Ich brauchte fast eine Stunde, um sie alle freizulassen, und als ich fertig war, hatte ich die Probleme von Melissa Etheridge gründlich satt. Mir war kalt, ich war nass bis auf die Haut, und ich hatte Hunger. Es waren noch etliche Meilen bis Esalen und danach Stunden bis zum Abendessen. Und dazwischen wurde von mir erwartet, dass ich schrieb. Aber was? Und warum? Gott sei Dank sprang der Wagen an und blieben die entsprechenden Lampen an beziehungsweise aus, und niemand sonst war unterwegs, um mir in die Quere zu kommen.

Ich muss ein furchterregender Anblick gewesen sein am Tor von Esalen, denn der Wachmann fragte mich nach meinem Ausweis. Was zum Teufel dachte er überhaupt, hätte ich vor – in einen Trommelkurs hineinplatzen? Er ließ mich ohne weitere Diskussion hinein. Er fragte mich sogar, ob alles bei mir o. k. wäre. Anscheinend hatte sich niemand sonst an diesem Tag vom Gelände gewagt, denn auf der letzten halben Meile vor meinem Bungalow gab es keinen freien Parkplatz mehr. Es war ein langer, öder Fußmarsch, als ich die schweren Einkaufstüten im Dunkeln durch den Matsch trug, ohne dass auch nur ein einziger Leuchtkäfer den Weg erhellte. Was war mit dem Regen passiert? Was mir einmal wie elektrische Küsse auf der Haut vorgekommen war, schmerzte nun wie Peitschenschläge auf eine offene Wunde. Und dieses ganze Gebrüll, dieses unerträgliche Gebrüll, das weiterging – der Wind und der Regen und die gequälten Bäume und der von unten heraufbrüllende Ozean.

Ich wollte es nicht ruhig, aber das hier wollte ich auch nicht. Ich wollte meinen eigenen Lärm, und niemand sollte in der Nähe sein, um ihn zu stören. Ich werde meine eigenen Trommeln schlagen, ich werde meinen eigenen Drachen steigen lassen, und dies ist eine aufrichtige Warnung: Bleibt mir aus dem Weg.

Etwas zerrte an mir, als ich an dem glitzernden, gepflegten Steingarten mit seiner ordentlichen und sicheren Begrenzung vorbeikam. Es gibt Leute dort draußen, die wollen keinen wilden Ritt auf dem Wind oder einen Tanz mit dem Teufel in einer Samstagnacht. Das Einzige, was sie wollen, ist ein sorgfältig gepflegter Garten, der entsprechend der Jahreszeit blüht und vergeht. Für manche Leute ist das genug. Sie müssen nicht mehr haben wollen, wenn mehr nichts als mehr und niemals genug ist.

Ich ließ meine Tüten draußen vor der Bungalow-Tür stehen und ging hinein. Ich setzte mich ans Feuer und trocknete mir mit einem Handtuch die Haare. Minute für Minute, es war das Beste, was ich tun konnte: angebunden bleiben und das Unwetter abwarten.

12.

Ich konnte Telefone noch nie leiden. Es sind laute, schrille Störenfriede. Wenn es nach mir ginge, würde ich sämtliche Telefone verbieten und wieder Besuchstage einführen, wie in den Romanen von Jane Austen und Edith Wharton: »Ms. Cheney wird dienstagnachmittags von zwei bis vier zu sprechen sein.«

Der Medienanwalt ist immer zu sprechen; die dauernde Verfügbarkeit ist Teil des Berufsbildes. Mit dem Aufkommen des Anrufbeantworters lebte ich in der ständigen Furcht vor dem blinkenden Nachrichtenlicht. Es war immer präsent, am Rand meines Schreibtischs, aus den Augenwinkeln. Aber ich konnte den Hörer einfach nicht abnehmen. Würde ich ihn abnehmen, müsste ich reden. Würde ich reden, müsste ich Interesse zeigen. Aber ich war zu depressiv, um Interesse zu heucheln, zu erschöpft, es auch nur zu versuchen.

Da ich es leid war, die Geisel für eine Maschine zu spielen, beging ich schließlich eine undenkbare Tat. Ich stieg vom Karrieresprungbrett und kündigte bei meiner profilierten Medien-Kanzlei, um eine Teilzeitstelle in einer weniger bekannten, obschon äußerst angesehenen Anwaltskanzlei im Stadtzentrum anzunehmen. Ich würde gern behaupten, dass es eine mutige Tat war, und vielleicht war es das zum Teil auch. Aber es war auch eine Verzweiflungstat. Ich konnte das Leben in einer Großkanzlei einfach nicht mehr ertragen: der unerbittliche Druck der gebührenpflichtigen Stunde, das endlose Gerangel um die Gunst und vor allem die musternden Blicke. Ich hatte das Gefühl, als würde man mich unablässig beobachten und beurteilen, um zu sehen, ob ich das Zeug zur Teilhaberin hatte.

Afrika hatte mich weit mehr verändert, als mir bewusst war. Ich sah mir all die Exzesse meines Beverly Hills-Lebensstils an und konnte nichts Rühmliches mehr darin sehen. Ich hatte so viel, und doch wollte ich immer noch mehr. Ich wollte diesem lebenslangen Traum nachjagen, den ich in meinen spätabendlichen Gesprächen mit David gebeichtet hatte. So verrückt es klingt, ich wollte schreiben: einen Roman, kein Drehbuch, Gott sei Dank, aber trotzdem.

Ich war niemals glücklicher.

Sechs Monate später erhielt ich einen Anruf von einem Anwalt, den ich aus den alten Tagen kannte und der gerade sein, wie er es nannte, »All Star Team« zusammenstellte, und zwar für ein neues Fachgebiet bei Rechtsstreitigkeiten: Hollywood trifft Silicon Valley. Wie hätte ich widerstehen können? Man bot mir eine kürzere Arbeitszeit für mehr Geld an, in einer Kanzlei, von der ich mir nie hätte träumen lassen, dass man mich dort als Kollegin akzeptieren würde. Wieder einmal würde meine Visitenkarte mir Zutritt zu den nobelsten Restaurants und den coolsten Clubs verschaffen. Ich würde dazugehören. Ich überflog die mehr als hundert Seiten meines geliebten Romans. Er war nicht annähernd so unwiderstehlich wie diese Visitenkarte.

Der neue Job war gar nicht so schlecht, wirklich. Es war nicht mal ein so schlechtes Leben. Es war bloß nicht mein Leben, nicht mehr. Ich gehörte wieder dazu, aber ich gehörte allen außer mir selbst. Ich saß den ganzen Tag an meinem schönen, glänzenden Mahagonischreibtisch und starrte auf das kreischende Telefon. Die sechs Lampen blinkten in ständigen Anfällen von Ungeduld, und ich konnte nichts weiter tun als zurückstarren. Was konnten sie wohl von mir wollen? Warum konnte ich mich nicht rühren? Es gelang mir, meinen Zustand geheim zu halten, indem ich spät abends noch einmal ins Büro kam und sämtliche Anrufe erwiderte, die ich an diesem Tag nicht entgegengenommen hatte. Manchmal schaltete ich nicht einmal das Licht ein. Ich saß einfach im Dunkeln da und fragte mich, warum der nächste Atemzug notwendig war.

Und dann platzte der »große Fall« in mein Leben, und mir blieb nichts anderes übrig als anzufangen, mich wie eine Anwältin zu benehmen, die Anrufe erwiderte.

Im Leben eines jeden Anwalts gibt es einen »großen Fall«, vielleicht zwei. Je größer die Kanzlei, desto größer der Fall. Aber jeder Fall ist einzigartig hinsichtlich des Ausmaßes, wie er dem eigenen Leben Blut aussaugt. Dieser Fall war ein Blutsauger allererster Güte. Ich wusste es, weil es derselbe »große Fall« war, dem ich entkommen war, als ich das Karrie-
resprungbrett verlassen hatte, um Teilzeit zu arbeiten. Ich war diesem Killerfall ausgewichen, indem ich die Kanzlei gewechselt hatte, nur um zu erleben, dass der Mandant selbst die Kanzlei wechselt.

Da waren sie also wieder alle: Michael Jackson und der Rest der Bande: dieselben Agenten, Manager, Anwälte, Produzenten, Plattenbosse und allerlei Staranhang, denen es zuvor schon beinahe gelungen wäre, mich mit ihren ständigen Forderungen, widerstreitenden Interessen und unermüdlichen, endlosen, unerbittlichen Anrufen zu ersticken. Da ich mit der Rollenbesetzung gründlich vertraut war, wurde der Fall natürlich mir zugewiesen, gerade mal einen Monat, bevor er zur Verhandlung angesetzt war. Große Berühmtheiten gehen fast nie vor Gericht, aber alle Versuche, diesen Streit beizulegen, waren gescheitert.

Und so ging es also los. Auf ein Telefonat musste man drei folgen lassen, die jeweils wieder ein viertes zur Bestätigung erforderten, während die Notizzettel sich exponenziell häuften. Wenn ein Gerichtstermin bedrohlich näherrückt, ist jeder Anruf dringend. Diese Anrufe konnte ich nicht mitten in der Nacht unter meinem Schreibtisch hockend erwidern. Es war Prozesszeit, und es gab weder Tag noch Nacht. Nur Termine und Fristen.

Ich überstand die Nacht. Wie immer. Wir gewannen. Wie immer. Als es vorüber war, nahm ich mir zehn Tage frei und übernachtete in einer Vier-Sterne-Frühstückspension. Als ich ins Büro zurückkehrte, wusste ich, dass mein Schreibtisch aufgeräumt, das Mahagoni wieder sichtbar und mein Telefon still wäre. Als ich über den Flur zu meinem Büro ging, lächelte ich und war zuversichtlich, dass das penetrante Bimmeln, das ich hörte, irgendjemand anderem galt, irgendeiner anderen armen Sau, die in den nächsten »großen Fall« verwickelt war.

Als ich meine Tür öffnete, blinkten alle sechs Lampen. Mitteilungszettel ergossen sich von meinem Stuhl auf den Fußboden. Ich hob einen auf: »Revisionsantrag«. Ich hob ein paar mehr auf: »Dringend.« »Berufung.« »Sofort anrufen.« Ich fegte die übrigen Zettel von meinem Stuhl, setzte mich und legte den Kopf auf den Schreibtisch. Die Lampen blinkten weiter, das Telefon klingelte weiter, aber ich konnte die Hand nicht rühren, um den Hörer abzunehmen. Ich wusste, dass das Geräusch dadurch nicht verschwinden würde. Es würde niemals verschwinden. Es würde lediglich gefolgt vom nächsten Geräusch, das vielleicht noch lauter wäre. Besser einfach hier sitzen, ruhig, mit dem Kopf auf dem Schreibtisch, bis es Zeit war, nach Hause zu gehen.

Am nächsten Tag war es genauso und am nächsten und übernächsten – eine unerträgliche Häufung, genau wie die Papiere, die sich auf meinem Schreibtisch häuften. Ein Schritt blieb mir noch, der, den ich mir für den Notfall vorbehalten hatte. Ein Anruf. Bei Dr. R., dem Psychiater, der versprochen hatte, dass er meine Qual lindern könne, falls ich mich einer mehrmonatigen Elektrokrampftherapie – Elektroschocktherapie oder EKT, wie die Methode in der Praxis heißt – unterzöge. Die Entscheidung, zuzulassen, dass an jeder Seite meines Schädels Elektroden platziert wurden, die anschließend genug elektrische Spannung übertragen würden, um meinen Körper auf dem Operationstisch einen halben Meter in die Luft fliegen zu lassen, sah in ihrer kühlen Logik beinahe einem Anwalt ähnlich. Mir blieb keine andere Wahl mehr.

Dr. R. galt als einer der führenden Diagnostiker in den Vereinigten Staaten, wenn nicht sogar weltweit. Sein Lebenslauf endete nach zwanzig Seiten mit der lapidaren Feststellung: »Bitte fordern Sie weitere Publikationen an.« Glauben Sie mir, wenn er sprach, hörte ich zu. Und alles, was er sagte, war: »EKT«. Die einzige Möglichkeit, die noch blieb, war, die Depression so zu schocken, dass ihr Hören und Sehen verging.

Also unterschrieb ich die fünfzehnseitige Einverständniserklärung. Drei zusätzliche Ärzte mussten dem Kostenträger Blue Cross versichern, dass die Behandlung erforderlich sei. Nachdem sie zwanzig Minuten mit mir gesprochen hatten, bestätigte jeder Arzt die Notwendigkeit sofortigen Eingreifens. Dr. R. fügte eine Art quasi-ärztliche Diagnose ein, sodass meine Kanzlei eine dreimonatige Beurlaubung genehmigte. Wir alle hofften, dass es mir drei Monate, zwölf EKT-Sitzungen und viele tausend Dollar später wieder gut ginge. Besser als gut. Dass ich geheilt wäre.

Von der eigentlichen EKT ist mir, abgesehen von den Riemen, die mich ans Bett fesselten, fast nichts in Erinnerung. Die Riemen waren dick, verfärbt vor Schweiß, und sie taten weh. Noch Wochen nach jeder Sitzung hatte ich blaue Flecken an Armen und Knöcheln. Ich bin mir nicht sicher, ob ich mich an das Erlebnis überhaupt erinnern *will*, obwohl es ein großartiges Gesprächsthema beim Abendessen abgibt. Aber ob ich mich daran erinnern will oder nicht, ist unerheblich. Die wichtigste Nebenwirkung der EKT ist, dass sie das Kurzzeitgedächtnis auslöscht. Einiges kehrt später wieder, aber der größte Teil des Jahres 1994 besteht bei mir aus großen grauen Lücken. Trotz des allgemeinen Nebels erhasche ich hin und wieder flüchtige Blicke, die wahr sein können, vielleicht aber auch nur Fragmente eines Traums sind.

Ironischerweise steht mir der Akt des Vergessens selbst deutlich vor Augen. Ich erinnere mich, dass ich mich an die einfachsten Dinge nicht erinnern konnte, Dinge, von denen mir nie klar war, dass ich sie überhaupt wusste. Die Bedeutung bestimmter Wörter beispielsweise. Das Wort *cornstarch* (Speisestärke) kam mir besonders seltsam vor, und ich kann nach wie vor nicht in einem Supermarkt daran vorbeigehen, ohne eine gewisse Verwirrung zu spüren. Ich vergaß auch die verschiedenen Farben zugewiesenen Bedeutungen. Mir schien, dass es keinen zweckmäßigen Unterschied zwischen Rot und Grün gab. (Zum Glück verbot man mir das Autofahren, solange ich mich der Behandlung unterzog.) Ich vergaß sogar bestimmte Gerüche, wie den einer gelöschten Kerze oder von Nivea-Creme – Gerüche, die mir einmal so vertraut gewesen waren wie das Gesicht meines Vaters. Das ich ebenfalls kurz vergaß.

Am meisten jedoch erinnere ich mich an den psychotischen Anfall, der nach meiner achten EKT-Sitzung stattfand und die schlimmste manische Episode meines Lebens auslöste. Frühere Episoden hatten mehrere Tage hintereinander angehalten. Diese hier dauerte Wochen. Seitdem habe ich gelernt, dass EKT manchmal eine Manie hervorrufen kann, selbst bei einem Menschen, der nie zuvor manisch gewesen ist.

Ich werde vielleicht niemals in der Lage sein, die Ereignisse jener ununterbrochenen achtzehntägigen, vierundzwanzig Stunden täglich anhaltenden Odyssee, auf die ich mich begab, in Worte zu fassen. Das wenige, was ich darüber weiß, rekonstruierte ich mithilfe der Verkaufsquittungen. Ich erinnere mich dunkel, dass ich die Küste nach Big Sur hinaufjagte, um dort zwei Wochen zu verbringen und einen unverschämt hohen Geldbetrag für eine Baumhaussuite im Post Ranch Inn auszugeben. Die Direktion schickt mir heute noch Dankeskarten. Was ich nicht für das Inn ausgab, gab ich woanders aus, für alles, was ich toll fand oder was meinen manischen Geschmack befriedigte, der, wie sich herausstellte, sehr schlecht war. Zum Beispiel erstand ich ein Dutzend verschiedener Gartenzwerge, obwohl ich keinen Garten besaß. Als ich wieder nach Hause kam, hatte ich nicht nur mein gesamtes Sparkonto aufgebraucht, sondern ich hatte auch den Mann einer guten Freundin verführt und schmiedete Pläne, zwei Abende später noch einen zu verführen.

Ich weiß nicht, ob es die Erschöpfung meiner Neurotransmitter, meiner Geldmittel oder mein unter Schlafentzug leidender Körper war, aber als ich nach L.A. zurückkam, brach ich im wahrsten Sinne des Wortes zusammen. Fuhr voll gegen die Zypresse vor meinem Haus. Natürlich sah ich sie. Ich wusste, dass sie da war. Aber ich hatte das Gefühl, die stärkere Lebenskraft zu sein. Ohne es bewusst zu wollen, drückte mein Fuß fester aufs Gaspedal. Die Versuchung war unwiderstehlich, immer näher heranzufahren, ohne zu bremsen, um zu sehen, ob der Baum nachgeben würde. Er tat es nicht.

Meine nächste EKT-Sitzung – die neunte in der veranschlagten Serie von zwölf – war für den folgenden Tag angesetzt. Ich packte so schnell ich konnte aus und legte mir meine Sachen für den Morgen zurecht, damit ich früh wegkäme. Ich durfte nicht später als fünf Uhr morgens im Krankenhaus sein. Von diesem Vormittag habe ich nur isolierte Bruchstücke in Erinnerung. Dr. R. trat ein, und ich fing an, ihm zu erzählen, dass bei mir in letzter Zeit alles, nun ja, ein wenig seltsam gelaufen sei, aber er war wie gewöhnlich in größter geschäftsmäßiger Eile. Großer Gott, ich bewunderte die Fähigkeit dieses Mannes, ein Gespräch abzubrechen. An jenem Morgen schien er es eiliger zu haben denn je, ein Mann mit einer Mission: diese Sache hinter sich zu bringen. Ich schrieb das merkwürdige Gefühl, das er mir vermittelte, meiner eigenen merkwürdigen Gefühlslage im Allgemeinen zu, biss die Zähne zusammen und ließ mir nichts anmerken.

Und dann geriet meine Welt in Aufruhr.

Ich erinnere mich an sehr wenig von dem, was im Laufe der nächsten paar Monate geschah. Nur zwei Dinge weiß ich noch: erstens, dass Dr. R. wegen sexueller Belästigung einer seiner Patientinnen angeklagt wurde und man ihm vorläufig seine Zulassung entzog; zweitens, dass ich versuchte, Selbstmord zu begehen. Ziemlich merkwürdig ist, dass ich es bei der Tiefe meiner Verzweiflung nicht früher versucht hatte. Aber Selbstmord erfordert Bewegung, und Depression wiegt tausend Tonnen. Ich brauchte einen Funken Manie, um meinen Schritt zu beschleunigen, meine Gliedmaßen zu lockern, meine Entschlossenheit zu verstärken. Manie weckt nicht nur den Wunsch nach Extremen, sie gibt einem auch die Kraft, ihnen nachzujagen. Heute hetzen, morgen erholen, falls es jemals ein Morgen gibt.

Das Morgen bedeutete mir nichts. Nur noch mehr Elektroden, noch mehr blinkende Telefone und ein Körper, der jede Bewegung verweigerte. Ich hatte mehr als genug Medikamente zur Verfügung, mehr als hundert, die wahrscheinlich wirken würden. Heute weiß ich, dass es ungewöhnlich ist, dass ein Arzt einem Psychiatrie-Patienten erlaubt, so viele Pillen zu horten. Aber Dr. R. befolgte wie immer seine eigenen Regeln. Es stellte sich heraus, dass er über die sexuelle Belästigung einer Patientin hinaus auch noch wegen eklatanten Missbrauchs seiner Verschreibungsprivilegien angeklagt wurde. All die berühmten Produzenten, von denen man gelesen hat, sie hätten eine Überdosis psychotroper Medikamente genommen – Sie können darauf wetten, dass sie Dr. R. in ihrer Rollkartei stehen hatten.

Drei Tage nach meinem Selbstmordversuch wachte ich im St. John's Hospital auf, in einem gepolsterten Privatzimmer auf der geschlossenen Station. Niemand erzählte mir von der Anklage gegen Dr. R., sodass ich mich fragte, warum er nicht da war und nicht angerufen hatte. Ich fragte mich, warum man mich an das Bett schnallte, da dies nicht das Zimmer war, wo die EKT durchgeführt wurde. Hauptsächlich aber fragte ich mich, warum ich noch am Leben war.

Sie erzählten mir, mein Kammerjäger hätte mich gefunden. Ich liebe die Ironie, die darin steckt. Er kommt einmal im Monat, um wegen der Spinnen zu sprühen. Er hat einen Haustürschlüssel und kommt, wann es ihm beliebt. Statt Spinnen fand er mich, ausgestreckt auf dem Wohnzimmerteppich, und aus meinem Mund traten Blut und Schaum. Ich weiß nicht, was es mit dem Schaum auf sich hatte, vielleicht rührte er von den ganzen Plastikkapseln her, die sich in dem Tequila aufgelöst hatten. Aber das Blut verstand ich: Ich hatte mir die Zunge halb durchgebissen. Man findet erst heraus, wie laut man schreien kann, wenn einem die Zunge ohne Narkose mit zwanzig Stichen genäht wird.

Wer weiß, was während dieser letzten EKT-Sitzung schiefging. Ich persönlich glaube, es war so ein merkwürdiges Geschenk der Götter. Ich ging als anderer Mensch aus diesem Chaos hervor, mit einer anderen Identität. Nicht mehr depressiv, sondern bipolar. Das Etikett war wichtig. Es machte mein unberechenbares Leben verständlich. Vorher hatte ich nie verstanden, wie ich mehrere Wochen oder Monate lang auf derart hohem Niveau kompetent hatte funktionieren können, nur um anschließend ebenso lange Phasen zu erleben, wo ich mich unter meinem Schreibtisch, unter der Bettdecke oder im Dunkeln verkroch.

Ehrlich gesagt, war ich mit dem Begriff »Depression« niemals wirklich zufrieden gewesen, wie sprachgewandt ich ihn auch gegenüber meiner Familie und meinen Freunden verteidigte. Meinen Kollegen hatte ich meine Diagnose nie verraten.
Ich hielt Depression nach wie vor für etwas, das ich eigentlich kontrollieren können müsste. Ich hatte es weiß Gott oft genug gehört – rappel dich einfach aus eigener Kraft hoch oder lauf fünf Meilen am Tag oder meide jegliche Form von Zucker, dann könntest du die Sache in den Griff kriegen. Schließlich ist jeder mal schlecht drauf.

Aber manische Depression ist für die meisten Leute einfach zu verrückt, um sich damit zu identifizieren oder ihr mit tröstenden Plattitüden beizukommen. Es liegt eine gewisse Befreiung darin, derart neben der Spur, außerhalb der Norm zu sein. Der Laie streitet selten mit einem Manisch-Depressiven: Das Verhalten des Gegenübers spricht für sich. So bin ich zwar hin und wieder echt wahnsinnig, aber wenigstens ist es echter Wahnsinn. Er belegt einen vollkommen anderen Platz im Diagnostischen und Statistischen Manual Psychischer Störungen (DSM-IV).

Trotzdem schäme ich mich, eine psychische Störung zu haben. Vielleicht werde ich mich immer schämen. Aber heute meist für die Folgen, nicht für den Zustand selbst. Ich glaube an diese Diagnose. Für mich ist sie genauso wahr wie die Tatsache, dass ich rothaarig bin. Trotz der ständigen Bewegung der Erde unter meinen Füßen habe ich das Gefühl, endlich einen Halt gefunden zu haben.

13.

Am meisten gesündigt habe ich gegen jene, denen ich nie Schaden zufügen wollte. Sünden gegen Unschuldige bleiben niemals ungestraft, und sie hinterlassen immer ihre Spuren. Blicken Sie genau genug in den Spiegel, und Sie werden eine ganze Reihe neuer Krähenfüße oder eine Falte auf der Stirn entdecken, dort, wo sie einmal glatt lag. Die um meinen Mund eingegrabenen Furchen sehe ich bis heute, und alles, was ich denken kann, ist: Linda.

Linda war die erste echte Freundin, die ich auf der juristischen Fakultät hatte. Was uns zusammenschweißte, war ein besonders sexistischer Dozent für Verfassungsrecht, der darauf bestand, alle seine Studentinnen »Missy« zu nennen. Während des ersten Semesters war ich die meiste Zeit krank wegen Depression; und als ich ein paar Wochen vor der Abschlussprüfung wieder zum Unterricht erschien, bot Linda freiwillig an, mir ihre Aufzeichnungen zu leihen. Es war der erste – und, was ich damals nicht ahnte, einzige – Akt von Freundlichkeit, der mir an der juristischen Fakultät der University of California in Los Angeles jemals zuteilwerden sollte. Und es war der Beginn einer Freundschaft, die bis weit nach dem Studienabschluss, als wir schon mitten im Berufsleben standen, Bestand hatte.

Linda und ich telefonierten jeden Tag miteinander, manchmal zwei oder drei Mal, wenn eine Krise in Sicht war. Die Krisen reichten von: Was ziehe ich am Bundesgericht an?, bis zu: Ich glaube, ich verliebe mich in einen Seniorpartner. Wir teilten Schuhe und Pullover, Doppelverabredungen mit zwei Unbekannten und gingen sogar zusammen einen Badeanzug kaufen, was sicher das echteste Gütesiegel von Intimität und Vertrauen ist, das es zwischen zwei erwachsenen Frauen geben kann.

Freundinnen hatte ich schon vorher gehabt, aber es war

sehr lange her gewesen, seit ich mich einer anderen Frau so nahe und verbunden gefühlt hatte. Alle meine anderen weiblichen Freundschaften waren allmählich im Zuge meiner sich verschlimmernden manischen Depression eine nach der anderen auf der Strecke geblieben. Meinen früheren Freundinnen kann ich kaum Vorwürfe machen: Wenn ich depressiv war, erwiderte ich niemals Anrufe. Und wenn ich manisch war, hatte ich einfach keine Verwendung für Frauen. Dann wollte ich nur eines: flirten, und mit Frauen zu flirten, machte keinen Spaß.

Aber Linda trotzte den bipolaren Stürmen mit Geduld und Verständnis. Sie wurde nicht wütend auf mich, wenn ich zu depressiv war, um sie zurückzurufen, oder wenn ich seit Langem bestehende Pläne immer wieder über den Haufen warf. Und obwohl es ihr nicht gefiel, wie ich mich aufführte, wenn ich manisch war, lernte sie mit der Zeit, auch damit umzugehen: Sie weigerte sich einfach, sich mit mir in der Öffentlichkeit blicken zu lassen. Stattdessen kochte sie dann in ihrem Haus ein Abendessen, und wir liehen uns alte Schwarzweißfilme aus, oder sie kam mit ihrer Stickerei herüber zu mir und leistete mir Gesellschaft, während ich die Wände hochging.

Aber mehrere Jahre nach dem Jurastudium wurde Lindas Toleranz schließlich auf die Zerreißprobe gestellt, als ich eine Depression durchlitt, wie ich sie noch nie zuvor erlebt hatte. Sie schlug zum denkbar ungünstigsten Zeitpunkt zu, als ich unter erheblicher beruflicher Belastung stand und zudem nahe daran war, eine Liebesbeziehung mit einem Seniorpartner in meiner neuen Kanzlei einzugehen. Nacht für Nacht rief ich Linda an und schluchzte: Wie sollte ich bloß noch so einen Tag aushalten? Und sie bewies mir immer wieder aufs Neue ihre Freundschaft, indem sie zuhörte und keine Ratschläge anbot.

»Ich kann mich nicht rühren«, sagte ich. »Die ganze Schwerkraft der Welt lastet auf meinem Körper und nagelt mich auf dem Bett fest.«

»Ich weiß«, erwiderte sie leise.

»Ich kann nicht atmen«, sagte ich. »Die ganze Luft der Welt

wird aus meiner Lunge gesogen, und ich habe nicht die Kraft, sie wieder einzuatmen.«

»Ich weiß«, sagte sie. »Ich weiß.«

Und so weiter und so weiter: Ich trug meine endlose Litanei des Jammers vor wie eine nächtliche Beichte, und sie erteilte mir die Absolution, indem sie einfach ruhig und gleichmäßig ins andere Ende der Leitung atmete.

Aber wie alles, was von Natur aus böse ist, wurde die Depression mit jedem Tag, der verstrich, abscheulicher. Die bis dahin schrille und flehentliche Verzweiflung wurde still und arglistig. Ich begann insgeheim über Pistolen und Messer, über Pillen, Schlingen und offene, leere Adern zu fantasieren. Meine nächtlichen Anrufe wurden weniger, zunächst drei, dann zwei, dann einer pro Woche, und an diesem Punkt begann Linda sich ernsthaft Sorgen zu machen.

»Du musst etwas tun«, drängte sie mich eines Nachts. »Mir ist egal, was oder wie viel es kostet, aber du musst etwas tun, *sofort.*«

Und so willigte ich schließlich ein, Dr. R. an meinem Gehirn die Elektroschocktherapie durchführen zu lassen. Letztendlich war es meine Entscheidung, aber in meinem Kopf machte ich auch Linda teilweise dafür verantwortlich. Sie hatte so sehr darauf bestanden, war so überzeugt gewesen, dass zwölf EKT-Sitzungen, über die nächsten paar Monate verteilt, die erhoffte Lösung wären. Sie hat weder den psychotischen Schub, den die Therapie nach der Hälfte der Behandlung auslöste, noch die unbändige manische Episode, die auf diesen Schub folgte, oder meinen anschließenden Selbstmordversuch ahnen können. Alles, was sie wusste, war, dass ich litt, und sie wollte, dass die Qual aufhörte. Und sie war sich sicher, dass die EKT die einzige Möglichkeit wäre.

Am Ende schien ihre Zuversicht gerechtfertigt zu sein. Spätestens in der zwölften und letzten Runde der EKT sah ich entschieden besser aus. Ich konnte aufstehen, mich anziehen und zurechtmachen. Obwohl ich nicht viel schlief, reichte es, damit der verzweifelte, gehetzte Blick aus meinen Augen verschwand. Ich konnte die Besserung selbst im Spiegel sehen, aber ich war misstrauisch. Meinen Verstand konnte der Spiegel mir nicht zeigen, und mein Verstand kam mir ausgesprochen merkwürdig vor.

Möglich, dass die EKT mich aus der Depression riss, aber sie riss ein bisschen zu heftig. Ich verlor nicht nur die meisten meiner Hemmungen, ich verlor auch einen Gutteil meines Gedächtnisses. An manche Dinge konnte ich mich recht gut erinnern, normalerweise obskure Belanglosigkeiten, beispielsweise welche der Schwestern Brontë *Sturmhöhe* geschrieben hatte, aber elementare, unerlässliche Informationen, beispielsweise wofür die verschiedenen Besteckteile waren, vergaß ich vollkommen. Vergnügt aß ich mein Eis mit einer Gabel, meinen Fisch mit einem Löffel. Auch die übliche gesellschaftliche Etikette war mir gänzlich entfallen, beispielsweise die Sitte des Händeschüttelns, wenn man jemandem begegnet. Wenn ich mein Gegenüber mochte, küsste ich es – voll auf den Mund. Es ist die einzige Möglichkeit, wie ich erklären kann, was als Nächstes geschah: Ich vergaß genau jene Regeln, gegen die ich verstieß.

Linda freute sich so sehr über meine offensichtliche Genesung, dass sie beschloss, eine Party für mich zu geben, eine »Willkommen-zurück«-Party, wie sie es nannte. Ich war seit fast einem Jahr nicht mehr unter Leuten gewesen, und ich war gerade manisch genug, um mich nach einer Gelegenheit – jeder Gelegenheit – zu sehnen, um zu reden, zu flirten und meine Ansichten über alles unter der Sonne zum Besten zu geben. Linda war besonders erpicht darauf, mich dem brandneuen Mann in ihrem Leben vorzustellen: Jeff, einem Künstler und Fotografen, der nebenbei Kunstgeschichte lehrte. »Er ist attraktiv und sieht aus wie James Dean«, flüsterte sie mir eines Nachts am Telefon ins Ohr.

Die Party fand an einem schwülen Augustabend statt, und ich fieberte vor Erwartung und Manie. Lindas Garten war recht angenehm, aber trotzdem kamen die Gäste mit so wenig Kleidung am Körper wie möglich. Natürlich hatte ich den Inhalt meines Kleiderschranks völlig vergessen. Also hatte ich mir ein Outfit aus völlig ungleichen Teilen zusammengestellt: ein hübsches weißes Seidentuch, das ich zum rückenfreien Top umfunktionierte, und ein auffällig karierter rotweißer Sarong, der in meiner Vor-Elektroschock-Existenz eine Tischdecke gewesen sein mochte.

Ich dachte, ich sähe fabelhaft aus. Aber dann dachte ich, alle und alles sähen fabelhaft aus an jenem Abend: Linda, die anderen Gäste, die süßen kleinen Serviettenhalter aus geschnitztem Elfenbein, die Thunfisch-Carpaccio-Kanapees. Das Ausmaß entblößten Fleisches um mich herum – nicht nur meines eigenen, sondern auch der anderen Frauen – war mir genau bewusst, und plötzlich erschien es mir als die natürlichste Sache auf der Welt. Bis zu diesem Augenblick war mir nie klar gewesen, wie viel von der Welt nackt ist unter dem splitterfasernackten Mond.

Was für einen Unterschied ein paar Monate ausgemacht hatten. Vor der EKT war die Welt ein mattes und schmutziges Grau mit Anflügen von Beerdigungsschwarz gewesen. Jetzt war sie lärmend und fröhlich wie ein tropischer Papagei und genauso exotisch. Ich schien Dinge zu hören, die ich vorher eigentlich nie gehört hatte: ein Blatt, das raschelnd ein anderes berührte, das anzügliche Flüstern des Windes. Und die Gerüche ... Ich schloss die Augen und atmete den nachtblühenden Jasmin so tief ein, dass mir schwindelig wurde. Ich wankte ein paar Schritte zurück, stolperte über den Esstisch und stürzte auf die Knie, wodurch ein ganzes Sortiment Silberzeug scheppernd zu Boden fiel.

»Die Schwerkraft hat sich gegen Sie verschworen«, hörte ich eine Stimme sagen, und als ich die Augen öffnete, stand da Lindas James Dean und lächelte auf mich herab. Er streckte eine Hand aus. »Sie müssen Terri sein«, sagte er. »Linda hat mir nie erzählt, wie reizend Sie sind.« Ich langte nach oben, nahm seine ausgestreckte Hand und spürte mit einem Schlag, wie eine Hitzewelle zwischen unseren Handflächen hin und her wechselte.

»Danke«, sagte ich und ordnete diskret meinen Sarong. »Aber ich glaube nicht an die Schwerkraft.« Was stimmte. Seit der EKT existierten Naturgesetze für mich nicht mehr.

Er fragte mich, wie ich das gemeint hätte, und ich redete mich heraus, ohne mir groß Gedanken zu machen. Ich wusste, dass es auf die einzelnen Wörter, die ich benutzte, nicht ankam. Was zählte, war der Klang meiner Stimme, die sich in sein Ohr schlängelte. Außerdem hörte er gar nicht richtig zu, sondern sah mich bloß an – starrte, genau genommen. Er unterbrach mich: »Hat Ihnen schon mal jemand gesagt, dass Sie aussehen wie Vermeers *Mädchen mit dem Perlenohrring*? Die hohe Stirn, das runde Gesicht, die blassen Wimpern und Brauen ...«

Hol der Teufel die EKT. Ich erinnerte mich an Vermeer, aber ich konnte mich um alles in der Welt nicht an sein *Mädchen mit dem Perlenohrring* erinnern. Aber alle Frauen Vermeers waren reizend, dachte ich und beschloss, es darauf ankommen zu lassen und die Bemerkung als Kompliment zu nehmen.

»Danke?«, sagte ich in aufsteigendem Tonfall.

»Genau gesagt, würde ich sie irgendwann wirklich gern fotografieren«, fuhr Jeff fort, und da war sie: diese unmissverständliche Erklärung. Er war interessiert, und ich – ich war ein halbes Dutzend Empfindungen auf einmal. Geschmeichelt, durcheinander, triumphierend, schüchtern, aufgeregt und lasziv. Eindeutig lasziv. Wegen der Depression war es mindestens ein Jahr her, seit ich zum letzten Mal Sex gehabt hatte.

Ich hatte das »Ja« schon auf den Lippen, und es war nur Zentimeter von der Luft entfernt, als ein kleiner, nagender Zweifel mich packte. Etwas stimmte hier nicht, stimmte ganz und gar nicht, aber ich konnte mich einfach nicht erinnern, was dieses Etwas war. Er war großartig, ich war ungebunden, was zählte sonst noch? Und genau an diesem Punkt flehe ich zu Gott, er möge die mildernden Umstände berücksichtigen: dass ich zwischen der durch die Manie erzeugten Lust und der durch die EKT hervorgerufene Amnesie wirklich vergessen hatte, dass etwas Wesentliches auf dem Spiel stand, nämlich die ungeschriebenen Regeln der Freundschaft. Vor allem Regel Nummer eins: Hände weg vom Freund der besten Freundin. Ich sah mir Jeffs goldgesprenkelte Augen und die römische Nase lange gut an und entschied mich, an das Gesetz des Augenblicks zu glauben.

»Sehr gern«, sagte ich. »Wann hatten Sie gedacht?«

Den Rest des Abends verbrachten wir keine drei Meter voneinander entfernt (Linda hatte uns am Tisch fürsorglich nebeneinander platziert). Irgendwann zwischen der Vichyssoise und dem kalten pochierten Lachs wurde ich endlich von Schuldgefühlen gepackt. Aber da war ich schon zu sehr in den Flirt vertieft, um davon abzulassen. Und, wie ich heute durchaus zugebe, eigentlich wollte ich es auch gar nicht. Ich hatte zum ersten Mal seit einer Ewigkeit wieder das Gefühl, am Leben zu sein. Und ohne es mit Worten auszudrücken, wusste ich, dass genau dies der eigentliche Sinn des Lebens war, dass wir genau deswegen hier waren: um zu verführen und verführt zu werden.

Als die Party schließlich zu Ende ging, etwa eine Stunde nach Mitternacht, hatte Jeff meine Telefonnummer, und wir hatten verabredet, uns am nächsten Tag in seinem Studio zu treffen. Natürlich erzählte ich Linda nichts davon, weder in dieser Nacht noch am Morgen danach, als sie anrief, um die Party mit mir noch einmal durchzugehen. »Und, wie fandest du Jeff?«, fragte sie. »Nett«, antwortete ich, um dann schnell das Thema zu wechseln. Ich konnte spüren, dass sie ein bisschen sauer war, aber ich vertraute mich ihr nicht an.

Als ich es schließlich schaffte aufzulegen, eine gute Stunde später, war ich total wütend auf Linda, weil sie mir Schuldgefühle machte, obwohl ich noch gar nichts getan hatte. Außerdem hatte sie mir meinen Zeitplan völlig vermasselt: Ich sollte Jeff um eins in seinem Studio treffen, und jetzt war es schon viertel nach zwölf. Ich fegte durch meinen Wandschrank und probierte rasch ein halbes Dutzend Outfits an und zog sie wieder aus, bevor ich mich für einen roséfarbenen Pullover und Jeans entschied. Der Pullover hatte einen vorteilhaften herzförmigen Ausschnitt mit weißer Ösen-Applikation: Er kleidete mich in Unschuld. Wenn man mich ansah, würde man nie erkennen, was ich wirklich dachte.

Manisch zu sein *und* es eilig zu haben ist einem guten Fahrstil kaum förderlich. Ich raste den Hügel mit dem Doppelten der zulässigen Höchstgeschwindigkeit runter und drückte jedes Mal auf die Hupe, bevor ich eine Kreuzung überquerte. In Gedanken war ich meinem Auto weit voraus: Was würde ich tun, falls Jeff tatsächlich versuchte, mich anzufassen? Ich kannte die Antwort nicht. Ich kam über den Moment der Berührung nicht hinaus. Was für ein wunderbares Gefühl es wäre, wieder von irgendeinem Mann, vor allem aber von Jeff, berührt zu werden.

Ich kam unversehrt und pünktlich an seinem Studio an. Ich klopfte an die Tür, und Jeff öffnete nach wenigen Sekunden. Bei Tageslicht war er noch attraktiver. Gegen seine dunkle Bräune wirkte das Weiße seiner Augen noch heller, und sein Haar war durchsetzt mit silbernen Strähnen. Er geleitete mich hinein und führte mich in die Küche, wo auf einem Tablett ein Henkelkrug Margarita und zwei geeiste Gläser mit Salzrand warteten. Wie konnte er das nur wissen? Wenn ich manisch bin, ist Tequila stets mein bevorzugter Drink. Das Problem ist nur, dass Tequila jedes Verlangen verstärkt. Aus dem winzigsten manischen Flackern wird ein ausgewachsenes Feuer.

Ich zögerte nur ein oder zwei Sekunden, bevor meine Finger sich um das eiskalte Glas schlossen. Jeglichen Anklang von Vernunft und Beherrschung ignorierend, streckte ich langsam, bedächtig meine Zunge heraus und fuhr damit sachte den salzgesprenkelten Rand entlang, während mein Blick die ganze Zeit auf Jeff ruhte. »Nehmen Sie Ihr Glas mit«, sagte er und führte mich den Korridor hinunter in sein eigentliches Studio, einen großen, kahlen Raum mit einer Kathedralendecke, riesigen Oberlichtern und einer Reihe von Spiegeln entlang der ganzen hinteren Wand. »Es war früher ein Tanzsaal«, erklärte er und deutete mit einer Hand auf die Spiegel. »Ich benutze sie heute für Trickaufnahmen und Spezialeffekte.« Er setzte mich den Spiegeln gegenüber auf einen dreibeinigen Hocker. Dann verbrachte er fünf Minuten damit, die Beleuchtung einzustellen, bevor er mich durch eine kleine Handkamera endlich ansah. »Was soll ich machen«, fragte ich, plötzlich nervös und schüchtern. »Machen Sie nichts«, sagte er. »Schauen Sie einfach in den Spiegel und stellen Sie sich Vermeer vor.«

Also schaute ich in den Spiegel und stellte mir Vermeer vor. Aber das Bildnis, das mich aus dem Spiegel anstarrte, sah nicht annähernd so aus wie seine Frauen: ruhig, gelassen und auf ewig bewegungslos. Die Frau in dem Spiegel zappelte herum; sie war unruhig; ihre Augen schnellten ständig hin und her. Ich fühlte mich ausgesprochen unbehaglich, mir war nicht wohl in meiner Haut.

»Hören Sie auf zu zappeln«, sagte Jeff. Er setzte die Kamera ab, kam zu meinem Hocker herüber und strich mir mit den Fingern behutsam das Haar glatt. Ich starrte noch immer in den Spiegel, und in dem Augenblick, wo er mich berührte, konnte ich sehen, wie ich erbebte. Anscheinend spürte Jeff es ebenfalls, weil er sich umdrehte und aufsah. Nur für einen Moment begegneten sich unsere Blicke im Spiegel und konnten sich nicht voneinander abwenden.

Und da wusste ich: Meiner lieben Freundin Linda schuldete ich Treue, aber der Frau in dem Spiegel schuldete ich etwas mehr. Es war ein Wunder, dass ich noch lebte, nach einem Jahr extrem schmerzhafter Depression, bei der man seelisch verkümmert. Es war ein Wunder, dass mein Gehirn noch gut genug funktionierte, um zu flirten. Ich dachte zurück an das Gesicht, das ich vor der EKT in meinem Badezimmerspiegel gesehen hatte: fahl, missmutig, die Lachmuskeln schlaff vom Nichtgebrauch. Und ich sah mich jetzt an: mit rosigen Wangen und blühend, zitternd vor Erwartung, jede Pore, jede Sommersprosse lebendig und wach.

Komisch, dachte ich, ich habe mich nie als eine »dieser« Frauen gesehen – eine dieser herzlosen Harpyien, die ihrer besten Freundin einen Mann direkt vor der Nase wegschnappten. Aber so sehr ich mich auch bemühte, ich konnte mich einfach nicht schuldig fühlen. Und so sehr ich Linda mochte, wurde mir nun klar, dass meine Loyalitätsgefühle woanders lagen. Ich war es mir schuldig, nach dem Glück zu greifen, und zwar mit allem, was mir möglich war. Wer wusste, wann oder ob es sich überhaupt noch einmal einstellte?

Ich langte nach oben und streichelte mit einem Finger Jeffs Wange. Er beugte sich hinunter und küsste mich einmal auf jedes Augenlid, dann auf die Stirn, dann auf die Nasenspitze und schwebte direkt über meinen Lippen, bis ich die Spannung schließlich keine Sekunde länger aushielt. Ich packte ihn im Nacken und küsste ihn lange und intensiv.

Und so wurde es zu einem Teil unserer Beziehungsmythologie, dass ich ihn zuerst geküsst hatte. Folglich war ich für den Bruch jedweder Eide verantwortlich, die einer von uns beiden Linda vielleicht geschworen hatte. Ich bezweifelte diese Logik, zumindest am Anfang. Selbst nur um der Beweisführung willen einmal angenommen, dass ich die Verführerin war: Hatte er sich nicht ebenso ins Unrecht gesetzt, weil er sich verführen ließ? Hätte er nicht vorsichtiger, wachsamer sein müssen? Oder wollte ein Teil von ihm tatsächlich eingefangen werden? Jeff schüttelte diese Fragen ausnahmslos mit einem ärgerlichen Seufzer ab. Was passiert ist, ist passiert. Du befasst dich zu viel mit der Vergangenheit.

Er irrte sich. Wenn ich mich mit irgendetwas befasste, dann mit der Zukunft, meiner Zukunft mit Jeff, um genau zu sein. Tief im Innern wusste ich, dass ich eine unverzeihliche Sünde begangen hatte, und die einzige Möglichkeit, wie ich mit dieser Tatsache leben konnte, bestand darin, die Sünde irgendwie am Leben zu erhalten. Deshalb wollte ich mich nicht mit einem One-Night-Stand zufriedengeben. Ich tat alles in meiner Macht Stehende, um Jeff etwas zu bedeuten. Zum Glück half die Manie: Ich konnte nicht anders, als charmant und temperamentvoll sein. Ich erzählte Jeff nichts davon, dass ich bipolar war, er wusste nichts von der EKT, und zu Anfang unserer Affäre war er einfach verliebt genug, um meine häufigen Gedächtnisschwächen als bezaubernde Schrulle zu empfinden.

Eine Woche, zwei Wochen, ein Monat vergingen, und Jeff und ich kamen einander von Tag zu Tag näher. In dieser ganzen Zeit erwähnte ich seinen Namen nicht ein einziges Mal gegenüber Linda. Sie jedoch brachte ihn andauernd zur Sprache. Sie konnte nicht verstehen, warum er sich plötzlich zurückgezogen hatte. »Er hat einfach aus heiterem Himmel aufgehört, mich anzurufen«, erzählte sie mir, immer und immer wieder. »Ich begreife es nicht. Ich dachte wirklich, dass er der Richtige sein könnte.« Ich murmelte jedes Mal mitfühlend und sprach dann von anderen Dingen. Aber das Schuldgefühl wurde mit jedem Tag schlimmer. Ich begann das Telefon zu fürchten, weil ich wusste, dass mit ziemlicher Wahrscheinlichkeit Linda die Anruferin wäre und ihre ewige Warum-Frage stellen würde. Also fing ich an, immer seltener ans Telefon zu gehen, bis unsere Unterhaltungen irgendwann auf einmal pro Woche, dann auf alle vierzehn Tage, schließlich auf einmal pro Monat zurückgingen, bevor sie ganz aufhörten. Ich berief mich auf jede Ausrede, die mir nur einfiel, um mein Schweigen zu rechtfertigen: auswärtige Besucher, starke Arbeitsbelastung, eine Wiederkehr der Depression, die Grippe. Aber nicht ein einziges Mal erwähnte ich die eigentliche Wahrheit: dass ich mich verliebt hatte.

Denn es *musste* Liebe sein, sagte ich mir. Ich war nicht so ein Mädchen, das seiner besten Freundin für irgendetwas Geringeres untreu werden würde. Also sah ich über Jeffs viele Fehler hinweg: seine plumpen kleinen Lügen, seine feuchten Küsse, seinen Hang, im Kino laut loszureden und im Bett Wollsocken zu tragen. Und als er im vierten Monat unserer Beziehung einen Quickie mit einer Cocktailkellnerin hatte, ignorierte ich auch das. Ich dachte mir, dass ich ebenso schuld daran war wie er. Meine Manie hatte inzwischen das reizbare Stadium erreicht, und ich war zänkisch und gehässig zu allen gewesen, besonders aber zu Jeff.

Ich konnte nicht anders. Direkt unter der rauen äußeren Schale schwärte eine tiefe und empfindliche Wunde, eine dauernde, schmerzende Einsamkeit. Ich versuchte immer, mit Jeff über meinen Arbeitstag zu reden, über die geschmacklosen Schuhe des gegnerischen Anwalts beispielsweise oder einen peinlichen Moment im Fahrstuhl mit einem Seniorpartner, aber ich erhielt bestenfalls ein flüchtiges Nicken. Oder noch schlimmer, er bot mir ernsthaften Rat an, wie das Problem zu beheben sei.

»Ich will keinen Rat«, versuchte ich eines Abends beim Essen zu erklären.

»Warum beklagst du dich dann?«, fragte er mich, während er mit seiner Gabel eine Spargelspitze aufspießte.

»Ich beklage mich nicht«, erwiderte ich. »Ich … nun ja, ich …«

Aber es war hoffnungslos. Ich gab es auf und stopfte mir einen gewaltigen Bissen Mu-Shu-Schweinefleisch in den Mund. Verdammt, die Wahrheit war, ich beklagte mich *tatsächlich*. Aber irgendwie war es mir nicht so vorgekommen, wenn ich früher mit Linda gesprochen hatte.

In dieser Nacht lag ich noch lange wach, nachdem Jeff eingeschlafen war. Ich starrte auf die Türen, die Oberlichter, die Fenster: so viele Fluchtmöglichkeiten. Behutsam, um ihn nicht zu wecken, zog ich das Betttuch zurück und untersuchte Jeffs Körper. Es war ein schöner Körper, kräftig und schlank, und er hatte mir viele Stunden Freude bereitet. Aber die verbotene Erregung, die wir beide anfangs verspürt hatten, als uns so überaus bewusst gewesen war, dass wir Linda betrogen, war verschwunden. An ihre Stelle war eine niedrige, stetige Hitze getreten, die zwar noch immer äußerst angenehm war, der indes der verführerische Reiz des Fegefeuers fehlte.

Ich lehnte mich zurück und starrte zur Decke. Nach all den Stunden, die ich in katholischen Schulen mit dem Studium der Sünde verbracht hatte, sollte man meinen, dass ich sie besser verstehen würde. Aber mir war nicht klar gewesen, dass man nach jenem ersten köstlichen Sprung in die Versuchung einfach weiter fällt und fällt und für immer fällt. Scheinbar existiert die Schwerkraft nicht einfach nur. Sie ist ein moralischer Imperativ. Und sie würde mich weiter an diesen Mann binden, zusammen fest umschlungen in einem endlosen freien Fall, so lange, wie er mich haben wollte, so lange, wie ich ihn überzeugen konnte zu bleiben.

Und genau das passierte am Ende. Jeff und ich blieben Freunde und sind Freunde bis heute. Wir werden immer Freunde sein oder Liebende oder sonst etwas untrennbar miteinander Verflochtenes. Es geht nicht um Liebe, es geht um Strafe. Wenn Gott uns bestrafen will, gewährt er uns unsere Sünden.

14.

Ich hatte noch nie einen Mann geschlagen. Ich war überrascht, wie gut ich darin war. Die Wut hatte sich die ganze Woche aufgestaut, und ich wurde nicht ganz schlau daraus. Eigentlich lag nichts im Argen, nichts, was ich hätte anführen können. Tatsächlich sah an der Oberfläche alles sogar verdammt gut aus: Nachdem wir jahrelang mal ein Liebespaar gewesen waren und mal nicht, waren Rick und ich wieder zusammen. Er lud mich ein zu einem Urlaub in Big Sur, meinem liebsten Ort auf Erden. Von unserer Suite im Obergeschoss aus hatte man einen Panoramablick aufs Meer. Die ganze Woche lang bekam ich langsame, sinnliche Massagen. Ich wurde gestreichelt und abgerubbelt, in Seetang eingepackt, in Ölen gebadet. Es war alles zu viel: die perfekte Küste, der großzügige Freund, der ideale Urlaub. Ich wand mich unter den sanften Fingern der Masseurin: »Zu feste?«, fragte sie. »Zu viel«, nuschelte ich unverständlich in das Gesichtspolster.

Es hatte keinen Sinn zu versuchen, es ihr, Rick oder sonst jemandem zu erklären – nicht bevor ich selbst es verstanden hatte. Es war noch keinen Monat her, da hatte ich in einer verzweifelten Depression gesteckt, so trostlos, so vollkommen hoffnungslos, dass mir Selbstmord als die einzige Lösung erschienen war, die irgendeinen Sinn ergab. Nacht für Nacht träumte ich davon, mich umzubringen. Aber so sehr ich diese Pillen auch nehmen oder diese Schlinge knüpfen wollte, ich konnte es nicht. Mein Körper weigerte sich schlicht, den Befehlen meines Verstandes zu gehorchen. Ich lag einfach da – ungewaschen, ungekämmt und in Trägheit ertrinkend, während ich mit der Notwendigkeit des Ein- und Ausatmens kämpfte. Aber anscheinend gedeiht in der Depression die Ironie, denn es war ohne Zweifel die Lähmung, die mich am Leben erhielt. Hätte ich mich nur halbwegs rühren können, hätte ich mit Sicherheit die erste Gelegenheit ergriffen zu sterben.

Wie die meisten meiner endogenen Depressionen war auch diese ganz plötzlich gekommen, aus heiterem Himmel, wie ein ungewöhnlich starkes Gewitter an einem sonnigen Sommernachmittag. Meine Genesung erfolgte ebenso unvorhersehbar. Ich erwachte früh an einem ansonsten nicht weiter bemerkenswerten Morgen und stellte fest, dass mir die Sonne direkt in die Augen schien. Ich lag ein paar Augenblicke mit leichtem Unbehagen da und wälzte mich dann auf die andere Seite des Bettes, ohne die Bedeutung dieser einfachen Geste zu erkennen. Zum ersten Mal seit Wochen hatte mein Körper tatsächlich einen direkten Befehl meines Gehirns ausgeführt. »Geh aus der Sonne, du Trottel.« Und ich tat es.

Nach und nach verselbstständigte sich meine Atmung wieder, ein unsichtbarer Gefährte, den ich schließlich schnell akzeptierte und ignorierte. Ich erwischte mich sogar dabei, wie ich ab und zu ans Telefon ging. Natürlich nahm ich anfangs nur den klingelnden Hörer ab und starrte ihn ob meiner neu entdeckten Fähigkeit, mich zu bewegen, ehrfürchtig an. Aber irgendwann führte ich ihn den ganzen Weg bis an mein Ohr und sprach sogar ein paar Worte zur Erwiderung. Die Sache scheint absurd einfach zu sein, kein Grund für ein großes Tamtam. Aber jeder, der eine schwere Depression kennt – oder mich –, der weiß, dass Telefonieren bedeutet, dass das Schlimmste auf jeden Fall überstanden ist. Heute Nacht müssen die Sanitäter nicht gerufen werden. Der Selbstmordwarndienst ist vorüber, fürs Erste.

Alle Menschen in meinem Leben freuten sich, und keiner mehr als Rick, der so oft angerufen hatte, ohne die Hoffnung, dass ich den Anruf jemals erwidern würde. Es war vernünftig, als Rick mich ein paar Wochen später eines Abends zu vorgerückter Stunde mit einer vom Wein leicht schweren Stimme anrief, um eine Genesungsfeier vorzuschlagen. »Die haben wir verdient«, sagte er, und ich lächelte über das »wir«. »Ich spendier dir zehn Tage Big Sur. Du musst nichts weiter tun als dich ausruhen und Zwiesprache mit den Bäumen halten. Das wird dir mehr gut tun als diese ganzen verdammten Pillen zusammen.«

Meine Medikamente waren stets ein heikles Thema zwischen uns: Rick fand sich widerstrebend mit der Notwendigkeit ab, dass ich irgendeinen Stimmungsstabilisator schluckte, aber er billigte nie ganz die Menge und die Vielzahl der Medikamente, die ich tagtäglich einnehmen musste. »Das ist Polypharmakologie«, hatte ich früher zu erklären versucht. »Es ist Tablettensucht«, hatte er zur Antwort gegeben. Wir hatten gelernt, es dabei zu belassen. Ich ignorierte seinen Kommentar und wechselte zum nächsten Thema, der Reise: wo wir wohnen würden, wann wir führen, wie wir dorthin kämen.

Nicht dass mich irgendetwas davon wirklich interessiert hätte. Ich ließ Rick mit dem größten Vergnügen alle Details erledigen. Das war das, was Rick in unserer Beziehung am besten hinkriegte: Er erledigte die Details. Er kümmerte sich um Dinge – das heißt, die meiste Zeit kümmerte er sich um mich. Hatte ich genug zu essen im Haus? Waren meine Nebenkosten diesen Monat bezahlt? Wann wären meine Sachen aus der chemischen Reinigung fertig? Was auch immer es war, Rick kümmerte sich darum: um alle Rechnungen, alle Schwierigkeiten.

So war es nicht immer gewesen. Als wir uns kennenlernten, auf dem College, war ich ausgesprochen selbstständig. Ich war ein echtes Vassar-Mädchen, keinem Mann verpflichtet. Aber damals war meine Krankheit nur zeitweise eine Behinderung. So schlimm die Depressionen auch waren, sie dauerten nicht so lange oder kehrten nicht so oft wieder, und die Perioden dazwischen waren voller Hoffnung. Als die Krankheit im Laufe der nächsten zehn Jahre zunehmend schlimmer wurde und immer schwerer zu verheimlichen war, wurde Unabhängigkeit mehr als ein Schlachtruf, sie wurde zur Obsession. Ich lebte in der schrecklichen Angst, dass man mir auf die Schliche käme, und zum Glück war Unabhängigkeit für eine junge Karrierefrau eine nützliche Fassade.

Zumindest nannte ich es Unabhängigkeit. Die Männer in meinem Leben hatten andere Namen dafür, und wenige davon waren schmeichelhaft. Ich hielt sie mir alle vom Leib, so weit im Ungewissen und meinem Herzen so fern wie möglich, selbst Rick, der mich am besten kannte und wahrscheinlich am meisten liebte. Nach dem College waren wir mit Unterbrechungen noch fast zehn Jahre zusammen, bevor er mich frustriert verließ und ich mich noch weiter hinter meinem steinernen Wall aus Selbstsicherheit verschanzte.

Die Selbstsicherheit ließ mich bald nach dem Tod meines Vaters im Stich. Ich war krank. Ich war abgebrannt. Ich musste essen. Ich brauchte Hilfe. Jeder Versuch, etwas anderes vorzuspielen, war sinnlos. Ich nahm den Hörer ab und wählte jene sieben Ziffern, die ich glaubte, längst ad acta gelegt zu haben. Ich weinte und bat um Hilfe, und Rick kam zu mir.

In den Monaten danach sorgte die kleinste nervliche Anspannung dafür, dass ich in Hysterie und noch tiefere Depression verfiel. Rick bekam das alles mit und war zu meiner Überraschung nicht angewidert. Als er mir zum ersten Mal Geld anbot, lehnte ich rundweg ab. Das nächste Mal protestierte ich ein paar Tage lang, dann nahm ich es widerstrebend an. Schließlich wurden meine Proteste kürzer und seltener, bis ich eines Tages vergaß, überhaupt irgendetwas zu sagen außer »Danke«. Und so übernahm Rick allmählich die nebensächlichen Details meines Lebens, all jene schrecklichen Kleinigkeiten, mit denen fertigzuwerden einfach meine Kräfte überstieg.

Rick und seine Kleinigkeiten. Ich war plötzlich voller Zuneigung für ihn und lauschte dem Klang seiner Stimme am Telefon, die erwartungsfroh die Route unserer geplanten Reise vortrug. Mein Gott, hatte ich ein Glück, einen solchen Mann in meinem Leben zu haben. Und wie wundervoll, zusammen nach Big Sur zu fahren. Es wäre genau das, was ich brauchte, der perfekte Urlaub, außer ...

Außer.

Ich wusste, ich hätte begeistert beipflichten, Fragen stellen, Vorschläge unterbreiten sollen. Aber wie jedes starke Gift verlässt auch die Depression unseren Organismus nicht einfach mit einem Schlag. Noch wenn man glaubt, längst genesen zu sein, ist sie vereinzelt und in Anflügen spürbar. Selbst in jenem Moment konnte ich spüren, wie ich beim bloßen Gedanken zu packen erstarrte. So viele Entscheidungen waren zu treffen:

Welches Paar Abendschuhe oder überhaupt eines? Schwarze Jeans oder Blue Jeans und wie viele Pullover? Sonnenschutzfaktor 15 oder 30? Oder 45, für alle Fälle?

Die bloße Tatsache, dass ich das Telefon in der Hand hielt, bedeutete etwas, ermahnte ich mich. Es bedeutete, dass ich dabei war, mich zu erholen, und dass die Pflichten des Lebens mir wieder bevorstanden. Es war an der Zeit, ein Risiko einzugehen, verlorenen Schwung aufzuholen, voranzukommen.

»Ich freue mich«, sagte ich, Ricks Leier unterbrechend. »Um wie viel Uhr soll ich fertig sein?«

Die Fahrt rauf nach Big Sur war grandios, die Hügel entlang des Pacific Coast Highway ein sanft ansteigender Farbenteppich. Ich wollte unterwegs anhalten, um Wildblumen zu pflücken, und ich zog es vor, meinen Ärger runterzuschlucken, als Rick meinte, er würde mir stattdessen im Hotel welche kaufen. Als wir ankamen, war die Sonne längst untergegangen. Zu spät für Blumen aus dem Laden, zu spät für Cocktails auf der Terrasse, zu spät für alles außer fürs Bett. Ich war nicht müde, aber mir war seltsam zumute: Ich war ruhelos und nervös. Während ich auspackte, schlich Rick sich an mich heran und berührte sanft meinen Nacken. Ich zuckte weg.

»Es hat nichts mit dir zu tun«, versuchte ich zu erklären. »Es ist bloß ... Ich weiß nicht. Ich möchte nicht berührt werden.«

Ich sah, wie Verletzung und Enttäuschung in seinen Augen aufblitzten. Dann lächelte er. »Du brauchst deine Blumen«, sagte er. »Ich werde als Erstes Morgen früh die Dame an der Rezeption anrufen.«

»Rick, es liegt nicht an den Blumen. Es liegt an mir. Ich fühle mich komisch. Ich bin kratzbürstig, reizbar. Als wenn ich depressiv wäre, aber ich kann mich noch bewegen.«

Ich sah, wie er bei dem Wort *depressiv* zusammenschreckte. »Du bist bloß müde«, sagte er. »Ich lass dir ein Bad ein.« Und er drehte sich um und ging ins Badezimmer.

Es war ein herrliches Bad, das muss ich zugeben. Ich lag mit geschlossenen Augen da und wünschte mir ganz fest, dass mein Körper sich entspannte und mein Kopf frei wurde. Aber der Druck des warmen, seifigen Wassers gegen meine Haut war unerträglich. Ich setzte mich auf und knipste den Whirlpool-Schalter aus, nur um im nächsten Moment von Wellen aus Seifenblasen angegriffen zu werden. Blasen, überall Blasen: in meinem Gesicht, auf meiner Nase, in meinen Haaren. Ich zwang mich, wieder ins Wasser hinabzugleiten und vollkommen reglos liegen zu bleiben, bis jede einzelne Blase sich in Luft aufgelöst hatte. Dann zählte ich langsam bis einhundert und horchte, ob irgendwelche Geräusche aus dem Schlafzimmer kamen. Rick hatte einen gesunden Schlaf. Wenn ich es bloß aushalten und in der Wanne warten würde, bis er ins Bett gegangen war, könnte ich unter die Bettdecke schlüpfen, und er würde bis zum Morgen nicht einmal merken, dass ich da war.

Morgen. Würde er mich dann noch berühren wollen? Käme ich mir noch immer unberührbar vor? Der Morgen würde einfach warten müssen, entschied ich. Meine Finger und Zehen waren schrumpelig vom zu langen Einweichen, und das Badewasser war längst kühl und abgestanden. Ich stieg so schnell ich konnte aus der Wanne und wickelte mich in mehrere dicke Handtücher, um alle Tropfen aufzufangen. Dann schaltete ich das Licht aus und öffnete langsam und vorsichtig die Badezimmertür. Keine Anzeichen von Leben, nur ein regloser Umriss auf Ricks Seite des Bettes. Ich ließ die Handtücher zu Boden fallen, durchquerte auf Zehenspitzen das Schlafzimmer und schlüpfte geräuschlos unter die Bettdecke.

Die Satinlaken kamen mir auf meiner nackten Haut vor wie Sandpapier, und das Ticktack der Uhr auf dem Nachttisch klang bedrohlich nach einer Zeitbombe. Rick murmelte irgendetwas und drehte sich um in meine Richtung. Ich rückte weg, kurz bevor unsere Körper sich berührten, und schmiegte dann mein Kissen in die Wölbung seines Bauchs. Es funktionierte. Er wurde wieder ruhig. Dem schuldbewussten Verlangen widerstehend, seine schlafende Wange zu küssen, zog ich mich in den anderen Raum zurück – dankbar, dass Rick stets auf Suiten bestand.

Am nächsten Morgen erwachte ich voller Tatendrang, wollte unbedingt weg und war reizbar wie eine nasse Katze.

Alles, was Rick machte, ärgerte mich, von der Art, wie er genau sechsmal auf jede Seite seines weichgekochten Eis klopfte, bis zu der Art, wie er »Liebe dich!« sagte, ohne das »ich«. In den nächsten paar Tagen sagte er häufig »Liebe dich!«. Tatsächlich gab er sich umso liebevoller, je ärgerlicher ich wurde. Ich schlief weiter auf dem Sofa im Wohnzimmer, aber Rick verlor kein Wort darüber. Das Problem unerfüllter Sexualität lag zwischen uns in der Luft. Rick bestand darauf, dass ich jeden Nachmittag eine Massage bekam, obwohl ich ihm sagte, dass ich nach wie vor nicht berührt werden wollte. Nach fünf Tagen sprach ich schließlich ein Machtwort. Ich wollte an diesem Nachmittag keine Massage, ich wollte in die Stadt gehen, allein. Ganz allein. »Ohne dich«, fügte ich zur Betonung hinzu.

Rick gefiel die Idee nicht, aber er ließ mich gehen, nachdem er mir das Versprechen abgenommen hatte, dass ich rechtzeitig zum Abendessen zurück wäre. Ich wollte überallhin gehen und alles sehen, aber ich wusste beim besten Willen nicht, was ich eigentlich machen wollte. Es gab zu viele Möglichkeiten, außerdem roch der Mietwagen komisch, und ich kriegte die verdammte Klimaanlage nicht richtig eingestellt. Aus alter Gewohnheit steuerte ich eine nahegelegene Buchhandlung an, nur um mit dem beflissenen Lächeln des Verkaufspersonals bombardiert zu werden, das geschlossen um meine Aufmerksamkeit buhlte. Ich konnte es nicht begreifen. Dies war mal einer meiner absoluten Lieblingsbuchläden gewesen. Hier drinnen hatte ich Dutzende glücklicher Stunden verbracht, die Regale durchgesehen und mit den beschlagenen, wenn auch schrulligen Verkäufern geplaudert. Wann war das alles so hassenswert geworden – oder lautete die eigentliche Frage: Wann hatte sich in mir so viel Hass angestaut?

Widerstrebend machte ich einen Bogen um die fantastische Sherlock-Holmes-Sammlung und steuerte die Abteilung mit psychologischer Literatur und Ratgebern an. Ich scheuchte die Hauskatze von einem großen, dick gepolsterten Sessel, suchte mir mehrere Stöße Bücher zusammen und ließ mich zum Lesen nieder. Ich vermutete, dass irgendetwas mit mir nicht stimmte; mir fehlte nur noch der Name dafür. Ich hasste die

Welt, ich hasste mich, und Sterben klang für mich einfach gut: alles klassische Symptome einer Depression. Aber – und es war ein entscheidendes Aber – ich konnte mich noch bewegen. Ich konnte mich nicht nur bewegen, ich *musste* mich bewegen. Ich war so voller rastloser, unverbrauchter Energie, die nirgendwohin konnte, dass ich gerne zugeschlagen und irgendetwas kaputt gemacht hätte, am liebsten etwas, das klirrend in tausend befriedigende Stücke zersprungen wäre. Ich dachte an unser Hotelzimmer mit dem Blick aus dem Panorama-Aussichtsfenster, und plötzlich wurde mir klar: Kein Wunder, dass ich die Massagen nicht genießen konnte. Ich hatte mir die ganze Zeit vorgestellt, was für ein Gefühl es wäre, die Faust zu ballen und dieses ganze Glas zu zerdeppern, es so lange zu zerdeppern, bis nichts mehr übrig blieb als ein Haufen Scherben.

Ich brauchte noch ein paar Stunden und mehrere weitere Bücher, aber schließlich fand ich sie: des Rätsels Lösung, den klinischen Ausdruck für das, was mit mir nicht stimmte. Offenbar gibt es eine merkwürdige Stelle im bipolaren Spektrum, die sich »Mischzustand« nennt, bei der Manie und Depression sich treffen und kollidieren. Im Mischzustand hat man den ganzen unermüdlichen, aufgeregten Elan der Manie, aber nichts von ihrer Euphorie. Stattdessen verspürt man die Qual und den Selbsthass der Depression. Es ist der gefährlichste Zustand, der möglich ist, der, bei dem die meisten Selbstmorde auftreten. Nicht mehr geschützt durch die Lähmung der Depression, ist man nun fähig, der eigenen Verzweiflung zu gehorchen.

Hier war sie, schwarz auf weiß: meine Absolution. Ich war nicht verrückt. Es war nicht Depression, es war nicht einmal Manie. Es war ein Mischzustand. Ich hatte das Recht, mich schrecklich zu fühlen, es war ein Mischzustand. Auf dem Weg zurück zum Hotel sagte ich mir den Ausdruck immer wieder, damit er real wurde. Zum ersten Mal seit dem Beginn unserer Reise konnte ich es nicht abwarten, Rick zu sehen, um ihm alles darüber zu berichten.

Meine Recherche hatte viel länger gedauert, als ich erwartet hatte, und ich traf eine halbe Stunde später im Hotel ein, als ich versprochen hatte. Rick war sauer, bemühte sich aber nach Kräften, es nicht zu zeigen. Aber ich kannte sein Lächeln viel zu gut, um mich von schwachen Imitationen täuschen zu lassen. Ich küsste ihn auf die Wange und zerzauste sein Haar, die ersten spontanen Gesten der Zuneigung, die ich seit Wochen zeigte. »Du kannst jetzt aufhören zu versuchen, nicht zu sauer zu gucken«, sagte ich. »Es wird alles gut. Ich weiß jetzt, was mit mir nicht stimmt. Es heißt Mischzustand.« Ich erklärte es ihm so gut ich konnte. »Wie du siehst, war das der Grund, warum ich mich so komisch benommen habe. Es ist, als ob ich depressiv wäre, außer dass ich gleichzeitig auch manisch bin. Du kannst also verstehen, warum ...«

Er unterbrach mich. »Du bist nicht depressiv. Es geht dir besser. Du bist bloß erschöpft von allem, was du in letzter Zeit durchgemacht hast. Warum bleiben wir heute Abend nicht hier und entspannen uns? Komm, ich mach dir einen Drink.«

»Ich will keinen Drink«, erwiderte ich. »Ich will über diese Sache reden.«

»Nicht jetzt«, sagte Rick. »Du bist zu müde. Du hättest den Termin mit der Masseurin wahrnehmen sollen, statt den ganzen Nachmittag damit zu verbringen, in einem Buchladen herumzustöbern.«

Ich konnte spüren, wie meine Hände sich langsam zu Fäusten ballten und die Fingernägel sich in das Fleisch meiner Handflächen gruben. Ihren Biss zu spüren war ein gutes Gefühl. Ich drückte fester und versuchte mich von der Wut abzulenken, die sich stetig in mir aufbaute.

Rick missverstand mein Schweigen als Zustimmung. Er griff zum Telefon und wählte den Zimmerservice. »Ich weiß genau, was du brauchst«, sagte er. »Ein ordentliches, dickes Steak mit Kartoffelpüree – oder vielleicht lieber etwas Rahmspinat, wegen des Eisens. Was wäre dir lieber?«

»Mir wäre lieber, wenn du das verdammte Telefon hinlegen und zuhören würdest, was ich sagen will.«

»Ich hab dich schon verstanden«, sagte er. »Ich versuch es bloß zu regeln.«

Ich durchquerte den Raum und nahm ihm den Apparat aus der Hand. Meine Stimme kam erstickt heraus und klang barsch, eine gute halbe Oktave höher als normal.

»Manchmal lässt es sich einfach nicht regeln, Rick. Es ist eine Krankheit. Hör ausnahmsweise einmal auf mit dem Versuch, es besser zu machen, und lass es wie es ist. Frag mich einfach, wo es wehtut.«

Wir starrten einander an, und die Spannung zwischen uns stieg wie Hitze. Ich konnte sie auf meiner Haut spüren, eine prickelnde Welle aus Angst und Verärgerung. Und ich konnte sehen, wie er sich in Ricks stürmischen Augen widerspiegelte: der Augenblick, den wir beide seit Jahren gemieden hatten.

»Gib's zu, Rick«, beharrte ich. »Manchmal lässt es sich einfach nicht regeln oder reparieren, nicht mal von dir.«

Rick langte hinter mir nach unten und griff wieder zum Telefon. Sein Blick war noch immer trotzig, aber seine Stimme war von eisiger Ruhe.

»Kartoffelpüree oder Rahmspinat?«

Und so schlug ich ihn. Ich griff zurück auf Jahre aufgestauten Ärgers und Grolls, Jahre, in denen ich so getan hatte, als ginge es mir insgesamt besser, weil »besser« das war, was Rick gekauft und wofür er bezahlt hatte, weil er derjenige war, der der Reparierer war, und ich diejenige, die repariert wurde, und »besser« war Teil der Abmachung. Ich holte weit aus und traf ihn mit der ganzen Kraft, die ich aufbringen konnte, mitten aufs Kinn. Es war kein Filmstar-Klapps. Es war ein schnörkelloser Schlag – so hart, dass Rick nach hinten taumelte und hingefallen wäre, wenn ihm nicht das Sofa zu Hilfe gekommen wäre, so hart, dass ich mir die Haut auf zwei Knöcheln aufriss.

Ich traf ihn so hart, dass der Geschichte zwischen uns für einen Moment – nur für einen Moment, aber das reichte – der K.-o.-Schlag versetzt wurde und wir einander vollkommen schweigend gegenüberstanden wie zwei Fremde. Dann überkam mich plötzlich Reue, und ich brach in Tränen aus und warf mich ihm in die Arme. Aber er wollte mich nicht festhalten. Er wollte mich nicht einmal ansehen. Er saß bloß reglos da und starrte zur Decke, während ich weinte.

»Das bin nicht ich«, flehte ich. »Es ist dieser schreckliche Mischzustand. Die ganze Woche schon spüre ich ein wahnsinniges Bedürfnis zuzuschlagen. Es überwältigt mich fast. Ich kann es nicht erklären. Aber ich wollte nie, dass du es bist. Bitte, bitte sag, dass du es verstehst.«

»Okay, ich versteh's«, sagte er, noch immer an die Decke starrend.

»Dann verzeihst du mir?«, fragte ich.

»Ich verzeihe dir«, sagte er.

»Und es ist alles in Ordnung?«

Endlich sah er auf mich hinunter. »Weißt du, manchmal lässt es sich einfach nicht in Ordnung bringen«, sagte er. Dann stand er auf, ging ins Schlafzimmer und fing an zu packen.

Damals wusste ich es noch nicht, aber das war unser letztes Gespräch. Erwartungsgemäß regelte Rick alle Details, um dafür zu sorgen, dass ich sicher nach Hause kam, aber als ich eintraf, kam ich in ein leeres Haus und zu einem stummen Telefon.

Die Haut auf meinen Knöcheln brauchte zehn Tage, um zu verheilen. Mittlerweile war der Mischzustand vorübergegangen, und ich befand mich wieder auf dem vertrauten Boden schlichter alter Depression. Jedes Mal wenn ich mir die Wunde oberhalb des Ringfingers ansah, wurde ich von Schamgefühl überwältigt. Ich konnte nicht begreifen, wie ich – die größte Pazifistin – das jemandem hatte antun können, vor allem nicht Rick, der ohne Zweifel die große Liebe meines Lebens war. Monatelang starrte ich auf diese kleine Erinnerung und gab die Hoffnung auf, mich jemals zu verstehen, noch viel weniger mir zu verzeihen.

Und dann schlug sie wieder zu: diese seltsame Erregung, gepaart mit einer derart tiefen Niedergeschlagenheit, dass ich das Gefühl hatte, kaum noch atmen zu können. Das Einzige, was half, mein Unbehagen zu lindern, war das Geräusch von zerspringendem Glas, und ich zerdepperte ein halbes Dutzend Teetassen, bevor mir dämmerte, dass ich mich auch damit auf vertrautem Boden befand. Aber es bedurfte noch mehrerer weiterer Vorfälle, bevor ich die beängstigende, zerstörerische Kraft des Mischzustands wirklich zu begreifen begann. Nur wenige Dinge sind stark genug, diesen schrecklichen Zusammenprall von Manie und Depression zu überstehen. Die Liebe mit Sicherheit nicht. Liebe ist viel zu zerbrechlich: Sie ist ein Aussichtsfenster, das einfach darum bettelt, zertrümmert zu werden.

15.

Meiner Meinung nach ist es unmöglich, ein normales Verhältnis zum Essen zu haben, wenn man manisch-depressiv ist. Nach meiner Theorie führt die Krankheit zu einer erheblichen Schädigung des Hypothalamus, jenes Bereichs im Gehirn, der den Appetit regelt. Aber ich brauche keine Theorien, um meinen Standpunkt zu untermauern. Das empirische Beweismaterial ist – zumindest in meinem Fall – überwältigend. So weit ich mich erinnern kann, war Essen stets untrennbar mit Stimmungen verbunden.

Es ist eine Ewigkeit her, seit ich ein einfaches Sandwich gegessen habe, und noch länger, seit ich eine komplette Mahlzeit verdrückt habe. Ich kann Ihnen keinen einzelnen Grund dafür nennen, warum ich nicht essen kann wie ein normaler Mensch. Eigentlich gibt es Dutzende von Gründen, aber am Ende gibt es keinen. Es ist ein unerklärliches Phänomen. Ich weiß wirklich nicht, warum mein Körper sich nach Jahren fortgesetzten Raubbaus schließlich diesen Moment in meinen frühen Vierzigern aussuchte, um spektakulär vor die Hunde zu gehen. Es reicht wohl, wenn ich sage, dass mein Körper Essen heute wie einen fremden Eindringling behandelt. Nur klitzekleine Mengen dürfen hinein, bevor der ganze Organismus zum Angriff übergeht. Ein Bissen zu viel, und mein Magen schwillt plötzlich zu einem solch enormen Umfang an, dass Fremde mich besorgt mustern und fragen, wann es soweit sei. Und dann beginnen die Schmerzen: heftige Stiche im ganzen Unterleib, so stark, dass ich unkontrollierbar zittere und laut um Hilfe schreie.

Aber es gibt keine Hilfe, das weiß ich bereits. Ich habe alle Ärzte konsultiert, all ihre Tests gemacht, ihre Tabletten geschluckt und ihnen zugehört, einem nach dem anderen, und aufgegeben. Wie es aussieht, ist der Dickdarm ein geheimnisvolles und mächtiges Wesen: schnell gereizt, aber unglaublich schwer zu besänftigen, einem uralten Stammesgott nicht unähnlich. Was am Ende Sinn ergibt. Denn schließlich und endlich befassen wir uns hier mit dem Hauptübel manischer Depression.

Obwohl ich meine gesamte frühe Kindheit über unter merklichen Stimmungsschwankungen litt, erlebte ich meine erste wirklich und wahrhaftig suizidale Depression erst im Alter von sechzehn Jahren. Ich schlief weit über einen Monat lang zwanzig bis zweiundzwanzig Stunden pro Tag. Es war ein unruhiger, von Träumen zerrissener Schlummer, nach dem ich nur noch erschöpfter war. Wenn ich schließlich erwachte, aß ich – und das war alles, was ich machte. Ich ging nicht zur Schule; ich redete nicht mit Familienmitgliedern, Freundinnen oder Freunden; ich las nicht einmal, was der größte Verlust war. Aber es war mir egal. Abgesehen von der vollkommenen Raserei des unentwegten Von-der-Hand-in-den-Mund-Stopfens war mir nichts mehr wichtig.

Ich hörte nie auf, mich zu fragen, warum ich so hungrig war. Alles, was ich wusste, war, dass ich, solange ich mit dem Prozess des Kauens und Schluckens beschäftigt war, über nichts anderes nachdachte. Das sinnliche Erlebnis ersetzte jede Gefühlsregung. Meine komplexesten Empfindungen waren salzig oder süß, weich oder knusprig. Und alles, was über den nächsten Bissen hinausging, scherte mich einen Dreck.

Und mich interessierte auch nicht, was ich mir da eigentlich in den Mund steckte. Anfangs war es recht normales Essen, obwohl in immer größeren Mengen: Kartoffelbrei, Schweinerippchen, übrig gebliebener Hackbraten und Berge von Spaghetti – was auch immer an dem Abend im Kühlschrank war und sich relativ leicht zubereiten ließ. Aber recht bald schon wurde mein Heißhunger zu groß, als dass ich darauf hätte warten können, bis das Essen aufgewärmt war. Ich trat in meine rohe Phase ein und aß sämtliches Obst und Gemüse im Gemüsefach. Müsli war schneller ohne die Milch. Auch Reis und Nudeln waren eine ganze Ecke schneller ohne das Wasser.

Meine Mutter ging einmal die Woche Lebensmittel einkaufen, normalerweise sonntags, sodass wir spätestens am Freitag fast ganz ohne Essen dastanden. Ich erinnere mich noch sehr gut an diese endlosen Freitagabende, wenn im Vorratsschrank nichts mehr übrig war und die Depression mir ein Loch in den Magen fraß. Ich musste etwas essen, irgendwas. Gegen Ende meiner Depression aß ich alles, was da war: Eiskaffeepäckchen, Tüten mit Mehl und Gewürze, von Anis über Fenchel bis zu Majoran und Thymian. Natürlich rebellierte mein Körper irgendwann, und am Ende erbrach ich die Hälfte von dem, was ich wie wahnsinnig in mich hineinschaufelte, wieder. Ich hörte nicht eher auf, bis ich schließlich erschöpft einschlief, während meine Hand noch umklammerte, was auch immer ich gerade aß.

Mein Vater fand mich schließlich eines späten Abends ausgestreckt auf dem Sofa im Wohnzimmer vor, und ich war zu krank, um mich zu bewegen. Ich hatte gerade eine ganze Packung Backnatron gegessen, und ich lag da und versuchte die Kraft aufzubringen, aufzustehen und mich zu erbrechen. »Ich hab ein Geräusch gehört …«, sagte mein Vater, dann stutzte er, als er das weiße Pulver auf meinem Gesicht und die auf dem Kissen liegende leere Packung Backnatron sah. »Was soll das denn?«, fragte er, und der Klang seiner Stimme ließ mich vor Scham zusammenschrumpfen. »Liebes, sieh mich an«, bat er; und vielleicht war es dieses »Liebes« oder die Zärtlichkeit seines Tonfalls, aber bei seinen Worten erwachte mein Körper wieder zum Leben. Und mit ihm alle Empfindungen, die zu unterdrücken ich mich so sehr bemüht hatte.

Ich ergriff die Hand meines Vaters und blickte durch eine plötzliche Flut von Tränen zu ihm empor. »Daddy, ich habe die Kontrolle verloren«, flüsterte ich – das erste Mal in meinem Leben, dass ich diese Tatsache überhaupt gegenüber irgendjemandem zugab, vor allem gegenüber mir selbst. Ich erzählte ihm alles über das Essen, über den schrecklichen Hunger. Ich erzählte ihm sogar, was ich am meisten fürchtete: dass ich unaufhaltsam, Bissen für Bissen, meine geistige Gesundheit verschlang.

Mein Vater hatte erst kürzlich aufgehört zu rauchen, sodass er sich ein wenig auskannte mit den inneren Dämonen des Verlangens. Er drückte meine Hand und beruhigte mich. Wenn er mit dem Rauchen habe aufhören können, würde ich mit Sicherheit mit dem Essen aufhören können. Aber es sei ein bisschen Hilfe von außen nötig, und er kenne genau den Ort, wo man sie bekommen könnte.

Daddy hatte seine Nikotin-Gelüste mithilfe eines Ladens namens *Schott Center* bezwungen, der Mitte der 1970er Jahre der letzte Schrei gewesen war. Das *Schott Center* war umstritten, aber ich wusste nicht, warum. Alles, was ich aus den Broschüren, die mein Vater mit nach Hause gebracht hatte, wusste, war, dass es sich um ein Verhaltensänderungs-Programm zur Behandlung des Rauchens und von Fettleibigkeit handelte – aber ich hatte keine Ahnung, was das konkret bedeutete. Mein Vater hatte mir über seine eigene Erfahrung nicht viel erzählt, aber das war nichts Neues. Daddy war nie ein großer Redner. Für ihn waren Taten wichtiger als Worte.

Um neun Uhr am nächsten Morgen hatte Daddy mich bereits für das Programm des *Schott Center* gegen Fettleibigkeit angemeldet. Er bestand darauf, mich persönlich hinzufahren. Zuerst war ich dankbar für die moralische Unterstützung, aber bis zum dritten Autobahnkreuz hatte ich mich eines anderen besonnen.

»Das ist bescheuert«, sagte ich. »Kehr sofort um.«

Mein Vater pfiff durch die Lücke zwischen seinen beiden Vorderzähnen weiter »You Are My Sunshine«.

»Ich bin nicht fett«, wandte ich ein. Was auf jeden Fall stimmte. Ich hatte die zierliche Gestalt und den schnellen Stoffwechsel meiner Mutter geerbt. Klitschnass und auf Strümpfen war ich eins fünfundsechzig groß und wog im Schnitt fünfundfünfzig Kilo. Zugegeben, die letzten paar Monate ununterbrochenen Essens hatten ein paar Extra-Zentimeter auf Bauch und Oberschenkel gepackt, aber kein Mensch würde mich deswegen als übergewichtig bezeichnen.

»Es geht hier nicht um dein Gewicht«, konterte mein Vater. »Es geht um Kontrolle.«

Wir fuhren von der Autobahn ab, bogen um eine Ecke und hielten vor einem kleinen, unscheinbaren grauen Gebäude. »Das da ist es«, sagte er. »Ich werde hier auf dich warten, wenn du rauskommst.«

»Du kommst nicht mit mir rein?«

»Ich denke, das ist etwas, das du allein machen musst«, erwiderte er, und dann beugte er sich herüber und gab mir einen Kuss auf die Wange. Ich wartete auf die Zauberworte, unseren geheimen Schlachtruf, und ich wurde nicht enttäuscht. »Mach ihnen die Hölle heiß, Schatz«, sagte mein Vater.

Es war genauso, wie ich es mir vorgestellt hatte: Ich war die einzige dünne Person im Wartezimmer. Ich nannte der drallen Dame an der Anmeldung rasch meinen Namen und vergrub mich dann in eine Werbebroschüre, wobei ich mich nach Kräften bemühte, die eigenartigen und in einigen Fällen ausgesprochen feindseligen Blicke nicht zur Kenntnis zu nehmen, die dauernd in meine Richtung wanderten. Zum Glück musste ich nicht sehr lange warten, bis ein ganz in Weiß gekleideter junger Mann mich abholen kam.

»Ich heiße Joe«, sagte er. »Ich bin heute Ihr Berater.« Er führte mich in einen kleinen, schwach erleuchteten Raum, der mit zwei Stühlen, einem Wachbecken und einem Tisch ausgestattet war. Auf dem Tisch befand sich ein Sortiment an Lebensmitteln, das von Kartoffelchips über Käse und Bagels bis zu Salami reichte, dazu die unterschiedlichsten Desserts, von Muffins über Twinkies bis zu etwas, das aussah wie ganz köstliche Plätzchen.

Joe schwenkte eine Hand über das fürstliche Mahl. »Suchen Sie sich aus, was Sie am liebsten mögen«, sagte er. »Das, wo Sie am wenigsten widerstehen können.«

Da brauchte ich nicht groß zu überlegen. Schon beim Anblick der Haferkekse mit Rosinen war mir das Wasser im Mund zusammengelaufen. Außerdem sahen sie wie die wirklich gute Sorte aus – zart und knusprig an den Rändern und weich und teigig in der Mitte, mit genau der richtigen Menge Rosinen. Joe merkte, wo mein Blick gelandet war. »Also die Haferkekse mit Rosinen, oder?«, fragte er. »Ausgezeichnet.« Dann häufte er fünf Kekse auf einen kleinen Pappteller, reichte ihn mir und wies mich an, mich vor das Waschbecken zu setzen.

»Ich möchte, dass Sie jetzt die Augen schließen, ein großes Stück Keks abbeißen und kauen«, befahl Joe. Ich tat, was er sagte, oder versuchte zumindest, mich zu fügen, aber in dem Moment, wo ich in das Plätzchen biss, hatte ich das Gefühl, vom Blitz getroffen worden zu sein. Ich öffnete die Augen und sah, wie Joe mit einem langen Metallstock in der Hand auf mich herabgrinste.

»Er funktioniert nach den gleichen Prinzipien wie unser normaler Knüppel zum Viehtreiben«, sagte er mir, während er mit dem Metallstab in der Luft herumfuchtelte. »Aber er hinterlässt keine Spuren. Nehmen Sie jetzt noch einen Bissen – aber schlucken Sie nicht.«

Ich biss, ich kaute, und schwups! durchzuckte mich ein weiterer Stromschlag. »Spucken Sie jetzt alles in das Waschbecken«, sagte Joe. Es war mir peinlich, aber ich war willig. Ich spuckte einen Klumpen halb gekauten Keks aus.

»Sehen Sie ihn sich an. Berühren Sie ihn. Woran erinnert er Sie?«, fragte Joe mich. Zerkauter Keks war alles, was mir einfiel.

»Nein, schauen Sie ihn sich richtig an«, befahl Joe. »Graben Sie Ihre Finger tief hinein. Riechen Sie dran. Lecken Sie dran. Rollen Sie ihn auf Ihrer Zunge herum. Wissen Sie, woran er mich erinnert? Aa-Windeln. Babyscheiße. Genau damit haben Sie sich jetzt die ganze Zeit vollgestopft. Mit Babyscheiße.« Dann verpasste er mir mehrmals hintereinander ein Ding.

Mir wurde jetzt klar, was der vage Hinweis in der Broschüre auf »Aversionstherapie« bedeutet hatte. Das einzige Problem war, dass ich nicht die geringste Aversion gegen Haferkekse mit Rosinen entwickelte. Vielmehr entwickelte ich eine ernsthafte Aversion gegen das *Schott Center* selbst: gegen diese schwach beleuchtete Zelle, dieses glänzende *Nirosta*-Waschbecken und am allermeisten gegen diesen grinsenden Idioten Joe mit seinem fröhlichen Geschwätz über Kot und seinem Megawattstock.

Der Rest des Nachmittags rauschte einfach an mir vorüber.

Ich zerkaute noch vier von den Keksen und spuckte sie aus und wurde gezwungen, mehrere Bissen wieder hochgewürgten Dreck zu schlucken. Ich machte alles, was Joe mir sagte, egal was, in der Hoffnung, irgendwie um die Stromschläge herumzukommen oder sie abzuschwächen. Aber je fügsamer ich wurde, desto mehr Schläge erhielt ich. Das Ganze entbehrte schlicht jeder Logik. Ich, die ich bei Tests immer so gut abgeschnitten hatte, konnte es diesem Lehrer anscheinend überhaupt nicht recht machen. Als ich ging, musste ich die Tränen unterdrücken.

Dies war das Ende meines unglückseligen Experiments mit dem *Schott Center*, aber nicht das Ende meiner Schwierigkeiten mit Essen. Zum Glück dauerte die Depression, die mein sechzehntes Lebensjahr zugrunde richtete, nicht ewig. Als sie abklang, klangen auch meine abartigen Gelüste und mein Hunger ab, für eine Weile wenigstens. Mit meiner nächsten Depression kehrten sie jedoch in voller Stärke wieder, aber inzwischen hatte sich alles in meinem Leben geändert. Ich wohnte nicht mehr zu Hause, wo mir zu jeder Tages- und Nachtzeit eine gut bestückte, offene Speisekammer zur Verfügung gestanden hatte. Ich war nun auf dem College, in einer Kleinstadt, wo das Abendessen von sechs bis neun Uhr abends in einem Speisesaal serviert wurde – und damit basta. Es gab nur eine einzige Alternative zum Campus-Essen: D'Angelos Pizzeria, die bis Mitternacht auslieferte. Aber sie lieferte nur ins Wohnheim, nicht in einzelne Zimmer. Wenn man seine Pizza abholen wollte, musste man nach unten in den Gemeinschaftsraum gehen, der ständig voller anderer Studenten war, die lernten, Poker spielten oder fernsahen.

Ich hatte sechs Monate meines ersten Studienjahrs hinter mir, als die nächste Depression zuschlug. Es war mitten im Winter. Als jemand, die in L.A. geboren war, hatte ich noch nie einen Neuengland-Winter erlebt, und ich dachte, es sei ganz bestimmt das Ende der Welt. Mein Körper schmerzte vor Trägheit. Ich konnte mich fast nicht rühren, um meine Schlafposition im Bett zu verändern. Die Hypersomnolenz kehrte mit voller Wucht zurück, diesmal noch schlimmer als zuvor:

Ich schlief jetzt mehrere Tage hintereinander. Und wenn ich schließlich wach wurde, dann von dem altvertrauten Hunger, der unstillbaren Begierde zu beißen, zu kauen und zu schlucken.

Der Speisesaal auf dem Campus kam nicht infrage. Ich war unfähig, zu duschen, mir die Haare zu waschen oder mir auch nur die Zähne zu putzen, und ich würde keinesfalls zulassen, dass man mich in diesem Zustand sah. Damit war auch die Bestellung von Pizza ausgeschlossen. Ich konnte nicht riskieren, im Gemeinschaftsraum erwischt zu werden. Also blieb ich in meinem Zimmer, hinter einer verschlossenen Tür, und tauchte nur mitten in der Nacht auf, um auf die Toilette zu gehen.

Einmal schaffte ich es sieben Tage am Stück ohne irgendwelche Nahrung. Am achten Tag hatte ich so heftige Magenkrämpfe, dass ich sie nicht mehr ignorieren konnte. An jenem Abend durchstreifte ich zu später Stunde, als alle anderen schliefen, die leeren Flure auf der Suche nach irgendetwas Essbarem. Die Streifzüge wurden für mich schnell zu einer nächtlichen Routine. Ich schlich von einem Abfalleimer zum nächsten und durchwühlte so schnell ich konnte den Inhalt. Hin und wieder stieß ich auf eine Goldader: einen weggeworfenen Pizzakarton mit ein oder zwei übrig gebliebenen, halb gegessenen Stücken. Ich schnappte sie mir und lief so schnell ich konnte zurück in mein Zimmer, meine Zuflucht, wo ich sie mit gefräßiger Freude verschlang.

Mehrmals wurde ich vom nächtlichen Wachmann beim Herumwühlen im Müll erwischt, aber ich redete mich heraus, indem ich vorgab, nach meinen Seminaraufzeichnungen, einer Semesterklausur oder irgendetwas, das ich versehentlich weggeworfen hätte, zu suchen. Aus meiner Sicht hatte ich keine Wahl: Ich musste etwas Essbares auftreiben. Mein Gewicht fiel rapide, und ich hatte erste heftige Schwindelanfälle. Ich war so erschöpft, dass ich größte Mühe hatte, mich von Mülleimer zu Mülleimer zu schleppen. Manchmal war ich sogar zu schwach, um den Deckel hochzuheben. Schließlich wurde ich eines Nachts auf dem Rückweg zu meinem Zimmer ohnmächtig.

Am nächsten Morgen wachte ich im Krankenhaus auf, mit einem Arzt an meiner Seite, der den Kopf schüttelte.

»Wir müssen Ihre Eltern anrufen«, sagte er zu der Schwester. Ich lauschte durch die Tür. »Ja, Sir, es ist behandelbar, aber es ist ein ziemlich schlimmer Fall. Schwere Unterernährung. Wir erleben so etwas nicht oft hier oben am Vassar, aber ich habe meine Zeit als Assistenzarzt in South Philly absolviert und ich kenne die Symptome.«

Der Arzt kam herüber zu mir und hielt mir das Telefon hin. »Möchten Sie mit Ihrem Vater sprechen?« Ich schüttelte den Kopf, drehte das Gesicht zur Wand und zwang mich, den Blick auf das große pastellfarbene Poster zu richten, das neben dem Fenster hing. Bis heute kann ich keine Degas-Ballerina sehen, ohne sofort eine heiße Woge der Scham zu verspüren.

Ich konnte Daddy mein Verhalten unmöglich erklären. Die seltsamen Essgewohnheiten verstand er vielleicht noch – schließlich hatte er sie schon einmal verstanden –, aber die Wurzel dieser Gewohnheiten wäre ihm unbegreiflich. Ich wusste es, weil ich bereits mehrmals ohne Erfolg versucht hatte, ihm von der Depression zu erzählen: der »schwarzen Bestie«, wie ich sie damals nannte. Aber Daddy stammte aus der einfachen, schlichten Prärie von Kansas. Bei Metaphern juckte es ihn höchstens zwischen den Schulterblättern. »Erzähl mir einfach, was nicht stimmt, und wir werden's richten«, lautete seine ärgerliche Antwort. Was nicht stimmte? Alles und nichts, alles zur gleichen Zeit.

Als ich aus dem Krankenhaus kam, ein paar Pfunde molliger, aber nicht klüger, nahm ich meine Wühlerei wieder auf. Ich war inzwischen süchtig nach der Gefahr, dem Nervenkitzel. Außerdem wurde ich gut darin. In meinem vorletzten Studienjahr konnte ich mich in sage und schreibe zwei Minuten durch einen ganzen Mülleimer wühlen. Ich konnte den Wachmann schon weit im Voraus kommen hören und zurück in mein Zimmer huschen, bevor er auch nur einen flüchtigen Blick von meinem Schatten erhascht hatte.

Und deshalb war ich erleichtert, als diese vier Jahre schließlich zu Ende gingen, so gut Vassar mir auch gefiel. Ich wusste, dass ich mit meinem Abschluss einem Skandal nur um einen flinken Schritt zuvorkam. Auf der juristischen Fakultät musste es einfach besser sein, dachte ich. Zumindest hätte ich dort mein eigenes Apartment, wäre vor neugierigen Blicken sicher und besäße ein Auto, mit dem ich herumkommen konnte. Und wer weiß? Vielleicht würden mit dem Tapetenwechsel meine Depressionen verschwinden. Vielleicht würde ich überhaupt nicht mehr depressiv werden.

Es war ein schöner Traum, der bis zur Mitte meines ersten Seminars über Vertragsrecht dauerte. Am Ende dieses Kurses wusste ich, dass ich einen schweren Fehler gemacht hatte. Ich hätte niemals auf die juristische Fakultät gehen sollen. Himmelherrgott, meine Hauptfächer waren Englisch und Kunstgeschichte gewesen, ich war kein konservativer, linkshirniger, logisch und analytisch denkender Unternehmertyp. Das Geschäftsleben langweilte mich, und mir fehlte die rechte Ehrfurcht vor Geld. So war es keine große Überraschung, dass die schwarze Bestie schon darauf wartete, mich zu begrüßen, als ich nach Hause kam. Die Depression, die mich in jenem ersten Jahr meines Jurastudiums überfiel, war anders als alle, die ich bis dahin erlebt hatte. Es war, als seien alle meine früheren Depressionen nur das Training gewesen, die dieser neuen Depression, dem ultimativen Krieg, vorausging.

Mit der Schwärze nahm auch mein Hunger zu. Er ging mir durch die Knochen bis aufs Mark, eine ständige, pulsierende Erinnerung an die Leere im Innern. Obwohl ich wusste, dass es nie genug Essen gäbe, um meine Gelüste zu befriedigen, hielt mich das nicht davon ab, es zu versuchen. Ich kaufte en gros bei Lebensmittel-Großhändlern: Blechkuchen und -torten, dicke Scheiben Rindfleisch und Kartons mit Dosenspaghetti. Das alles aß ich in einem regelmäßig wiederkehrenden Zustand der Benommenheit. So oft wie möglich nahm ich die Finger statt eine Gabel. Irgendwie hatte ich das Gefühl, dass das Essen auf diese Weise sättigender war, weniger illusorisch. Ich aß, bis ich einschlief. Dann wachte ich auf und aß noch etwas.

Diese Episoden dauerten im Schnitt fünf Tage. Auf jeden

Fressanfall folgten ein oder zwei Wochen der Reue und der Selbstvorwürfe. Zum ersten Mal im Leben nahm ich tatsächlich zu. Pro Fressanfall legte ich nicht weniger als fünf Kilo zu, und ich wusste nicht, was ich dagegen tun sollte. Meine Identität steckte in einem Körper der Größe 36 – oder besser noch der Größe 34. Dünn bedeutete für mich mehr als hübsch. Es bedeutete diszipliniert, kompetent, souverän: all die Eigenschaften, von denen ich insgeheim wusste, dass sie mir fehlten. Aber die Illusion eines tadellosen und gesunden Körpers war größtenteils unerlässliche Tarnung. Ich brauchte sie, um die Spuren eines gestörten Geistes zu verbergen.

Das war lange bevor Bulimie zu einem Begriff wurde. Ich hatte von Mädchen am Vassar gehört, die sich den Finger in den Hals steckten, um schnell an Gewicht zu verlieren. Ich versuchte immer und immer wieder, mir den Finger in den Hals zu stecken, ohne Erfolg. Ich würgte, mein Gesicht lief rot an, und ich sah aus, als stünde ich kurz vor einem Schlaganfall, aber das Essen wollte partout nicht hochkommen. Schließlich entschied ich, dass es Zeit für drastische Maßnahmen sei: Ich würde das Essen wegfasten. Fasten war leichter als Diät zu halten. Diät zu halten erforderte Mäßigung, und meine bipolaren Gene arbeiten am besten in Schwarzweiß, nicht in Grau.

Selbstauferlegtes Hungern, stellte ich fest, ist etwas anderes als Hunger. Es wird unterschwellig beflügelt von Stolz. Schon bald sagt man sich: »Ich habe acht Tage gefastet, warum nicht zehn daraus machen.« Und aus zehn Tagen werden elf, und aus elf werden schnell vierzehn. So schwach der eigene Körper auch sein mag, der Geist wird erhöht durch das Wissen, dass man dieses unverrückbare, glänzende Monument der Entsagung ganz allein geschaffen hat.

Meine Hüftknochen waren mein Leitfaden. Sobald sie deutlich aus meinem Körper hervortraten, konnte ich gefahrlos wieder anfangen zu essen. Aber ich blieb wachsam und untersuchte meinen nackten Körper jeden Tag stundenlang vor dem Spiegel, bis ich jedes Gespür für einen normalen Körperbau verlor. Ich erwartete, dass mein Bauch nicht bloß flach, sondern konkav war, und der kleinste Hinweis auf eine Wölbung veranlasste mich auf der Stelle, erneut zu fasten. Aber wie streng ich mit mir selbst auch war, wie dünn ich auch wurde, stets wartete die Depression auf mich, begierig, all meine Disziplin mit ihrem unstillbaren Hunger zunichtezumachen. Stets aufs Neue legte ich das ganze Gewicht wieder zu, das ich verloren hatte. Anschließend fastete ich die Gewichtszunahme jedes Mal Pfund für Pfund wieder weg. Fressen – Fasten. Fressen – Fasten. Ich war zwei unterschiedliche Menschen: der, der sich in der Öffentlichkeit zeigte und niemals aß, und der, der niemals das Licht des Tages erblickte und nichts anderes machte als essen. Ich hatte sogar verschiedene Garderoben für die verschiedenen Identitäten: zum einen schicke Designerklamotten in strahlenden Los-seht-mich-an-Farben für das dünne Mädchen, zum anderen formlose, sich bauschende schwarze Wickelkleider für das dicke. In beiden Phasen trug ich Hüte, aber während das dünne Mädchen mit Bändern versehene flache Strohhüte und keck schräg auf dem Kopf sitzende Baskenmützen trug, verstaute das dicke seine fettigen Haare unter einer Baseballkappe und hoffte inständig, dass niemand sie ansah. Gut zwanzig Jahre lang führte ich dieses Doppelleben, und mit List und Glück schaffte ich es, während meiner Fressphasen niemals von jemandem gesehen zu werden, der mir etwas bedeutete. Ein paar Mal wäre es beinahe aufgeflogen – meist, weil neugierige Freunde an die Tür hämmerten und sich fragten, wo ich steckte –, aber ich ließ nie jemanden nahe genug an mich heran, um mein Geheimnis zu entdecken.

Ich habe immer allein gelebt, notgedrungen, und ich dachte, das würde immer so bleiben. Dann passierte etwas Wunderbares. Nachdem ich jahrelang einen Stimmungsstabilisator nach dem anderen ausprobiert hatte, entdeckte ich schließlich ein Medikament, das wirkt. Ich würde nicht so weit gehen zu behaupten, dass die schwarze Bestie inzwischen vollständig gebannt ist, aber sie ist beherrschbar geworden. Während ich früher davon ausgehen konnte, mindestens die Hälfte jedes Monats tief in einer Depression zu stecken, vergehen heute ganze Jahreszeiten, in denen ich über Selbstmord nicht einmal nachdenke. Wenn ich heute leide, dann gewöhnlich aus einem verdammt guten Grund, einem, der nichts mit meinem Dopamin-, Serotonin- oder Noradrenalin-Spiegel zu tun hat. Vielleicht hat der Kerl nicht zur versprochenen Zeit angerufen, oder mein Wagen braucht einen Bremsencheck in der Werkstatt, den ich mir einfach nicht leisten kann.

Angesichts der Tatsache, dass meine Gehirnchemie sich endlich einigermaßen im Gleichgewicht befindet, sollte man meinen, dass mein Körper bald nachziehen würde. Immerhin kann ich mich nicht erinnern, wann ich das letzte Mal richtig zugelangt habe. Jetzt, wo die Depression unter Kontrolle ist, verspüre ich einfach nicht mehr das Bedürfnis. Aber meinem Körper scheint egal zu sein, dass ich psychisch gesund bin. Anscheinend hat er seinen eigenen Willen, und Essen ist nach wie vor der Feind.

Um die unvermeidliche Qual und Aufblähung abzuwenden, erwische ich mich dabei, wie ich mit jedem Tag, der vergeht, weniger esse. Infolgedessen bin ich allmählich immer weniger geworden und habe es von einer kleinen, aber relativ normalen Konfektionsgröße 34 über Größe 32 bis zu meiner gegenwärtigen Kindergröße 152 gebracht. Was weniger als 152 ist, will ich gar nicht wissen. Obwohl Übergewicht möglicherweise eine nationale Seuche ist, erlebt man niemals, dass Leute auf vollkommen Fremde zugehen, um ihnen zu sagen, sie seien zu dick. Aber offenbar existiert ein gesellschaftlicher Konsens, dass jeder berufen sei, sich zu Magerkeit zu äußern. Kaum eine Woche vergeht, ohne dass irgendjemand einen Kommentar zu meinem Körper abgibt und mir sagt, ich solle zusehen, dass ich »ein bisschen Fleisch auf die Rippen kriege«, oder mir rät: »Iss um Himmels willen einen Keks.«

Ich bemühe mich nach Kräften, alle reflektierenden Oberflächen – Spiegel, Schaufenster, glänzende Löffel und dergleichen – zu meiden. Wie ein Mantra versichere ich mir immer wieder, dass echte Schönheit von innen komme. Aber es ist unmöglich, sich auch nur entfernt schön vorzukommen, wenn Fremde einen ständig auf die eigenen Mängel hinweisen. Denken sie, ich hätte sie selbst noch nicht bemerkt? Zweifellos nehmen sie an, dass ich magersüchtig sei und nicht erkennen könne, was unmittelbar ins Auge fällt. Sie könnten sich nicht gründlicher irren. Ich trauere um meine Brüste, meine Hüften, die frühere Weichheit und Rundheit meiner Oberarme. Ich vermisse die Wölbung meines Hinterns in einer engen Jeans, die sanfte, fleischige Reibung zwischen meinen Oberschenkeln. Ich sehne mich nach irgendetwas, das dämpfend gegen die scharfen Kanten wirkt.

Am meisten aber sehne ich mich nach Nahrung – nach einem Sättigungsgefühl, nach dem Ausbleiben des dumpfen Schmerzes. Es ist ein Urhunger, der über Essbares hinausgeht: Wonach es mich wirklich verlangt, ist Normalität. Ich möchte mich mit einem anderen Menschen zum Abendessen hinsetzen und mehr tun, als nur das Essen auf dem Teller hin und her zu schieben. Ich möchte ins Kino gehen und Popcorn in mich hineinschütten, zu einem Baseballspiel gehen und Hot Dogs mampfen. Ich möchte mit der Freitagabend-Clique im *Guido's* gebratene Calamaris und Kalbfleisch Milanese essen. Ich möchte endlich Ja zu einem Haferkeks sagen.

Also werde ich morgen um zehn einen weiteren Spezialisten in einer langen Reihe aufsuchen. Ich werde ihn mit seinen gummibehandschuhten Fingern und kalten Metallinstrumenten bohren und stochern lassen. Ich werde die Scham überwinden und ihm meine Geschichte erzählen: »Warum haben Sie so lange damit gewartet, sich behandeln zu lassen?«, wird er fragen. Weil ich niemals gedacht hätte, dass das Leben noch anders sein könnte. Weil ich dachte, dass ich immer psychisch krank sein würde, dass die Depression mich besäße, meinen Körper und meine Seele. Ich hatte den klaren blauen Himmel nie lange genug erblickt, um an etwas anderes als schlechtes Wetter zu glauben. Und heute? Ganz einfach. Ich habe wieder Hunger.

16.

Ich denke, ich sehe recht harmlos aus. Wie ich hier auf dieser Parkbank sitze und die Parade der Kindermädchen vorüberziehen sehe, wirke ich wahrscheinlich wie eine ruhige, ganz ordentliche Frau Anfang vierzig, die einfach Zeit totschlägt. Die vielleicht auf ihr Rendezvous wartet. Der Teil mit dem Warten stimmt. Ich warte tatsächlich; ich habe immer gewartet; ich tue nichts anderes als warten. Und der Teil mit dem Totschlagen stimmt ebenfalls – außer, dass es nicht Zeit ist, die ich totschlagen will, es ist dieses aufgekratzte junge Kindermädchen in dem goldenen Velours-Trainingsanzug mit dem engelsgesichtigen Kind auf dem Arm.

Auch ich war einmal jung, wenn auch niemals aufgekratzt. Aber ich hatte durchaus große Erwartungen an das Leben. Schließlich gab es, wäre da nicht eine periodisch auftretende psychische Krankheit gewesen, ein paar Jahre, da hatte ich das alles: eine gute Ausbildung; einen Liebhaber, der mich begehrte; einen lukrativen Job. Ich nenne sie die »*Prozac*-Jahre«, jene wunderbare Zeitspanne zwischen meinem zwanzigsten und dreißigsten Lebensjahr, als alles nach Wunsch zu laufen schien. Zum ersten Mal in meinem Leben wirkte ein Medikament tatsächlich. *Prozac* schien mich aus der Depression zu reißen, aber es katapultierte mich nicht in die Manie. Stattdessen schubste es mich auf ganz subtile Weise in die Hypomanie, der Traum jedes Manisch-Depressiven.

Hypomanie ist jenes idyllische Zwischenspiel kurz vor der Manie, wenn alle Sinne sich in einem Zustand gesteigerter Erregung befinden. Aber man wird nicht überwältigt von sinnlichen Eindrücken. Man wird von nichts überwältigt. Die Sonne scheint nie zu hell, aber man spürt ihre Wärme auf der Haut. Der Wind zerzaust einem nie die Haare, aber er verscheucht die Wolken. Das Leben ist harmonisch und ausgewogen; es ist im Gleichgewicht.

Ich lernte Alan kennen, als ich hypomanisch war. Er war die Art von Mann, die »Al« zu nennen nie jemandem eingefallen wäre. Er war die einflussreichste Person in unserer Kanzlei. Ich war eine einfache Kollegin, die es irgendwie geschafft hatte, seine Aufmerksamkeit zu erregen. Später erzählte er mir, dass mehrere Dinge zusammengekommen seien: die Begründung einer Berufung, die ich verfasst hatte; eine freimütige Bemerkung, die ich beim jährlichen Picknick der Kanzlei gemacht hatte; und die Art, wie meine roten Haare einen schimmernden Kontrast zu einem goldenen Seidentuch bildeten. »Sie fallen auf«, war alles, was er sagte, als ich ihn fragte, warum er von allen in meiner Position ausgerechnet mich für sein Team ausgesucht hatte.

Endlich gehörte ich also dazu, und es gefiel mir gut. Aber angesichts des von der Hypomanie hervorgerufenen übersteigerten Selbstbewusstseins wusste ich, dass ich noch tiefer in den inneren Kreis vordringen konnte, wenn ich all meine Energien darauf richtete. Ich fing an, jeden Abend länger im Büro zu bleiben, wo ich am laufenden Band ein Memo nach dem anderen produzierte, die Alans Aufmerksamkeit erregen sollten: knappe, gut recherchierte, völlig überflüssige Memos, einzig und allein zu dem Zweck, ihm das Leben ein bisschen leichter zu machen und die Aufmerksamkeit für einen kurzen, aber glänzenden Moment auf mich zu lenken.

Es funktionierte. Ich wurde schließlich in Alans Büro gerufen. Er trug einen dunkelgrauen Einreiher mit schmalen Nadelstreifen, der ihn perfekt kleidete, wie immer. Sein strahlend weißes Hemd hatte die unverkennbaren französischen Manschetten. Er war bekannt dafür, dass er, kurz bevor er zum entscheidenden Schlag ausholte, seine Manschetten ein Stück herauszog. Ich hatte es ihn vor Gericht tun sehen und, was allerdings viel beängstigender war, im Büro, als er jemanden in meiner Gegenwart feuerte.

Alan telefonierte über die Freisprecheinrichtung. Ohne auch nur in meine Richtung zu blicken, bedeutete er mir, mich zu setzen. Eine Viertelstunde später war er immer noch am Telefon, und ich saß noch immer still da. Sein Gespräch schien nicht gut zu laufen. Der Juristenjargon war durchsetzt mit Vulgärausdrücken, was darin gipfelte, dass Alan den Hörer aufknallte.

Er sah zu mir hoch und strahlte. »Also, das hat Spaß gemacht«, sagte er. »Spaß?!«, fragte ich. »Der Kerl hat Sie gerade einen schmierigen Scheißkerl genannt.« Alan lachte. »Klar, aber schauen Sie, wer das letzte Wort dabei hatte. Es schien, als sei die Debatte beendet. Und vergessen Sie nie: Der Schein zählt.«

Er musterte mich langsam von oben bis unten. Ich wusste, dass ich bestanden hatte.

Dann reichte er mir eine Mappe, auf der »Vertraulich« gestempelt war. Sie enthielt alle seine Verhandlungsaufzeichnungen für den bevorstehenden Prozess, über den alle sprachen. Es war der bei Weitem heißeste Fall in der Kanzlei. Wir vertraten drei große Studios und hatten eine gute Chance, künftig die Interessen mehrerer weiterer zu vertreten, wenn wir gewannen. Es stand viel auf dem Spiel, und es herrschte ein harter Konkurrenzkampf, um in dieses kleine und elitäre Team hineinzukommen.

»Lesen Sie die Akte, und wir sprechen beim Abendessen darüber«, sagte Alan. Er fragte gar nicht erst, ob ich bereits andere Pläne hätte. Und ich erwartete auch nicht, dass er es tat. Immerhin gehörte ich jetzt zu den Insidern. Den richtigen Insidern. Konnte es etwas Wichtigeres geben?

Zu meiner Überraschung sprach Alan beim Abendessen überhaupt nicht über den Prozess. Genau genommen redete er über alles andere: seine Kindheit, seine Jahre in Princeton, seine gegenwärtigen Träume und Ambitionen. Wir tranken beide ziemlich viel Cabernet an jenem Abend, aber es war nicht der Wein, der seine Zunge löste. Es war die Hypomanie, die ihre Zauberkraft entfaltete. Ich hatte so etwas früher schon erlebt: normalerweise zurückhaltende Männer, die in meiner Gegenwart zusammenbrachen oder gesprächiger wurden oder all ihre Abwehrmechanismen auf andere Weise abschalteten.

Ich blicke jedes Mal in den Spiegel, wenn ich hypomanisch bin, und sogar ich kann es sehen: Meine Augen sind eine offene Aufforderung, ein unerschöpflicher Brunnen des Mitgefühls. »Vertrauen Sie mir, erzählen Sie mir alles«, sagen sie, und die Leute tun es. Und nicht nur Männer, die mir bei einem Candlelight-Dinner gegenübersitzen; und überhaupt nicht nur Männer. Männer und Frauen überall scheinen sich bemüßigt zu fühlen, mit mir zu reden, mich zu rühren, mir ihr Vertrauen zu schenken. Es geschieht an den merkwürdigsten Orten: in den Gängen des Supermarkts, beim Warten in einer Kinoschlange, wenn ich in einem Café sitze, und *vor allem* in Fahrstühlen. Die Hypomanie reißt diese unsichtbare Mauer ein, die zwischen Fremden mit guten Manieren existiert. Es gibt keine Fremden mehr, nur unbekannte Freunde, die darauf warten, mir ihre Geschichten zu erzählen.

Als Alan mich zu meinem Wagen brachte, lehnte er sich gegen den Kotflügel und zog mich in seine Arme. Er ließ sich Zeit. Er küsste mich nicht sofort – er knabberte, als koste er mich wegen des Geschmacks. Dann erkundete er Stück für Stück, als hätte er alle Zeit der Welt, meine Lippen. Es war der absolut überzeugendste Kuss, den ich je im Leben bekommen hatte, und er wurde seinem Ruf gerecht als der Anwalt, der einen von allem überzeugen konnte. Am Ende dieses Kusses war ich bereit, überallhin zu gehen, alles zu tun, zu fühlen, was immer Alan wünschte.

Das ging die nächsten paar Monate so weiter. Tagsüber arbeiteten wir zusammen, ohne jemals unsere Feierabend-Gefühle zu verraten. Dann pflegten wir ein- oder zweimal pro Woche zusammen zu Abend zu essen, worauf eine heftige Petting-Sitzung auf dem Parkplatz folgte. Als das Wetter kälter wurde, verlegten wir unser Treiben schließlich nach drinnen. Wir fuhren zurück zur Kanzlei und knutschten wie geile Teenager auf Alans Couch (ich war in zu untergeordneter Position, um bequeme Sessel zu verdienen, von einer Couch ganz zu schweigen). Aber jedes Mal, wenn wir im Begriff standen, wirklich miteinander zu schlafen, hörte Alan auf, legte mir sanft eine Hand auf den Mund und sagte: »Warte. Es ist noch nicht die Zeit.«

Also, mit Zeit kenne ich mich ein wenig aus, und meiner

Ansicht nach war der Zeitpunkt längst überfällig. Noch nie war ich den absoluten Insidern nähergekommen – ein Seniorpartner bei einer der Spitzenkanzleien in der Stadt, der gut aussah und famos war und der wusste, wie man ein Mädchen küsste, bis ihm Hören und Sehen verging. Außerdem mochte ich ihn wirklich. Mit unserem trockenen Humor ergänzten wir einander prima, und sein schnelles Denken versetzte mich jedes Mal aufs Neue in Erstaunen. Ich geriet sogar in Verzückung, wenn er meine Grammatik korrigierte. Nach jeder verschwitzten Sitzung auf der Kanzleicouch fuhr ich nach Hause und malte mir unsere Zukunft aus. Es wäre nur eine Frage der Zeit, dachte ich mir. Solange ich hypomanisch bliebe, wäre alles möglich. Ich könnte sogar eine dieser lächelnden jungen Frauen sein, die ich jeden Sonntagnachmittag sah, wie sie ihre Sportkinderwagen durch den Park schoben. Solange ich hypomanisch bliebe, könnte ich das alles haben.

Als die Arbeitstage länger und intensiver wurden, machte ich mir zu Recht allmählich Sorgen. Ich wusste, dass Schlafmangel einer der Hauptauslöser für Manie ist. Und tatsächlich konnte ich spüren, wie ich mit jeder aufeinander folgenden schlaflosen Nacht immer fahriger wurde. Aber das größte Problem war natürlich Alan. In einem Anfall von Vertrautheit nach einer besonders schwindelerregenden Küsserei hatte ich ihm schon frühzeitig erzählt, dass ich manisch-depressiv sei, die Sache aber im Griff hätte. Er hielt mich auf Armeslänge von sich weg und starrte mich mit seinem Kreuzverhörblick an. »Das solltest du auch besser, denn für mich hängt eine Menge von dir ab«, sagte er.

Ich wusste, was er meinte. Keiner von uns nannte es beim Namen, aber wir dachten beide das gleiche. Ein Prozess wegen sexueller Belästigung war das Letzte, was Alan zu diesem Zeitpunkt seiner Karriere brauchen konnte. Ich küsste ihn so überzeugend, wie ich nur konnte, und er ließ sich überzeugen. Aber von diesem Tag an schwelte das Problem zwischen uns, und das Schweigen darüber machte es bedeutsamer, als es jemals gewesen wäre, wenn man es offen untersucht hätte.

Ich verbarg meine Symptome vor Alan und vor allen anderen so gut ich konnte. Zum Glück ist jeder Anwalt, der sich auf einen großen Prozess vorbereitet, bissig und reizbar. Meine beschleunigte Sprechweise fiel niemandem auf. Wir redeten alle rasend schnell und räumten Schwierigkeiten mit einem Ratatatat aus dem Weg wie Maschinengewehrschützen unter schwerem Beschuss. Kurz, wir waren total aufgedreht, und keiner mehr als Alan, der sich ausschließlich von schwarzem Kaffee und M & M's zu ernähren schien. Inmitten von alledem blieb größtenteils unbemerkt, wie mein Zustand sich langsam zur Manie steigerte. Außer von mir. Ich wusste verdammt gut, was los war, und ich bat meinen Arzt, es in Ordnung zu bringen, bevor es außer Kontrolle geriet. Aber der einzige Vorschlag, den er anbieten konnte, war, ich solle mich beurlauben lassen, um ein neues Medikament auszuprobieren.

Eine Beurlaubung! Glaubte er allen Ernstes, ich könnte mich nach allem, was ich durchgemacht hatte, um dorthin zu gelangen, wo ich jetzt war, ich könnte mich einfach davonmachen? Ich wusste, dass in der Sekunde, wo ich aus der Tür trat, fünf andere Kolleginnen und Kollegen sich gegenseitig zerfleischen würden, um meinen Platz einzunehmen. Also sagte ich meinem Arzt, nein, Weggehen käme nicht in Frage. Er stellte mir ein Rezept für einen neuen Stimmungsstabilisator aus. Aber zuerst, meinte er, müssten wir mich von dem *Prozac* entwöhnen, was bedeute, dass alles möglicherweise sehr viel schlimmer werde, bevor überhaupt eine Besserung eintrete.

Und tatsächlich lief und redete ich dann auch binnen achtundvierzig Stunden so schnell, dass selbst mein eigener Schatten nicht mit mir mithalten konnte. Alan gratulierte mir zu dem großen Arbeitspensum, das ich schaffte. In der Tat war er von der Energie und dem Schwung, die ich insgesamt an den Tag legte, so beeindruckt, dass er mich zur zweiten Vorsitzenden der Anwälte bei der Gerichtsverhandlung machte, eine unerhörte Ehre für eine Kollegin in meiner Position. Aber wie Alans sämtliche Karriereentscheidungen war auch diese ein wohl überlegter Schritt. Ich war zu diesem Zeitpunkt ein Roboter und stand ihm vierundzwanzig Stunden am Tag uneingeschränkt zur Verfügung. Ich schlief nicht; ich aß nicht, ich arbeitete nur, unbeirrbar und wie rasend. Ich war die Über-Anwältin: nicht nur effizient, sondern dazu auch noch gemein.

Natürlich gewannen wir den Prozess. Es war ein gewaltiger Sieg, über den alle Zeitungen berichteten. »Heute Abend«, sagte Alan, der mich allein auf dem Korridor erwischte und herumwirbelte, »feiern wir.«

Ich wusste, was das bedeutete – oder zumindest glaubte ich es zu wissen. Heute Abend wäre bestimmt der »Zeitpunkt«. Worauf könnte Alan sonst warten? An diesem Abend und ein Dutzend Outfits später erreichte ich endlich den gewünschten Look: ein schlichtes schwarzes enges Kleid mit einem Kettengliedgürtel von Chanel und einer langen Perlenkette. Es war elegant, was Alan gefiel, und von trügerischer Züchtigkeit, was ihm noch besser gefiel. Trügerisch, weil ich unter dem einfachen Schwarz alles andere war als züchtig: Ich hatte die raffinierte Pariser Wäsche an, die zu tragen ich mich noch nie getraut hatte. Spitzenstrapse mit silbernen Druckknöpfen, Strümpfe aus reiner Seide und ein schwarzes Satinmieder. Wie es bei bester Wäsche immer ist, überließ sie alles der Fantasie und nichts dem Zufall.

Alans Gesicht hellte sich auf, als er mich sah, dann beachtete er mich für den Rest des Essens nicht mehr. Es war nicht seine Schuld, wirklich. Alle fünf Minuten kamen Leute zu uns, um ihm zu gratulieren und über den Fall zu reden. Ich beschloss, mich stattdessen auf den Teller vor mir zu konzentrieren. Ich konnte mich nicht erinnern, wann ich das letzte Mal etwas gegessen hatte, aber ich war ganz plötzlich heißhungrig, weniger auf das Essen selbst als auf die Sinneseindrücke: das Prickeln von Champagner, die Knusprigkeit des Baguette. Alan hatte Kaviar bestellt, und ich empfand jeden Löffel voll am Gaumen wie eine winzige Explosion. Zusammen mit den Strapsen, die mich an den Oberschenkeln kitzelten, sorgte der Beluga dafür, dass ich schon einen halben Orgasmus hatte, und Alan hatte mich noch gar nicht berührt – geschweige denn mit mir gesprochen.

Ich trank meinen Champagner aus und winkte zum Zeichen, dass ich noch ein Glas wollte. Jarrod, unser Ober, glich aufs Haar Cary Grant, inklusive des britischen Akzents. Auf jeden Fall besaß er allen erforderlichen Charme und gratulierte mir sogar zu meinem Kleid, was mehr war, als Alan zu tun bislang Zeit gefunden hatte. Zwischen den Gängen unterhielten wir uns angeregt, während Alan auf Kollegen einredete. Ich erfuhr, dass er (welche Überraschung) Schauspieler war und dass er demnächst in einer gewerkschaftsunabhängigen Produktion an einem kleinen Theater in Hollywood debütieren würde.

»Sie sollten kommen«, sagte Jarrod. Seine Hand streifte kurz meine, als er mein Glas wieder auffüllte.

Sie müssen verstehen, was Manie mit der Haut anstellt: Sie macht sämtliche Nervenenden überempfindlich. Der kleinste Sinneseindruck kommt einem vor wie ein Vulkanausbruch – und hier war ich, von Kopf bis Fuß in Seide gehüllt, mein Fleisch voller Verlangen. Und wer versorgte mich, goss mir Wein ein, schenkte mir Aufmerksamkeit? Nicht der Mann, mit dem ich verabredet war, sondern dieser fabelhafte junge Mann mit dem Cary-Grant-Grübchen am Kinn. Alan unterhielt sich noch immer mit dem Mann am Nachbartisch. Brücken sind nur Mittel zum Zweck, dachte ich. Ich beschloss, diese hier abzufackeln. Ich wartete, bis Alan in meine Richtung blickte, dann griff ich in meine Handtasche und zog eine Karte heraus. Lieb lächelnd fragte ich: »Schatz, hast du mal einen Kuli? Ich möchte dem Jungen hier meine Telefonnummer geben.« Alan schüttelte den Kopf, und ich fand, er sah etwas verwundert aus. »Ach, macht nichts«, sagte ich. »Ich werd einfach Jarrods Bleistift nehmen.« Und das tat ich, kritzelte meine Ziffern auf die Rückseite der Karte und reichte sie Jarrod mit dem vielsagendsten Lächeln aus meinem Arsenal.

»Was machen Sie eigentlich später heute Abend, Jarrod?«, fragte ich, wobei ich die Beine übereinanderschlug, um einen Hauch von Strapsen zu enthüllen. »Wir könnten vielleicht nach Feierabend noch irgendwo etwas trinken.«

Alan war fassungslos. Jarrod sah ihn an und machte sich aus dem Staub, irgendetwas über die Crème brûlée murmelnd.

»Sag mal, was treibst du da eigentlich«?, wollte Alan wissen.

»Mich amüsieren«, sagte ich, Champagner schlürfend.

Er langte herüber und nahm mir das Glas aus der Hand. »Du bist manisch, oder?«, fragte er.

Sagen Sie niemals, wirklich niemals, einer manischen Person offen ins Gesicht, sie sei »manisch«. Aus irgendeinem Grund klingt der Ausdruck *manisch*, wenn man mitten in der Manie steckt, wie die denkbar entwürdigendste, beleidigendste, abstoßendste persönliche Verunglimpfung. Ich nehme an, es ist, als beschuldige man einen Betrunkenen, Alkoholiker zu sein: Die Beschuldigung enthält die unterschwellige Drohung, ihm den Drink wegzunehmen. Von daher drehte ich mich, als Alan mich manisch nannte, instinktiv weg von ihm.

»Wie kannst du es wagen«, fauchte ich und stand so abrupt auf, dass ich den Sektkübel umstieß. Der Champagner ergoss sich über den Tisch und über Alans gesamten Anzug. Zufrieden sah ich zu, wie die unverkennbaren weißen Manschetten sich von dem Wein pissgelb verfärbten. Dann machte ich kehrt und ging aus dem Restaurant.

Er hatte recht. Ich war manisch. Ich wusste es, aber ich konnte nicht über den Augenblick hinaus denken. Alles, was zählte, war, wie ich meiner eigenen Meinung nach wirkte, als ich diesen großartigen Abgang machte.

Ich brauchte eine ganze Woche, um mich zu beruhigen, eine lange, elende Woche, in deren Verlauf die Manie schließlich ihren Höhepunkt erreichte und dann zusammenbrach, um einer unvorstellbaren Verzweiflung Platz zu machen. Ich hatte geglaubt, Depression in all ihren vielen Nuancen und Schichten zu kennen, aber eine solche Depression hatte ich noch nie erlebt.

Nachdem ich zwei Wochen nicht im Büro gewesen war (wie immer, schützte ich während dieser Zeit vor, Grippe zu haben), schleppte ich mich schließlich in die Kanzlei. Das Einzige, was ich wollte, war, die Berge auf meinem Schreibtisch aufzuarbeiten und mich bei Alan zu entschuldigen, aber er war fort im Urlaub. Und er wäre erst in drei Wochen wieder zurück.

Ich brauchte nur zwei, um mir darüber klar zu werden, dass das, was mit mir nicht stimmte, todernst war, ernster als alles, was ich bis dahin durchlitten hatte. Es war nicht einfach Depression. Es war eine so starke und so tief sitzende Selbstmordneigung, dass ich die Steakmesser wegwerfen und alle meine Tabletten meinem Therapeuten zur sicheren Verwahrung übergeben musste. Mein Psychopharmakologe riet mir abermals, mich beurlauben zu lassen. Diesmal hörte ich zu, zum ersten Mal.

Es sollte ein dreiwöchiger Urlaub werden. Aber aus den drei Wochen wurden sechs, dann neun, und noch immer ging es mir nicht besser. Die ganze Zeit hörte ich nichts von Alan, und natürlich rief ich ihn nicht an. Ich hatte weder den Willen noch die Kraft, irgendjemanden anzurufen, ganz zu schweigen von jemandem, dem ich ernsthaft Abbitte schuldig war. Außerdem schien es irgendwie ungeheuer unfair zu sein, dass ich mich für die Handlungen von jemandem entschuldigen sollte, den ich kaum kannte. Sicher, ich war dieser manischen Rothaarigen, der, die den Champagner verschüttet und weggegangen war, zuvor schon einmal begegnet. Wir benutzten regelmäßig denselben Spiegel, ich hatte sie beiläufig gesehen. Aber es ist nicht so, als wären wir tatsächlich miteinander verwandt. Was mich betraf, so hatte sie mein Fleisch entführt, und man sollte nicht mich für irgendetwas verantwortlich machen, das mein Körper anstellte, solange sie ihn unter Kontrolle hatte.

Es hätte eine tröstende Philosophie sein können, wenn ich fähig gewesen wäre, mich trösten zu lassen. Aber tief im Innern wusste ich, dass ich haftbar war. Haftbar für alles, was ich Alan jemals gesagt oder ihm angetan hatte, ganz egal wer an dem jeweiligen Tag gerade über meine Gehirnchemie geherrscht hatte: die manische Verführerin, die ängstliche Kollegin oder die liebeskranke Närrin, die jeden Donnerstag Narzissen auf seinen Schreibtisch schmuggelte. Ich wusste, wie sehr sie sich voneinander unterschieden, aber das spielte keine Rolle. Sie alle waren jemand, den die Welt als mich kannte.

Schließlich schaffte ich es, an einem Freitagabend spät den Hörer abzunehmen, nicht weil ich mich etwas besser fühlte, sondern weil ich den letzten Atemzug der Verzweiflung erreicht hatte. Ein Teil von mir wollte nicht sterben. Noch nicht, nicht so. Ich brauchte eine Hoffnungsspritze, einen Grund, warum ich weiterleben sollte. Wer war der klügste Mann, den ich kannte? Alan hätte bestimmt alle Antworten. Wenn nicht, dann hätte niemand sie.

Zu meiner Überraschung war Alan zu Hause, als ich anrief. Er klang sogar erfreut, von mir zu hören, und interessiert daran zu erfahren, wie es mir ergangen war. »Warte, ich will mich zuerst entschuldigen«, sagte ich, und eine Welle der Erleichterung überkam mich, als ich es hinter mir hatte. Zu meinem Erstaunen erschien mir die Übernahme der Verantwortung für mein manisches Fehlverhalten nicht wie ein Schuldeingeständnis. Sie erschien mir wie eine Anerkennung meiner Krankheit in all ihren vielen Facetten, wie Unterwerfung. Genau das bin ich, dachte ich: manchmal manisch, manchmal depressiv, aber immer und unausweichlich manisch-depressiv.

»Nenn mir nur einen guten Grund«, sagte ich. »Nein, es muss nicht mal ein guter sein. Nur irgendein Grund, ganz egal welcher, warum ich am Leben bleiben sollte. Du kennst mich. Fällt dir einer ein?«

Die Leitung war still. Ich hütete mich, Alan zu unterbrechen, wenn er nachdachte. Zumindest hoffte ich, dass er nachdachte. Ich hoffte, dass er nicht das Telefon hingelegt und empört weggegangen war. Aber nein, ich konnte ihn atmen hören – lange, langsame, gleichmäßige Atemzüge, die ich als gutes Zeichen nahm. Ich schloss die Augen und versuchte, meine Atmung der seinen anzupassen. So nahe hatte ich mich ihm seit Monaten nicht gefühlt.

»Na schön, es gibt etwas, das du vermutlich wissen solltest«, sagte Alan schließlich, und zu meiner Überraschung glaubte ich den leisesten Anflug eines Zitterns in seiner Stimme zu entdecken.

»Ja?«, soufflierte ich leise.

Er räusperte sich und überwand das Zittern. »Ich würde dich auf der Stelle heiraten«, sagte er, »wenn da nicht die manische Depression wäre.«

Ich hörte das Wort *heiraten*, und ich hörte die Worte *manische Depression*, aber mein Verstand weigerte sich, sie zu einem Satz zusammenzufügen. »Entschuldige, ich glaube, ich habe dich falsch verstanden. Könntest du das bitte wiederholen?«, fragte ich.

»Du hast mich schon verstanden«, sagte er.

»Und *das* ist dein Grund, warum ich am Leben bleiben sollte?«

»Das ist *ein* Grund«, sagte er. »Ich dachte nur, du solltest es wissen.«

Nennen Sie's Feigheit, nennen Sie's Mut, nennen Sie's, wie Sie wollen, aber ich blieb still, bis ich das Gefühl hatte, ohne jede unverhohlene Wut sprechen zu können. »Danke, Alan, ich werde darüber nachdenken«, sagte ich schließlich höflich. »Aber es wird Zeit, dass ich mein Medikament nehme, deshalb verabschiede ich mich jetzt lieber.«

»Gute Nacht«, sagte er.

»Lebwohl«, verbesserte ich, aber ich bin mir nicht sicher, ob er den Unterschied übers Telefon heraushören konnte.

Ich legte mich auf den Rücken, starrte an die Decke und zählte meine Träume, einen nach dem anderen, wie sie sich in Luft auflösten. Orangenblüten zur Hochzeit, Kinderwagen, weißer Palisadenzaun: vorbei, vorbei, vorbei. »Wenn da nicht die manische Depression wäre«, hatte er gesagt. Nun, wenn da nicht meine manische Depression wäre, dann gäbe es kein Ich, dass er heiraten könnte, Punkt aus. Ich wäre ein vollkommen anderer Mensch. Ich hätte nicht diese Geistesblitze, die er so bewunderte, um deretwegen er mich in erster Linie wollte. Ich hätte nicht die Unbeständigkeit, die ihn auf die Palme brachte, aber auch faszinierte. Alan verabscheute das Gewöhnliche. Und genau das wäre ich.

So ein verdammter Mist, er ist so superschlau und nicht superschlau genug, um das zu erkennen. Ich schloss die Augen und ließ die Wut bis in meine Fingerspitzen ausstrahlen. Die Depression hatte mich so lange Zeit abgestumpft, dass ich vergessen hatte, wie reine, unverfälschte Gefühle waren. Ich machte mir wieder etwas aus Dingen; sogar sehr. Ich war Feuer und Flamme. Ich war wütend. Ich lebte. Also hatte Alan, wie es schien, schließlich doch die Antwort, obwohl seine Worte eine ganz andere Wirkung hatten, als er vermutlich beabsichtigt hatte. Statt irgendeine Hoffnung zu wecken, entfachten sie eine derartige Wut in mir, dass ich mir schwor, am Leben zu bleiben, nur um ihn zu widerlegen.

Als ich schließlich wieder ins Büro zurückkehren konnte, stellte ich fest, dass Alan die Kanzlei für eine lukrative hauseigene Position in einem der großen Studios verlassen hatte. Ich war niedergeschmettert. Nicht weil ich ihn vermisste, davon hatte die Wut mich geheilt, sondern weil Alan noch immer das Salz in meinen Wunden war. Ich brauchte seine Schärfe, die mich daran erinnerte, dass ich überlebt hatte.

Mit der Zeit und einem neuen Medikament legte sich die Wut irgendwann, und meine Gefühle für Alan wurden schwächer. Ich vergaß seinen Geburtstag. Ich vergaß seinen Lieblingsfilm. Eigentlich vergaß ich alles über ihn außer den Klang seiner Stimme, die mir sagte: »Wenn da nicht die manische Depression wäre.«

Natürlich hatte er nicht ganz unrecht. Alan hatte immer nicht ganz unrecht. Ich sitze jeden Sonntag auf derselben Parkbank, und ich sehe den Kreis der Insider an mir vorüberziehen. Wenn da nicht die manische Depression wäre, denke ich … aber nein; ich weigere mich zuzuhören. Es gibt hier andere Stimmen, weit verdienstvollere. Am anderen Ende des Parks schubst ein Kindermädchen ein Kind auf der Schaukel an. Selbst von so weit weg kann ich das Kind lachen hören.

17.

»Eine Dame kratzt sich nicht«, pflegte meine Mutter mich mit ihrer Knigge-Stimme zu ermahnen. Sie sagte mir nie, was eine Dame tun sollte, wenn es sie juckte. Den Juckreiz unterdrücken, vermute ich. Genau das machten Damen mit all ihren natürlichen Bedürfnissen: Sie widerstanden der Versuchung zu kratzen.

Nun ja, es juckte mich überall, nicht nur auf der Haut. Ich wand mich im Sessel und versuchte, es mir bequem zu machen, dann klingelte wieder Gregs Handy. Zigaretten in Restaurants zu verbieten war ein großer Fortschritt in Sachen Höflichkeit. Nun müssen wir auch Handys verbieten. Aber ausnahmsweise einmal war mir die unhöfliche Störung willkommen. Während Greg sprach, schob ich eine Hand unter meine Serviette und kratzte mich überall am Oberschenkel, hin und her, rauf und runter, immer wieder, bis das Jucken schließlich nachließ. Als Greg auflegte, war ich, die Hände ordentlich auf dem Tisch gefaltet und mit dem Anflug eines höflichen Lächelns, das meine Lippen umspielte, wieder da, um ganz Dame zu sein. Wenn Sie mich angesehen hätten, wären Sie nie darauf gekommen, dass direkt unter meinen Perlen mein Herz pochte wie ein Presslufthammer. Sie hätten nie den Schweiß gerochen. Ich war zu süß parfümiert.

Aber den ganzen Nachmittag über, als ich mich für diese Verabredung anzog, war ich so nervös gewesen, dass mir kaum ein Handgriff gelungen war. Die Knöpfe wollten meinen zitternden Fingern nicht gehorchen. Meine Wimperntusche verlief, mein Lippenstift verschmierte. Es war die reinste Folter. Und doch war es ironischerweise, worauf ich die meiste Zeit meines Leben gehofft hatte: normal. Ich nahm jetzt seit fast einem Jahr ein Medikament, das die übertriebenen Höhen und Tiefen meiner manischen Depression ausglich und das mich dem herkömmlichen »vernünftig« so nahe brachte, wie ich es noch nie gewesen war. Es war die längste Phase psychischer Gesundheit, die ich seit zwanzig Jahren erlebt hatte. Vielleicht tasteten meine Finger deshalb ungeschickt herum. Es ist schwer, sein Make-up raffiniert aufzutragen, wenn man sich im Spiegel kaum wiedererkennt.

Wenn ich manisch war, fiel mir das Anziehen nie so schwer. Ich schnappte mir einfach die aufreizendste Jeans oder das verführerischste Kleid und das höchste Paar Stöckelschuhe in meinem Wandschrank. Noch einfacher war das Anziehen, wenn ich depressiv war. Nichts sah gut aus an mir, Punkt aus. Und ich erwartete es auch gar nicht. Weshalb ich mich notgedrungen mit schlichtem Schwarz begnügte, das zu meiner Blässe und Stimmung passte. Aber wie sollte ich mich anziehen, wenn ich normal war? Welche Botschaft wollte ich aussenden? Ich war schwerlich noch der manische Drachen, und ich war auch nicht die Halbtote mit den schaurigen Gelüsten. Aber beide waren Gespenster in mir, und sie suchten meine Garderobe aus. Also ging ich Kompromisse ein und sortierte alles aus, worin ich zu hinreißend oder zu verklemmt aussah, weil ich kein Wesen der Extreme mehr war. Am Ende blieb mir nur sehr wenig, woraus ich auswählen konnte, so wenig, dass ich mich, umgeben von Haufen verworfener Kleidungsstücke, erst einmal aufs Bett setzte und richtig ausheulte. Wer hätte nach all diesen Jahren, in denen ich mich danach gesehnt hatte, gedacht, dass »normal« trotzdem Fühlen bedeutete und dass Fühlen nicht immer Sich-Gutfühlen bedeutet.

Ich ging ins Bad, um mir das Gesicht zu waschen. Konnten dies die Lippen sein, die so viele Männer geküsst hatten? Sie sahen jetzt aus wie die Lippen eines Kindes, hellrosa und leicht geschwollen vom Weinen – und doch war da eine Spur, ein wissendes Etwas in den Mundwinkeln. Ich sah hinunter auf meine Handgelenke. Drei lange weiße Narbenwülste verliefen quer über die Adern, Überbleibsel eines stumpfen, zum Äußersten entschlossenen Rasiermessers. Es schien, als ob mein Körper sich an meine überspannten Stimmungen erinnerte, wie sehr mein Verstand sich auch bemühte, sie zu vergessen. Aber das Normale lebte in meinen Augen weiter. Sie glänzten von den Resten einiger vereinzelter Tränen, aber sie funkelten nicht und zwinkerten nicht hektisch, und sie waren auch nicht so trübe wie durchnässte Kohlen. Es waren einfach Augen, die mich aus dem Spiegel anschauten und sich fragten: »Was nun?« Als ob ich es wüsste.

Ich hörte die sanfte, leise Stimme meiner Mutter: »Eine Dame kannst du immer an ihren Perlen erkennen.« Ich prüfte mein Gesicht, meine normalen Augen, meine erfahrenen Lippen. Ja, ich konnte eine Dame spielen. Ich brauchte eine Rolle, ich fühlte mich nackt ohne eine, und weder Manie noch Depression würde genügen. So war ich Gott sei Dank aufs Vassar gegangen. Ich wusste, wie richtige Damen aussehen und sich benehmen sollten. Ich wusste, was ich mit meinen Händen zu tun hatte (sie gefaltet und ruhig halten). Ich wusste, wie ich meine Beine übereinanderschlagen musste (immer am Knöchel, dann leicht nach links geneigt). Und ich wusste, was ich tragen sollte: eine am Hals weite Perlenkette und ein schlichtes schwarzes Kleid mit schmeichelnden Konturen. In meiner Depressionsgarderobe wimmelte es von schwarzen Kleidern, also wählte ich das am wenigsten strenge aus dem Haufen aus und probierte es mit den Perlen an. Endlich eine Tracht, die passte.

Ich war verblüfft über die Verwandlung. Nicht nur meine Augen, sondern mein ganzer Körper machte irgendwie einen fähigeren Eindruck, ungezwungener, als ob beide wüssten, was als Nächstes zu tun sei. Ich beschwor die Erinnerung an die frühen Abendessen im Rose Room am Vassar herauf: die schönen, anmutigen Frauen mit ihren weißen Handschuhen und geistreichen Bemerkungen. Ich war einmal eine von ihnen gewesen. Vielleicht könnte ich es wieder sein.

Aber der Rose Room mit seiner stillen, verblichenen Eleganz, seiner steifen Damast-Tischwäsche und dem althergebrachten Tafelsilber schien ganz weit weg zu sein von dem hippen, geschäftigen Restaurant, in das Greg mich eingeladen hatte. An der Bar wimmelte es von zauberhaften jungen Frauen, die böse tuschelten, und älteren, etwas dickbäuchigen Männern mit Raubtieraugen. Die Tische standen so dicht beieinander, dass einem nichts anderes übrig blieb, als zu lauschen, soweit man überhaupt etwas verstehen konnte. Es ist praktisch unmöglich, eine sinnvolle, vertrauliche Unterhaltung zu führen, wenn man dabei aus Leibeskräften brüllen muss. Und dann war da das Handy, das alle fünf Minuten klingelte und jeden Gesprächsfaden abreißen ließ, den zu knüpfen mir gelungen war.

Vielleicht wäre es das Beste, wenn Gregs Telefon wieder klingelte, dachte ich. Ich wusste sowieso nicht mehr, was ich sagen sollte. Während ich mir die Innenseite meines linken Oberschenkels kratzte, fragte ich mich, warum ich mich nach wie vor so unwohl fühlte in Gegenwart dieses Mannes. Er war zweifellos der doppelgesichtigste Mann, mit dem ich mich je getroffen hatte. Er mochte mich mit Unterbrechungen, zwischen seinen anderen Frauen. Ich wusste nie, wann er anrufen oder nicht anrufen würde oder mich sehen wollte oder vollständig ignorieren würde. Er war ein »Spieler«, und das Schlimmste war, ich wusste es und wartete trotzdem. Wenn er da war, war es das wert. Er war liebenswürdig, großzügig und charmant, so sehr, dass »gelegentlich« irgendwie besser zu sein schien als »überhaupt nicht«. Und eigentlich wollte ich sowieso keine Verpflichtung. Nur ein bisschen Beständigkeit.

Aber seine Doppelgesichtigkeit beflügelte meine kämpferische Ader und sorgte dafür, dass ich mich nur umso mehr nach seiner Aufmerksamkeit verzehrte. Was wollte er? Ich hatte im Laufe der vergangenen Monate eine Rolle nach der anderen ausprobiert – Kumpel, Verführerin, Mutter –, aber keine schien irgendeinen Unterschied zu machen. Heute Abend probierte ich Dame aus. Ich wusste, dass Greg eine snobistische Seite hatte, weshalb es einen gewissen Reiz für ihn haben könnte. Aber als ich beobachtete, wie seine Blicke hungrig über die geschmeidigen jungen Körper an der Bar schweiften, konnte ich erkennen, dass es nicht funktionierte.

Die Situation schien hoffnungslos zu sein. Aber es gab einen Ausweg, eine todsichere Lösung unmittelbar in meiner Reichweite: die Weinkarte. Ich sollte eigentlich nicht trinken. Alkohol bringt mich sofort aus dem Gleichgewicht, außerdem verträgt er sich mit keinem einzigen meiner Medikamente. Aber gerade weil er mir strikt verboten ist, war er plötzlich alles, was ich begehrte.

Der Tisch unmittelbar links von mir hatte soeben Digestifs bestellt, und sie waren so nahe, dass ich die Schärfe des Brandys in der Luft riechen konnte. Ich beobachtete, wie alle ihre Gläser schwenkten, während sie sich unterhielten. Als sie tranken, schloss ich die Augen, schluckte ebenfalls, und versuchte das Gefühl von flüssigem Feuer, das mir durch die Kehle rann, heraufzubeschwören. Ich erinnerte mich an Brandy. Ich erinnerte mich auch an Wodka. Salz schmeckte noch manchmal nach Tequila, der Sommer roch noch immer nach Wermut.

Alkohol war Alchimie, unmittelbare Stimmungsmagie. Was auch immer ich in diesem Moment empfand, ich wusste, dass ich anders empfinden konnte, und zwar binnen Kurzem, mithilfe einiger weniger Schlucke. Mit ziemlicher Wahrscheinlichkeit würde ich anfangen, manisch zu werden, und dann würden endlich die Wörter kommen, so viele Wörter, dass ich mit vielen möglicherweise gar nichts anzufangen wüsste, mehr Wörter, als jemals in meinen Mund passten. Das Behagen würde sich ebenfalls einstellen, die wohltuende Lässigkeit. Denn wenn ich manisch bin, halte ich Sie vielleicht für faszinierend, aber es kümmert mich nicht besonders, was Sie von mir halten. Ich weiß bereits, dass ich fabelhaft bin.

Aber was für eine wunderbare Zeit wir zusammen hätten, zumindest während dieser ersten paar Schlucke. Andererseits lässt sich unmöglich sagen, wohin meine Stimmung möglicherweise umschlägt. Ich könnte an der Decke schweben, schwindelig vor Lachen, betrunken von meinem Charme. Oder ich könnte mich einfach plötzlich direkt vor Ihren Augen klein und hässlich machen und zusammenbrechen, ein in Tränen aufgelöstes Häufchen Elend. Auf jeden Fall aber werde ich noch einen Drink verlangen.

Ich sah zu Greg herüber, der in sein Handy plauderte und die Zeitbombe gar nicht bemerkte, die ihm direkt gegenüber am Tisch tickte. Ich dachte mir im Stillen, es geschieht ihm recht dafür, dass er mich nicht beachtet hat. Nach ein paar

Drinks wird er Schwierigkeiten haben, weiter so zu tun, als existierte ich nicht. Ich werde so unglaublich liebreizend sein, dass er vielleicht für eine Weile all diese anderen Frauen vergessen wird. Wie in Trance sah ich zu, wie meine Hand sich von selbst am Essteller vorbei über die Speisekarte und um den Salzstreuer herum zur Weinkarte stahl. »Ich will sie bloß studieren, um die Zeit totzuschlagen, solange er telefoniert«, dachte ich, obwohl ich merkte, dass meine Finger ein wenig zitterten, als ich die erste Seite aufschlug.

Dann vergaß ich alles: Greg, die herumwirbelnden Cognacschwenker, die anderen Frauen an der Bar. Ich wurde völlig in Anspruch genommen, und dazu von so faszinierenden Persönlichkeiten wie Perrier Jouët, Dom Pérignon, Châteaux Margaux. Ich kannte sie alle so gut, ihre Eigenschaften, ihre feinen Eigenarten. Ich kannte die Legenden ihrer Entstehung. In gewisser Weise kannte ich sie besser, als ich Greg kannte.

»Hast du etwas gesehen, das du magst?«, unterbrach Gregs Stimme meine Träumereien. »Tja, es gibt einen hervorragenden Margaux«, begann ich, fing mich aber dann. »Aber ich trinke heute Abend nicht, deshalb wirst du sicher keine ganze Flasche bestellen wollen.« Ich legte die Weinkarte wieder an ihren Platz und faltete die Hände vor mir.

»Einen Schluck kannst du doch nehmen«, sagte Greg und winkte dem Kellner.

»Nein, wirklich, ich möchte heute Abend nicht trinken«, sagte ich, aber der Kellner stand bereits bei Greg und nahm seine Bestellung auf, den fabelhaften Margaux. Dann klingelte wieder Gregs Handy, und wenigstens entschuldigte er sich diesmal vielmals, bevor er den Anruf entgegennahm.

Binnen Minuten war die Flasche an unserem Tisch, Greg hatte das Etikett mit einem Nicken gebilligt, und der Kellner entfernte den Korken und fing an einzuschenken. Ich wollte ihm gerade sagen, dass ich keinen wollte, aber Greg legte seine Hand auf das Telefon und sagte: »Nun nimm doch einen Schluck.« Und inzwischen war das Glas halb voll. Und rief meinen Namen.

Ich wurde für einen Moment von einem plötzlichen Spektakel an der Bar abgelenkt. Eine der langbeinigen Blondinen hatte einen Drink auf ihrem ganzen Körper verschüttet und fand das anscheinend irrsinnig komisch. Ihr Lachen klang aus dem allgemeinen Lärm heraus und erregte die Aufmerksamkeit aller Männer um sie herum, von denen mehrere ihren Körper eifrig mit Servietten abtupften. »Ich wünschte, ich könnte so unbekümmert sein gegenüber dem, was die Leute von mir denken«, dachte ich im Stillen. Aber der Neid währte nur einen Augenblick. Ich wusste, dass ich es konnte. Der Unterschied zwischen einer Dame und einem Flittchen war in meinem Fall wahrscheinlich nicht größer als ein paar Gläser Wein.

Ich hob das Glas am Kelch hoch und hielt es gegen das Licht. Es war ein klassischer Margaux, tief rubinrot mit violetten Tönungen. Als das Licht ihn genau richtig traf, leuchtete er beinahe scharlachrot. Als mein Handgelenk diesem besonderen Rot das letzte Mal so nahe gewesen war, hatte es in seinem eigenen Blut geschwommen. Auch das Badewasser hatte eine Zeit lang scharlachrot geleuchtet. Das war über sechs Jahre her, und seitdem hatte ich nicht mehr versucht, mir etwas anzutun. Und ich hatte die ganze Zeit auch nichts getrunken. Ich war jetzt mehr als bloß nüchtern. Ich grenzte an vernünftig. Und trotz all meiner Bedenken hinsichtlich des Normalen – was ich tragen und wie ich mich benehmen sollte – war die Wahrheit, dass es mir eigentlich gefiel, vernünftig zu sein.

Es gefiel mir, am Morgen aufzuwachen und zu wissen, dass ich an diesem Tag mit ziemlicher Wahrscheinlichkeit alle meine Verpflichtungen erfüllen würde. Ich müsste nichts absagen, keine Ausflüchte finden, weder Missfallen über mich ergehen lassen noch der Schande ausweichen. Ich würde mich an alles erinnern, was ich am Abend zuvor gemacht hatte, und wahrscheinlich wäre es langweilig und ein wenig Routine. Nachdem ich so viele Jahre nicht gewusst hatte, welche neue Hölle als Nächstes käme – wie wunderbar fand ich da Langeweile und ein wenig Routine.

In diesem Augenblick legte Greg sein Telefon hin und

wandte sich wieder mir zu. »Entschuldige bitte«, sagte er. Dann nahm er sein Glas. »Auf uns«, sagte er, und ich erstarrte. Greg war noch nie im Geringsten romantisch gewesen, hatte nie auch nur die leiseste Andeutung gemacht, dass »wir« jemals »uns« meinen könnte. Wie sollte ich darauf nicht trinken? Und doch wusste ich, dass es kein Wir, kein Uns, kein Ich mehr gäbe, wenn ich es täte. Greg würde sich allein in Gesellschaft einer Fremden sitzend wiederfinden, einer Frau, der er noch nie begegnet war und die er ganz sicher nicht zum Essen eingeladen hatte. Anfangs wäre sie vielleicht unheimlich unterhaltsam, würde es an schamloser Verführungskunst vielleicht sogar mit der Blondine an der Bar aufnehmen, aber danach, wer weiß? Sicher war einzig und allein, dass, wie sehr sie sich heute Abend auch amüsierte, ich diejenige wäre, die mit dem Kater und all den bitteren Erinnerungen aufwachen würde. Oder schlimmer noch, ohne jegliche Erinnerungen.

Also führte ich das Glas mit unendlicher Sorgfalt halb an die Lippen und ließ dann den Stiel langsam ganz durch die Finger gleiten, Zentimeter für Zentimeter, bis nur noch das allerwinzigste Stückchen Glas Kontakt mit meiner Haut hatte. Dann ließ ich los. Das Glas fiel auf den Tisch und zerbrach. Augenblicklich überflutete Wein das weiße Tischtuch und breitete sich zwischen Greg und mir aus, ein helles Blutrot.

Greg brachte mich weder in Verlegenheit noch machte er mir einen Vorwurf, er rief einfach den Kellner herüber, um die Tischwäsche zu wechseln. »Und bringen Sie ihr ein zweites Glas«, sagte er. Diesmal sagte ich meine Meinung laut genug, damit er – zweifellos das ganze Restaurant – es hören konnte. »Nein, danke«, beharrte ich, und das »Nein« hallte plötzlich in einer jener merkwürdigen, schnellen Schweigepausen wider, die eine lärmende Menge gelegentlich befallen. Es war mir egal. Ich war ziemlich stolz auf dieses Nein. Es verdiente, gehört zu werden. Es mag wie das Nein zu einem Glas Wein geklungen haben, aber in Wahrheit war es ein Nein zu einer ganzen Reihe von Dingen. Und ein Ja zu einer ganzen Reihe weiterer.

18.

Der Hausdiener trat in der Sekunde in Aktion, als mein Wagen an den Randstein fuhr und anhielt. Er öffnete die Tür und streckte eine Hand aus, um mir herauszuhelfen, spannte einen eleganten grauen Schirm auf und machte mir ein Kompliment zu meinen Schuhen, alles gleichzeitig.

»Ganz schön scharf«, sagte er. »Ferragamo oder Blahnik?«

»Richtig«, gab ich ein bisschen nervös zurück, während ich versuchte, Halt auf dem nassen Gehsteig zu finden. Ich fragte mich, ob er ein Trinkgeld erwartete. Aber auf privaten Partys sollte man eigentlich kein Trinkgeld geben, oder? Es war Jahre her, seit ich auf einer großen Hollywood-Fête gewesen war, und ich wusste nicht, was ich von irgendjemandem oder irgendetwas, vor allem von mir selbst, an diesem Abend zu erwarten hatte.

Ich überspielte meine Verwirrung, indem ich dem Hausdiener das verführerischste Lächeln schenkte, das ich zustande brachte. Er schien zufrieden zu sein und verließ seinen Posten, um mich den langen, rutschigen Kopfsteinpflasterweg zur Eingangstür hinaufzubegleiten. Ich war extrem dankbar, dass er mich fest am Ellenbogen packte, einfach dankbar, einen Mann an meiner Seite zu haben, irgendeinen Mann, während ich mich dem Stimmengewirr der Menge vor mir näherte.

Zwei uniformierte Wachmänner flankierten die Tür. Ich war erst am Abend vorher zu der Party eingeladen worden, sodass keine Zeit gewesen war, mir die Einladung, meinen Berechtigungsnachweis, zuzustellen. Ich war mir ziemlich sicher, dass ich nicht auf der Liste stand. Es war an mir und meinen frechen Schuhen, die Wachmänner, die anderen Gäste und vor allem mich selbst davon zu überzeugen, dass ich hierher gehörte.

Wenn ich nur einen Mann neben mir gehabt hätte …

Der Schirm wurde überflüssig, sobald wir die überdachte

Veranda erreicht hatten, ebenso der Hausdiener, leider. Ich dankte ihm so liebenswürdig wie ich konnte, und meisterte den unangenehmen Moment des trinkgeldlosen Abschiednehmens mit einem strahlenden, einfältigen Lächeln. Als ich ihn in dieser gut sitzenden, geliehenen Hose weggehen sah, verspürte ich ein kurzes, aber heftiges Bedürfnis, hinter ihm herzurennen und mich ihm auf Gedeih und Verderb auszuliefern. Aber ich steckte in der Menge fest, die in Richtung Eingangstür wogte, wo ein Wachmann mit ausgestreckter Hand wartete.

»Ihre Einladung?«, sagte er.

»Tut mir leid«, erwiderte ich. »Genau genommen hab ich keine. Sehen Sie ...«

»Name?«

Ich nannte ihm meinen Namen. Er blätterte die Liste durch. Die Menge hinter mir wurde ungeduldig. Ich konnte ihren kollektiven Ärger spüren, der mir ein Loch in den Rücken brannte, direkt durch meine Schulterblätter bis zu den kleinen Wurstfingern des Wachmanns, die noch immer die Seiten durchging. Er richtete sich auf und sprach zu der leeren Luft über mir.

»Nicht auf der Liste«, sagte er. »Der Nächste.«

Wenn man wirklich lange Zeit keine Stöckelschuhe getragen hat, können sie einen furchtbar übellaunig machen. Deshalb war es nicht allein meine Schuld, dass meine Stimme ausgesprochen gereizt klang, als ich mich schließlich besann und an meine Ausbildung erinnerte.

»Hören Sie«, sagte ich. »Ich arbeite für den Gastgeber. Ich bin Anwältin. Genau gesagt bin ich seine Anwältin, und er hat mich vor einer Stunde erwartet. Ich weiß, dass er nicht begeistert sein wird, dass Sie ihn so lange haben warten lassen.«

»Aber Sie stehen nicht auf der ...«, fing er an zu protestieren. Ich unterbrach ihn.

»Natürlich stehe ich nicht auf der Gästeliste. Ich bin geschäftlich hier, nicht zum Vergnügen.« Ich öffnete meine Handtasche und fing an, darin herumzukramen. »Sicher haben Sie schon von der Anwaltskanzlei ... gehört.« Ich kombinierte mehrere Namen aus mehreren verschiedenen bekannten Kanzleien. »Ich hab hier irgendwo eine Karte.«

»Aber Ihr Name steht nicht ...«

Ich ließ die Handtasche zuschnappen. Die Anwaltsmasche funktionierte eindeutig nicht. Es war an der Zeit, die Taktik zu ändern, und zwar schnell. »Jetzt seien Sie mal nicht so, okay? Meine Füße bringen mich um in diesen Schuhen.«

Ich hob meinen linken Fuß und fuhr damit langsam meinen rechten Knöchel rauf und runter. Er schüttelte den Kopf, strahlte und winkte mich durch. Gerade noch rechtzeitig. Ich hatte nämlich überhaupt keine Karten in meiner Handtasche, von nichts und niemandem. Da dies genau genommen ein Rendezvous und kein Geschäftstermin war, hatte ich angenommen, dass mir Lippenstift, ein Kamm und Pfefferminzpastillen weit bessere Dienste leisten würden als ein Beweis für meinen Dr. jur. Aber ich hatte eine der Grundregeln Hollywoods vergessen: Verwechsle niemals Schönheit mit Glaubwürdigkeit.

Früher war ich äußerst glaubwürdig gewesen. Ich hatte meine wahre Freude an den rasch wechselnden Gesichtsausdrücken gehabt, die meine Visitenkarte hervorzurufen pflegte, von Überraschung über Respekt bis zu einem Anflug von Furcht, je nach den früheren Erfahrungen des Betreffenden mit Anwälten. Aber unabhängig davon hatte die Karte immer einen Unterschied gemacht. Ich war vielleicht nicht das schönste Mädchen auf der Party gewesen, aber die Leute, vor allem die Männer, hatten mich ernst genommen.

Was zum Teufel sollte ich also jetzt tun, wenn mich jemand fragte, wer ich sei, wo ich nichts bei mir hatte als einen MAC-Lippenstift in zartem Pflaumenton? Ich sah mich in dem Raum um. Ich war ringsum umgeben von umwerfend schönen Frauen. Ich strich mein eigenes Kleid glatt: ein Relikt aus meiner Vergangenheit, aber bis heute verlässlich. Ich sah klassisch aus, vielleicht sogar elegant bei der richtigen Beleuchtung und falls mein Reißverschluss zu blieb. Aber mein Kleid würde nicht das Reden für mich übernehmen. Wenn ich blieb, müsste ich reden, flirten, bezaubern, beschwatzen. Mit anderen Worten, Party machen.

Zum Teufel mit meinem neuen Medikament. Gerade als ich das unverfroren Gesellige und Hitzköpfige der Manie am meisten hätte gebrauchen können, war ich innerlich gefestigt. Gefestigt und vernünftig und vergleichsweise ach so furchtbar langweilig. Genau wie mein Kleid.

Ein Kellner mit einem Getränketablett kam vorbei. Alkohol ist wie gesagt eine der sichersten und schnellsten Möglichkeiten, die ich kenne, um einen gefährlichen Stimmungsaufschwung bei mir auszulösen. Zwei Martinis und schon bin ich im manischen Wunderland, wo ich mich gegenüber einem gebannten Publikum, das sich im Laufe des Vortrags allmählich lichtet, stundenlang über die Vorteile der Olive, das überlieferte Wissen den Wermut betreffend und jedes andere Thema auslasse, nach dem mir gerade der Sinn steht. Aber obwohl ich mich vielleicht in Gedanken auf das vorbeikommende Tablett stürzte, blieb mein Körper ausgeglichen an Ort und Stelle, zu langsam und zu vernünftig, um einer flüchtigen Laune nachzujagen.

Es war eindeutig an der Zeit, sich anderen Dingen zuzuwenden. Ich war nicht manisch genug, um mit einem Raum voller Models zu konkurrieren. Es ist ein Indikator für mein Irresein, dass ich manchmal glaube, ich könnte es.

Ich drängte mich durch die ausladenden Dekolletés am Fuß der Treppe, dann weiter nach oben in die erste Etage. Auf Zehenspitzen ging ich bis zur nächsten Tür, die in ein herrliches, großes Badezimmer führte: makellos, keimfrei und meins, ganz meins. Ich zog die Tür hinter mir zu und schloss ab.

Ich trug an jenem Abend meine Schweizer Uhr, die winzige goldene mit den zahlreichen Funktionen, darunter eine kleine Weckvorrichtung, die ich für meine Medikamente benutze. Ich stellte sie sorgfältig auf zehn Minuten, leerte anschließend meine Handtasche auf der Ablage aus und blickte in den Spiegel. Zehn Minuten ganz allein mit dem kühlen Carrara-Marmor, oder zumindest so lange, bis jemand kam und klopfte. Zehn Minuten, um mir kaltes Wasser in den Nacken zu spritzen und mir zu überlegen, was zum Teufel ich wohl sagen würde, wenn jemand mich fragte, womit ich meinen

Lebensunterhalt verdiente, was irgendwann ganz bestimmt passierte.

»Mein Beruf ist Kranksein«, klang nicht ganz richtig. »Ich lebe von staatlicher Invalidenrente«, kam der Wahrheit ziemlich nahe, war aber nicht besser. Ich konnte immer einfach sagen, ich sei Anwältin. Auch das stimmte, war aber höchst irreführend. Ich habe nach wie vor eine gültige Berufszulassung, aber ich praktiziere kaum noch als Anwältin. Die manische Depression macht es mir zu leicht, Mist zu bauen, und ich habe schreckliche Angst davor, Mist zu bauen. Ich habe zu viele Jahre in zu großen Kanzleien gearbeitet, wo Fehler als Todsünden gelten und man für einen Rechtschreibfehler zur Hölle fahren konnte.

Ich klappte meine Puderdose auf und beugte mich näher zum Spiegel. Ich mache mir keine Illusionen über meine Fähigkeiten, wenn meine Medikamente nicht wirken. Wenn ich manisch bin, halte ich jeden Fall für einen todsicheren Gewinner und jeden Mandanten für einen potenziellen Liebhaber. Deshalb praktiziere ich niemals, wenn ich manisch bin, soweit ich es verhindern kann. Ich praktiziere auch nicht, wenn ich depressiv bin. Ich kann es einfach nicht. Ich bin vom Hals an aufwärts gehirnamputiert, und der Rest von mir ist gelähmt, überwältigt von der schieren Anstrengung zu blinzeln.

Wenn sich gelegentlich in psychisch stabileren, passableren Zeiten ein Auftrag ergibt, greife ich sofort zu. Ich gewinne fast immer. Und so frage ich mich fast immer, jeder in meiner Umgebung fragt es sich, warum ich nicht einfach so lange weiter praktizieren kann, bis ich ein ordentliches Auskommen habe. Gerade so lange, dass ich nicht jeden Abend um Essen und Miete für einen weiteren Monat beten müsste, bitte Gott, nur noch einen Monat. Aber immer wenn ich diesen letzten Stichtag mit links geschafft habe, stellt sich eine Reaktion ein: manchmal Manie, manchmal Depression, häufig suizidal. Nichts, nicht einmal ein ganzer Krug Martini, kann mich derart aus dem Gleichgewicht bringen.

Ich brauchte sechzehn Jahre, um das zu erkennen. Sechzehn Jahre, in denen ich mir jeden Morgen auf dem Weg zur

Arbeit versicherte, dass es so etwas wie einen glücklichen Anwalt nicht gibt. Es sei einfach dieser konkrete Fall, den ich bearbeitete, dieser Mandant, dieser Richter, die letzte Entscheidung des Obersten Bundesgerichts, die durch die Luft schwirrenden Viren in meinem Eckbüro. Vielleicht wenn ich es mit einer anderen Kanzlei probierte. Also probierte ich es mit einer anderen Kanzlei, genau gesagt mit mehreren anderen Kanzleien, eine größer, besser und renommierter als die vorherige. Ich zog prominentere Mandanten an Land, machte lange, exotische Urlaube und verdiente eine hübsche Summe Geld. Und ich ging auf Partys, eine ganze Menge Partys, aus jedem erdenklichen Grund oder gar keinem Grund. Die Zeit stellte ich trotzdem in Rechnung.

Im Grunde drehte sich damals alles darum, neue Mandanten aufzutun. Jeder herzliche, aufrichtige Handschlag, jedes liebenswürdige »Erzählen Sie mir mehr« symbolisierte für mich eine weitere Zehntelstunde, die ich berechnen konnte. Nie vergeudete ich mein Lächeln. Deshalb log ich damals kein bisschen, wenn ich meine Karte zückte und verkündete: »Ich bin Anwältin.« Genau das war ich. Das war alles, was ich war.

Wenn man sie nur lange genug hegt, kann eine Lüge ein Leben werden. Nach sechzehn Jahren überraschen schlimme Nächte einen nicht sonderlich. Inzwischen erwartet man sie. Man erwartet nur einfach nicht, dass sie ewig weitergehen. Ich hätte erkennen müssen, dass der Anfall von Depression, der meine Karriere schließlich beendete, der bis dato schlimmste war, als mir die Visitenkarten ausgingen und ich nicht mehr die Kraft hatte, neue zu bestellen. Für mich zählte in diesem Augenblick nur noch der Schmerz, und der Schmerz war überall. Wie sehr ich mich auch bemühte, ihn hinter adretten Kostümen und sorgfältigem Make-up zu verbergen, er war meinem Gesicht und meinem Körper anzusehen. Fremde fragten mich andauernd, ob ich krank sei. Ich konnte niemanden mehr täuschen, weder die Seniorpartner noch die Mandanten oder das Gericht und vor allem nicht mehr mich selbst.

Ich nahm einen sehr langen Urlaub, und dann ging ich für immer. Nach und nach strich man mich von den Adressenlisten. Die gewollt künstlerischen Einladungen, die Sonderausweise, die Gratistickets wurden immer spärlicher. Schließlich wurden sie vollständig durch Rechnungen ersetzt.

Auch gut, sagte ich mir. Meine Sachen waren sowieso alle unmodern. Aber das wirkliche Problem war nicht, dass ich nichts anzuziehen hatte. Sondern dass ich nichts zu sagen hatte. Anwältin zu sein hatte mich sehr unglücklich gemacht. Aber keine Anwältin zu sein machte mich unsichtbar, zumindest in meinen Augen. Meine gesamte Identität als Erwachsene war verschwunden, zusammen mit dem Geld und den Insignien, die meine frühere Existenz so eindeutig definiert hatten. An ihre Stelle trat ein unstrukturierter, formloser, furchteinflößender diffuser Fleck: die nicht anrechenbare Stunde. Wie sollte ich sie ausfüllen? Würde sie niemals enden?

Wie auf ein Zeichen ging mein Wecker los, ich machte einen Satz und kippte schier aus meinen Stöckelschuhen. Zehn ganze Minuten waren verstrichen, und alles, was ich erreicht hatte, war, meinen Lippenstift abzukauen und die Sorgenfalten zwischen meinen Augenbrauen zu erneuern. Und hol mich der Teufel, wenn da nicht Spuren von Tränen in den Augenwinkeln waren, die meine Wimperntusche gefährdeten. Tränen weswegen? Ich vermisste dieses Leben nicht. Aber o Gott, wie ich die Lüge manchmal vermisste.

Ein bisschen Zauberei mit dem Maskarastift, frischer Lippenstiftglanz und ein Spritzer Parfüm, und ich sah aus wie eine neue Frau. Ich drehte mich herum und sah zu, wie sich mein Rock hübsch um meine Oberschenkel wickelte. Meine Hüften wiesen nicht die Spur einer unpassenden Wölbung auf, als ich mich herumdrehte und seitlich in die Spiegel schaute. Alles war dort, wo es sein sollte, ausnahmsweise. Alles außer mir. Ich sah auf meine Uhr. Weitere fünf Minuten waren um. Ich musste aus diesem Bad raus.

Ich sammelte die Sachen zusammen, die ich auf der Ablage ausgekippt hatte: Lippenstift, Kamm, Wimperntusche, Puderdose, und stopfte sie zurück in meine kleine Handtasche. Da drinnen wäre sogar noch Platz für ein paar Visitenkarten gewesen. Warum zum Teufel hatte ich keine mitgenommen? Ich kannte die Antwort, obwohl ich es kaum glauben konnte. Die Karte war eine Lüge, und ich hatte Lügen gründlich satt. Ich war innerlich gefestigt, das Medikament wirkte. Was stimmte nicht mit der Realität? Mir wurde klar, dass ich eine Wahl hatte. Ich konnte nach unten gehen und einfach die Wahrheit darüber sagen, wer ich war und was ich machte. Ich kniete mich auf die Badematte und sprach ein kurzes Gebet. »Lieber Gott, bitte, lass mich bitte die Wahrheit sagen, und mach bitte, dass es in Ordnung ist.« Und damit ging ich nach unten.

Die Party war größer geworden, während ich mich im Badezimmer eingeschlossen hatte. Leute säumten die Treppe und standen bis auf den Treppenabsatz. Ich war erst ein paar Schritte von dem Badezimmer entfernt, als ich jemanden meinen Namen rufen hörte. Es war der Gastgeber. »Wo hast du gesteckt?«, rief er. »Ich hab dich überall gesucht. Komm, ich möchte, dass du ein paar Leute kennenlernst.«

Er stellte mich sechs oder sieben Fremden vor und fragte mich, ob ich etwas trinken wolle. »Mineralwasser, bitte«, sagte ich, um an der Ausgeglichenheit dranzubleiben, und wandte mich wieder seinen Gästen zu.

»Sie kommen mir bekannt vor«, sagte der Mann zu meiner Rechten. »Was machen Sie?« Da war sie: die erste Frage, die erste Begegnung.

»Sie kommen mir auch echt bekannt vor«, sagte ich, ihn hinhaltend. »Wo könnten wir uns begegnet sein?«

»Ich habe eine Galerie in La Brea«, erwiderte er. »Sammeln Sie?«

»Früher mal«, sagte ich. »Damals, als ich ...« Das »Anwältin« lag mir auf der Zunge. Ich improvisierte. »Liebhaberin war. Kunstliebhaberin. Ich habe Kunst früher wirklich geliebt.« Eine heiße Röte überzog langsam meine Wangen, und ich schlug die Augen nieder. Das hier war härter, als ich gedacht hatte. Zum Glück kam in diesem Augenblick der Gastgeber mit meinem Getränk zurück und begann über einen gemeinsamen Freund zu reden. Als er ging, kam der Galeriebesitzer auf dieselbe Frage zurück.

»Entschuldigen Sie bitte«, sagte er. »Also sagen Sie noch mal – was machen Sie?«

Ich holte tief Luft. »Ich bin manisch-depressiv«, erwiderte ich. »Und ich schreibe ein Buch über meine Erfahrungen.«

»Wie bitte? Ich habe Sie nicht ganz verstanden.«

Ich wiederholte es laut, wobei ich die Worte *manisch-depressiv* betonte. Plötzlich war ich der Mittelpunkt der Aufmerksamkeit des Kreises, und ein halbes Dutzend Augenpaare richteten sich auf mich.

Mehrere Sekunden sprach niemand ein Wort. Dann sagte ein großer Mann auf der anderen Seite des Kreises: »Mein Therapeut denkt, ich könnte manisch-depressiv sein. Woher wissen Sie es?« Ich setzte zu einer Antwort an, aber die Frau neben ihm unterbrach: »Meine Mutter ist bipolar. Sie haben es gerade herausgefunden und sie auf Lithium gesetzt. Sie ist, wie soll ich sagen, zum ersten Mal in ihrem Leben normal. Stimmt es, dass es erblich bedingt ist?«

Ich nickte, aber bevor ich sprechen konnte, legte der Galeriebesitzer mir eine Hand auf den Arm und sagte: »Wissen Sie, als ich Sie ansah, hab ich gleich gesehen, dass Sie interessant sind. War van Gogh nicht auch bipolar?« »Ja«, sagte der große Mann, »aber Byron ist der ultimative Manisch-Depressive. Deshalb glaubt mein Therapeut, dass ich es sein könnte. Er sagte, ich sei byronesk.« Der Stolz in seiner Stimme hätte anrührend sein können, wäre er nicht so dumm gewesen. Aber ich unterdrückte ein Lachen, weil ich nun von allen Seiten mit Fragen bombardiert wurde: Was für ein Gefühl es sei, manisch zu sein. Ob ich Visionen hätte. Ob ich manisch werden könnte, wenn ich es versuchte. Und so weiter. Ich beantwortete an klinischen Fragen was ich konnte – über den besten Freund, den Chef, den Stiefsohn, die Geliebte oder den Liebhaber. Von den sieben Leuten in dem Kreis hatten fünf irgendeine Verbindung zu der Krankheit, und alle sehnten sie sich nach Informationen.

Als ich verstohlen auf die Uhr sah, waren zwanzig Minuten vergangen, und mein Mund war staubtrocken. Ich versuchte mich von der Unterhaltung zu lösen, aber ein gut aussehender

Latino im Smoking, ein Neuankömmling in dem Kreis, hielt mich auf. »Ich höre, Sie sind manisch-depressiv«, sagte er. »Meine Schwester auch. Aber sie ist nicht halb so hübsch wie Sie.« Er führte meine Hand an seine Lippen und küsste sie tatsächlich.

Was zum Teufel ging hier ab?

Ich beschloss, mich kurz in das Badezimmer zu verdrücken, das noch frei war. In den letzten dreißig Minuten hatte sich nicht viel verändert. Ich sah ein bisschen fertiger aus. Meine Haare mussten glattgestrichen werden, meine Nase glänzte leicht, und meine Lippen hatten ihren künstlichen Schimmer verloren. Warum also strahlten große, Smoking tragende Fremde mich an und küssten mir die Hand? Warum war ich umzingelt von gierigen, interessierten Blicken? Ich machte eine kurze innerliche Bestandsaufnahme. Nein, ich war nicht manisch. Und ich bildete mir die Aufmerksamkeit auch nicht ein. Ich konnte ihre Wärme noch auf der Haut spüren. Doch das Warum des Ganzen war mir ein Rätsel.

Bis auf den Galeriebesitzer hatte niemand mich groß beachtet. Selbst er war anfangs nur höflich gewesen, mit diesem alten Eröffnungsspruch »Sie kommen mir bekannt vor« – bis er fragte, wovon ich lebte, und ich ihm die Wahrheit sagte. Und genau an diesem Punkt war aus höflich sehr persönlich geworden. Kein Wunder, dass die Männer angelockt wurden. Als diese Worte *Ich bin manisch-depressiv* aus meinem Mund kamen, trug ich plötzlich das freizügigste Outfit in dem Raum. Die anderen Frauen mögen Dekolletés und Schlitze bis hoch zur Taille gehabt haben, aber ich stand ohne jegliche Rüstung da.

Ich konnte es nicht erwarten, zurück zu der Party zu kommen und ihnen alles zu erzählen. Ich fuhr mir rasch mit einem Kamm durch die Haare, frischte meinen Lippenstift auf und puderte mir die Nase – dann zwang ich mich, mich noch einmal auf den Badewannenrand zu setzen und bis einhundert zu zählen. Eifer ist gut für den Teint, hat für meinen Geschmack aber eine etwas zu bedrohliche Nähe zur Manie. Ich holte ein paar Mal tief und gleichmäßig Luft, während ich noch zählte. Vielleicht könnte ich ihnen von der Zeit erzählen, als ich manisch war und beinahe wegen Geschwindigkeitsüberschreitung verhaftet worden wäre, stattdessen aber den Motorradbullen verführte. Oder von der Zeit, als ich versuchte, mich umzubringen, und von meinem Kammerjäger gerettet wurde. Oder von der Nacht, als ich ... nein.

Nein, nein, nein.

Dies war genau der Grund, warum ich mich zwinge, sehr stillzustehen, wenn der Bewegungsdrang mich am stärksten überkommt. Als ich mit dem Zählen bis einhundert fertig war, wurde mir klar, dass die Wahrheit zu sagen ein Tanz wie jeder andere ist, mit Schritten, Rhythmus und Etikette. Ich hatte eine Ewigkeit gebraucht, um lügen zu lernen. Ich würde ein bisschen mehr Zeit darauf verwenden müssen, die Kunst der Enthüllung zu studieren. Also schloss ich die Augen und lauschte einfach: meinem Atem, meinem Blut, dem leichten Platschen der letzten noch fallenden Regentropfen auf dem Dach, den schwachen Fetzen Ella Fitzgerald, die durch die Wände sickerten. Ich horchte auf Antworten. Als keine erfolgten, wurde mir klar, dass Zuhören selbst vorläufig die Antwort wäre.

Ich war bereit. Ich stand auf, streckte mich und ging aus dem Badezimmer, ohne auch nur einen Blick von der Seite in den Spiegel zu werfen. Für einen Abend hatte ich genug von meinem eigenen Spiegelbild. Außerdem wollte ich unbedingt tanzen.

Epilog

Ich sitze in meinem Lieblingscafé, schreibe eine Zeile, streiche sie durch. Schreibe eine Zeile, streiche sie durch. Mein weich gekochtes Ei wird kalt sein, bis ich dazu komme, es aufzuklopfen. Mein Cafè latte wird seinen ganzen Schaum verloren haben. Ich habe die besten Mahlzeiten meines Lebens in diesem kleinen Café verzehrt, während ich schrieb und das Geschriebene wieder durchstrich.

Die Kellner wissen inzwischen, dass ich nicht gestört werden möchte. Ich sitze stundenlang da (ich gebe ein echt gutes Trinkgeld), während ich nach genau dem richtigen Wort, dem richtigen Rhythmus suche, um auszudrücken, was ich in meinem Kopf höre. An manchen Tagen finde ich es nie. Der Mann am Nebentisch lacht zu laut. Geschirr klappert in der Küche. Eine Frau geht auf dem Weg zur Toilette vorbei, und ihre Pfennigabsätze klicken. Ich reiße die Seite von meinem Notizblock und knülle sie angewidert zusammen. Aber ich verzweifle nicht. Selbst wenn ich völlig entmutigt bin, verzweifle ich nicht.

Diesen einen Tag wenigstens bin ich psychisch gesund, und ich schreibe, und das ist wunderbar.

Es ist alles, worauf man wirklich zählen kann, wenn man manisch-depressiv ist: auf diesen Tag, nicht mehr. Aber die Tage summieren sich. Zu meiner Überraschung ist es mehrere Jahre her, seit ich eine richtiggehende manische Episode hatte, und noch länger, seit ich das letzte Mal versucht habe, Selbstmord zu begehen. Man empfindet seelische Ausgeglichenheit als etwas ausgesprochen Prekäres, abhängig von genau der richtigen Dosis von genau dem richtigen Arzt. Aber trotzdem habe ich sie irgendwie gefunden – zumindest lange genug, um einen weiteren Nachmittag in dem kleinen Café zu verbringen.

Das Leben ist nicht leicht heute, aber es ist einfacher. Ich will keine Drachen mehr in einem Sturm steigen lassen. Ich habe kein Interesse daran, einen Tango mit der Brandungsströmung zu tanzen. Ich kann den Freund meiner besten Freundin in Ruhe lassen. Aber Santa Fe würde ich gern noch einmal sehen. Diesmal im Sommer, glaube ich.

Los Angeles, Kalifornien
18. April 2007

Dank

Inmitten des Wahnsinns begegnete ich außerordentlicher Freundlichkeit. Mein aufrichtigster Dank und meine tiefste Liebe gelten folgenden Menschen:

Geoffrey White, dem einzigen wahren Menschenfreund, den ich je kennengelernt habe, der mir so viele Male das Leben gerettet hat, dass ich leider zu zählen aufgehört habe. Ohne ihn wäre dieses Buch nach wie vor ein Traum.

Der klugen und großzügigen Nancy Bacal, seit Gott weiß wie vielen Jahren meine Schreiblehrerin. Sie ließ mich tiefer graben, als ich je für möglich gehalten hätte, und lehrte mich anschließend, verborgene Schätze zu erkennen.

Dem unerschrockenen Berater Bob Young, der mich durch einen Strohhalm fütterte, als ich zu krank zum Essen war, und mich durch die Stadt kutschierte, als ich nicht fahren konnte. Er hat mich von meiner schlechtesten Seite erlebt und bis zum Ende durchgehalten. Mit Worten kann ich das niemals wiedergutmachen.

Meinem lieben Freund, dem talentierten Adonis Paul Mantee, dessen freches Lachen und verführerische Art gegenüber Frauen Tarnung für ein weiches Herz sind.

Meiner Fürsprecherin, der warmherzigen und wunderbaren Lisa Doctor, deren Begeisterung für mein Buch ansteckend war. Ihr Herz ist unendlich groß.

Linzi Glass, deren Wortgewandtheit nur noch von ihrem Talent zu Freundschaft übertroffen wird.

Arnold Pomerantz, der eine ständige Erinnerung daran ist, dass es tatsächlich Güte gibt auf dieser Welt.

Dem brillanten und loyalen Larry Downes, der schon früh an mich geglaubt hat.

Phil Green von Autonomy Entertainment, der ein Risiko einging, als er es nicht musste.

Steve Brourman, der sein stürmisches Leben lange genug unterbrach, um mir meine Würde zurückzugeben.

Juliet Green, die immer die Wahrheit sagte.

All den begabten, skurrilen und mitfühlenden Originalen in Nancy Bacals Mittwochnachmittags- und Montagabends-Schreibgruppen, früheren und heutigen. Ein besonderer Dank geht an Maureen Miller, James Fearnley, Kim Kowsky, Ann Bailey und Janet Tamaro.

John Wolff, der mich mehr erduldet hat, als notwendig gewesen wäre, und dem ich immer dankbar sein werde.

Meiner großartigen und unermüdlichen Agentin Lydia Wells von *Paradigm*, die sich für jedes Wort interessierte. Möge sie nie noch einmal ein überflüssiges Semikolon erblicken.

Meiner ebenso liebenswerten wie nachdrücklichen Lektorin Sarah Durand, die mich zu einem besseren Buch anstachelte, als alles dagegen sprach.

Dr. Harvey Sternbach, Dr. Jeff Davis, Dr. Rita Resnick, Suzy Davis, Terry Hoffman, Karen Lorre, Kathy Jackoway, David Seligman, Chris Blake, Emily Krump, Sherrill Martin und Elizabeth Suti für ihre Klugheit und Unterstützung.

Meiner schönen und tapferen Mutter, die alles durchlebte, worüber ich geschrieben habe, und noch einiges mehr, und mich trotzdem liebte.

Und meinem Vater, für alles.

Terri Cheney im Gespräch

Nach dem Erfolg von Manic [dt.: Manisch], *der amerikanischen Originalausgabe von* Tanz in der Brandung, *hatten Leser und Kritiker überall im Lande viele Fragen an Terri Cheney. Wir haben eine Auswahl einiger dieser Fragen und Terris Antworten zusammengestellt, aber sollten Sie weiterführende Informationen benötigen, können Sie sich über ihre Website www.terricheney.com mit Terri Cheney in Verbindung setzen.*

Manic war in den USA ein Bestseller im Hardcover, der Zehntausende von Leserinnen und Lesern erreichte. Was halten Sie davon, dass so viele Menschen in die intimen Details Ihres Privatlebens eingeweiht sind, die Sie so lange verborgen hielten?

Meine Geheimnisse lasteten so schwer auf mir, als ich *Manic* schrieb, dass es ein extrem befreiendes Gefühl war, sie zur Sprache zu bringen. Aber ich muss zugeben, dass es jedes Mal beunruhigend ist, wenn ich jemandem begegne, dessen erster Satz ist: »Ich habe Ihr Buch gelesen.« Dieser Mensch weiß bereits unendlich mehr über mich, als ich wahrscheinlich jemals über ihn wissen werde. Zum Beispiel weiß er, dass ich vergewaltigt wurde, dass ich eine Nacht im Gefängnis verbrachte und natürlich, dass ich bipolar bin. Smalltalk scheint daraufhin sinnlos zu sein.

Ich habe festgestellt, dass ich insoweit von der Enthüllung profitiere, als Fremde mir nun ihre Geheimnisse anvertrauen. Weil ich offen über meinen eigenen Kampf mit der psychischen Krankheit gesprochen habe, trauen sie mir zu, dass ich ihren Geschichten zuhöre – über die stürmischen Höhen und Tiefen, die verzweifelten Konsequenzen, die heftigen Auseinandersetzungen mit dem Gesundheitssystem, die ständige Angst vor dem Stigma. Festzustellen, dass meine Geheimnisse letztlich doch nicht so außergewöhnlich waren, ist ein Geschenk, das ich niemals erwartet habe.

Manic wird auf so unkonventionelle Weise erzählt – es ist überhaupt keine lineare Erzählung –, die Lebenswege so vieler Personen werden nicht sauber und ordentlich abgeschlossen. Können Sie mir ein wenig mehr über einige der Menschen erzählen, die in Ihrem Leben eine Rolle spielten, und was sie heute machen? Was ist mit Ihrer Mutter? Ihren früheren Freunden?

Meine Mutter ist gesund und munter. Es fiel ihr schwer, einige der düstereren Passagen in *Manic* zu lesen, von denen sie nichts wusste, aber sie ist unheimlich stolz auf mich – sie trägt stets ein paar der Zeitungsausschnitte über mich mit sich herum. Vielleicht weil sie staatlich geprüfte Krankenschwester ist, kann sie verstehen, dass die bipolare Störung eine körperliche Krankheit ist, und sie findet sich damit ab.

Mit den meisten der Freunde, über die ich in *Manic* geschrieben habe, bin ich nach wie vor befreundet, außer mit Alan, dem Mann, der sagte, er würde mich auf der Stelle heiraten, wenn meine manische Depression nicht wäre. Wir haben uns aus den Augen verloren, was vielleicht das Beste ist. Aber Jeff und ich stehen uns weiter sehr nahe, und er war einer meiner größten Mutmacher. Und zu meiner großen Überraschung tauchte auf einer meiner Lesungen Rick auf – der Mann, von dem ich, nachdem ich ihm während des Mischzustands einen Kinnhaken versetzt habe, nie geglaubt hätte, dass ich ihn jemals wiedersehen würde. Aber wir konnten über die Vergangenheit sprechen und unseren Frieden damit machen, was ich nie gedacht hätte.

Angesichts eines so persönlichen Themas wie psychische Gesundheit haben Sie wahrscheinlich Briefe von Leserinnen und Lesern erhalten, die mit Ihren Kämpfen aus eigener Erfahrung sehr viel anfangen können. Welche Reaktionen haben Sie von Leserinnen und Lesern erhalten? Wie hat die öffentliche Reaktion auf das Buch Sie beeinflusst? Gab es irgendwelche Reaktionen, die Sie nicht erwartet hatten?

Vor dem Erscheinen von *Manic* machte ich mir Sorgen darüber, welche Auswirkungen die Reaktion der Öffentlichkeit auf mich hätte und ob sie meine Krankheit verschlimmern würde. Ich reagiere sehr empfindlich auf Kritik, wie es vermutlich viele Menschen mit einer bipolaren Störung tun, aber insgesamt war die Resonanz auf mein Buch sehr positiv und sehr ehrlich. Natürlich habe ich hin und wieder eine negative Reaktion oder Kritik bekommen, und einige waren ziemlich schlimm (ein Mann schrieb, er wünschte, ich hätte mit meinem ersten Selbstmordversuch Erfolg gehabt), aber mithilfe meines Therapeuten konnte ich die Negativität normalerweise in die richtige Bahnen lenken. Jedes Thema, das so aufgeladen ist wie psychische Krankheit, ruft ganz zwangsläufig heftige Reaktionen hervor.

Ich möchte ein wenig über das reden, was Sie jetzt machen und was die Zukunft bringt. Wie kommen Sie heute mit Ihrer manischen Depression zurecht? War es in irgendeiner Weise hilfreich für Ihre Behandlung, dass Sie dieses Buch geschrieben haben?

Ich habe seit weit über sechs Jahren keine manische Episode mehr gehabt – und weil viele Leute fragen: Nein, ich vermisse es nicht. Die Manie brachte mich in zu viele Schwierigkeiten. Natürlich bin ich noch manchmal depressiv, aber die Depressionen sind viel weniger häufig und weit weniger intensiv, und zu meinem Erstaunen verspüre ich keinerlei Selbstmordneigung mehr. Mein Genesungsprozess basiert im Wesentlichen auf Medikation (mit häufiger Einstellung auf neue Medikamente), Therapie, Selbsthilfegruppen, juristischem Beistand für Menschen mit psychischen Erkrankungen und Schreiben. Ich habe ein ausgezeichnetes Verhältnis zu meinem Therapeuten und meinem Psychopharmakologen, zwei erstaunlichen Männern. Zu meinen wöchentlichen Gruppen gehören die Gruppe für Menschen mit der Doppeldiagnose psychische Krankheit und Drogenabhängigkeit an der University of California in Los Angeles, die ich fördere, und meine beiden Schreibgruppen, die eine unschätzbare emotionale Stütze sind.

Schreiben hatte für mich eine kathartische und therapeutische Funktion. Die Leute fragen mich oft: »War es nicht traumatisch, die Ereignisse in *Manic* zu schildern?« Nein. Im Gegenteil, es hat mir Kraft gegeben, die tristesten Zeiten meines Lebens nochmals zu durchleben. Sie hatten danach keine Macht mehr über mich.

Welchen Rat würden Sie jemandem geben, der entweder selbst mit manischer Depression kämpft oder einen Freund / eine Freundin oder einen ihm nahestehenden Menschen hat, der an dieser Krankheit leidet?

Für Menschen mit manischer Depression kann die Furcht vor der Stigmatisierung lähmend sein – sie verhindert, dass sie Hilfe suchen und Mitgefühl mit sich selbst haben. Mit Blick auf diese Menschen möchte ich betonen, dass die bipolare Störung zuallererst eine körperliche Krankheit ist. Niemand würde zögern, ein gebrochenes Bein zu behandeln, warum also eine verletzte Seele vernachlässigen?

Eine weitere entscheidende Lektion, von der ich mir wünschte, ich hätte sie früher gelernt, ist, dass Abstinenz unerlässlich ist für psychische Gesundheit. Viele Manisch-Depressive, die mitten in der Krankheit stecken, greifen zu Alkohol, Medikamenten oder Drogen, und ich kann verstehen warum, aber die verschriebenen Medikamente wirken einfach nicht, wenn man dies tut. Auf meiner Website www.terricheney.com gibt es unter »Resources« zahlreiche Links zu Selbsthilfegruppen, die einem dabei helfen, abstinent zu werden und so den Verlauf ihrer Krankheit zu ändern.

Was Familie und Freunde betrifft, so denke ich, dass man sich zuerst um sich selbst kümmern muss, damit man noch etwas hat, das man anderen geben kann. Ich empfehle wärmstens die NAMI, die *National Alliance on Mental Illness*, www.nami.org, eine Organisation auf Familienbasis, die Verständnis für die besonderen Schwierigkeiten im Umgang mit nahestehenden Menschen hat, die unter einer bipolaren Störung leiden. [Zu deutschen Selbsthilfegruppen siehe die Informationen der *Deutschen Gesellschaft für Bipolare Störungen* (DGBS) *e.V.*: www.dgbs.de/selbsthilfe.php.]

Woran arbeiten Sie gerade?

Was mich an den E-Mails, die ich erhielt, am meisten überraschte, war, wie viele dieser Schreiben von Eltern bipolarer Kinder stammten. Ihre Leidenschaft und Beharrlichkeit, ihr unablässiges Engagement, Hilfe zu finden und sich weiterzubilden, haben mich schlichtweg erstaunt. Es gibt dort draußen eindeutig mehr bipolare Kinder, als mir je bewusst war, und ein geschärftes Bewusstsein dafür ist unerlässlich.

Ich habe deshalb beschlossen, meine Erinnerungen an meine Kindheit aufzuschreiben und zu berichten wie es ist, bipolar aufzuwachsen. Ich denke nicht, dass ich eine typische Kindheit hatte (wer hatte das schon?), und ich glaube, einer der Gründe dafür war die Krankheit. Nur wenige »normale« Kinder sind beispielsweise mit sieben Jahren selbstmordgefährdet. Ich hoffe, dass die Arbeit an diesem Buch mir helfen wird, mich mit meiner chaotischen Kindheit auszusöhnen, so wie *Manic* mir half, die Geister meiner jüngeren Vergangenheit zur ewigen Ruhe zu betten.

Anzeichen und Symptome für Manie und Depression

Millionen von Menschen leiden entweder selber an manischer Depression oder haben einen Freund / eine Freundin oder einen ihnen nahestehenden Menschen, der daran erkrankt ist. Während Tanz in der Brandung *wortgewandt die Achterbahnfahrt im Leben einer einzigen Frau schildert, sind die Symptome für andere vielleicht nicht immer so klar zu erkennen. Im Folgenden beschreibt Terri Cheney mit eigenen Worten ein paar der Symptome und ihre Auswirkungen, unter denen man leiden kann.*

Depression

Lähmung: Da jede Bewegung unmöglich ist, bleibe ich normalerweise tagelang im Bett und stehe nur auf, um ins Bad zu kriechen.

Übermäßiger Schlaf: Ich schlafe drei oder vier Tage am Stück.

Übermäßiges Essen: Wenn ich nicht schlafe, esse ich. Während einer depressiven Episode nehme ich oftmals bis zu zehn Kilo zu.

Wunsch nach Abkapselung: Einen Großteil meiner Karriere als Anwältin verbrachte ich unter meinem Schreibtisch versteckt.

Extreme Negativität: Wenn ich depressiv bin, halte ich Manie für einen Mythos. Ich kann mich nicht erinnern, jemals anders empfunden zu haben. Ich bin überzeugt davon, dass ich immer schon zur Depression verdammt war und es auch ewig sein werde.

Selbstmordneigungen: Bevor ich medizinisch richtig behandelt wurde, versuchte ich wiederholt, mich umzubringen, was zu mehreren Krankenhausaufenthalten führte. Angesichts der Schwere meiner Depressionen schien Selbstmord mir damals die einzig vernünftige Option zu sein.

Manie

Gesteigerte Energie: Während manischer Episoden kann ich im Schnelldurchgang die ganze Arbeit erledigen, die ich nicht anrühren konnte, solange ich depressiv war.

Sexuelle Impulsivität: Ich war bekannt dafür, mir den Kellner direkt vor meinem Esstisch zu schnappen.

Erhöhtes sinnliches Empfinden: Meine Nervenenden erwachen plötzlich zum Leben, wenn ich manisch bin. Ich kann Farben schmecken und Geräusche riechen.

Größenwahn: Als ich eines Abends heimfuhr, beschloss ich, die Zypresse vor meinem Haus zum Kampf herauszufordern. Ich war mir sicher, dass ich die stärkere Kraft war und den Baum zwingen könnte, mir aus dem Weg zu gehen. Ich war es nicht und fuhr mein Auto zu Schrott.

Vermindertes Schlafbedürfnis: Oft sind es bis zu vier Tage, ohne dass ich schlafen kann oder schlafen will.

Vermindertes Nahrungsbedürfnis: Wenn ich manisch bin, ist Nahrung bloß eine Ablenkung, die mich vom Reden oder der Erledigung anderer »wirklich wichtiger Dinge« abhält.

Verschwendungssucht: Bei einer einzigen glorreichen Kauforgie im *Post Ranch Inn* brachte ich meine gesamten Ersparnisse durch.

Reizbarkeit: Nichts – nichts! – ist schnell genug für mich, wenn ich manisch bin.

Leichtsinn: Eines Nachts tanzte ich stundenlang nackt in einer eiskalten, heftigen Brandungsströmung, ohne mir im geringsten Sorgen zu machen, dass ich mein Leben in Gefahr brachte.

Charisma: Die positive Seite der Manie ist, dass man unerklärlicherweise anziehend auf Menschen wirkt.

Literatur

Basco, Monica Ramirez: Manie und Depression. Selbsthilfe bei bipolaren Störungen. Aus dem Amerikanischen von Brigitta Merschmann. Balance Buch + Medien, Bonn 2007.

Behrman, Andy: Electroboy. Ein manisches Leben. Aus dem Amerikanischen von Susanne Goga-Klinkenberg. Kiepenheuer & Witsch, Köln 2003.

Bipolare Erkrankungen. Zwischen Manie und Depression. Verlagshaus der Ärzte, Wien 2006.

Bräunig, Peter / Gerd Dietrich: Leben mit bipolaren Störungen. Trias, Stuttgart 2004.

Bock, Thomas: Achterbahn der Gefühle. Mit Manie und Depression leben lernen. 2. Aufl. Balance Buch + Medien, Bonn 2007.

Fink, Candida / Foe Kraynak: Manisch-depressiv für Dummies. Aus dem Amerikanischen von Hartmut Strahl. Wiley-VCH, Weinheim 2009.

Helmchen, Hanfried / Ole J. Rafaelsen / Michael Bauer: Depression und Manie: Wege zurück in ein normales Leben: Ein Ratgeber für Kranke und Angehörige. Trias, Stuttgart 2001.

Jamison, Kay Redfield: Meine ruhelose Seele. Die Geschichte einer Depression. Aus dem Amerikanischen von Kirsten Sonntag. Goldmann, München 1999.

Meyer, Thomas D.: Manisch-depressiv? Was Betroffene und Angehörige wissen sollten. Beltz, Weinheim 2005.

Ouillon, Martina: Das Glück, der Wahn und ich. Die Geschichte eines Manisch-Depressiven. Droste, Düsseldorf 2007.

Redfield, Kay: Meine ruhelose Seele. Die Geschichte einer Depression. Aus dem Amerikanischen von Kirsten Sonntag. Goldmann, München 1999.

Sienaert, Pascal / Els Dahl: Extreme Gefühle. Manisch-depres-

siv: Leben mit einer bipolaren Störung. Hilfen für Betroffene und Angehörige. Kösel, München 2006.
Steel, Danielle: Sein strahlendes Licht. Die Geschichte meines Sohnes. Droemer Knaur, München 2008.